徐福松

男科临证实践录

主　编　徐福松
副主编　刘承勇
编　委　黄　健　王　庆
　　　　孙志兴　章茂森
　　　　聂晓伟　周　阁
　　　　郭银华　张圣芳
　　　　张荷英

人民卫生出版社

**图书在版编目（CIP）数据**

徐福松男科临证实践录 / 徐福松主编 . —北京：
人民卫生出版社，2014

ISBN 978-7-117-19766-3

Ⅰ. ①徐… Ⅱ. ①徐… Ⅲ. ①中医男科学 – 临床
医学 – 经验 – 中国 – 现代 Ⅳ . ① R277.57

中国版本图书馆 CIP 数据核字（2014）第 213157 号

| | | |
|---|---|---|
| 人卫社官网 | **www.pmph.com** | 出版物查询，在线购书 |
| 人卫医学网 | **www.ipmph.com** | 医学考试辅导，医学数据库服务，医学教育资源，大众健康资讯 |

**徐福松男科临证实践录**

主　　编：徐福松

出版发行：人民卫生出版社（中继线 010-59780011）

地　　址：北京市朝阳区潘家园南里 19 号

邮　　编：100021

E - mail：pmph @ pmph.com

购书热线：010-59787592　010-59787584　010-65264830

印　　刷：北京虎彩文化传播有限公司

经　　销：新华书店

开　　本：710×1000　1/16　印张：14

字　　数：259 千字

版　　次：2014 年 9 月第 1 版　2024 年 3 月第 1 版第 8 次印刷

标准书号：ISBN 978-7-117-19766-3/R·19767

定　　价：32.00 元

**打击盗版举报电话：010-59787491　E-mail：WQ @ pmph.com**
（凡属印装质量问题请与本社市场营销中心联系退换）

庆祝江西省中医院成立六十周年

六旬华诞焕霞光人才辈出杏林芳

中西並重业手秋精诚创新又辉煌

徐景藩

3

# 周　序

　　一位名医就是一面旗帜，一位名医就能铸起一座丰碑。山不在高，有仙则名；水不在深，有龙则灵。医院不在大，有名医则名，故曰先有名医而后有名科、名院也。20世纪50年代，新中国成立不久，百废待兴，国家总理周恩来亲自委命姑苏名医叶橘泉出任江苏省中医院首任院长，开创国家兴办大型综合性中医院之先河，中医药界群情振奋，豪情万丈，一时引得江苏各地多少名医、大家纷纷来附，同心协力，旨在振兴中医大业矣。承淡安、邹云翔、张泽生、施和生、童葆麟、曹鸣高、马泽人、周筱斋、颜亦鲁、沙星垣、马云翔、邹良材、邱茂良、江育仁等一位位地方名医、大家，携家带口，义无反顾，纷至沓来。他们或来自吴门医派、孟河流域，或为世医之家、御医后代，或秉承家学、享誉一方。群英汇聚钟山脚下、扬子江畔，石婆婆庵8号开门悬壶济世，著书立说，开坛讲学，百花齐放，百家争鸣，开创了中医学术之新风，既为医院的发展奠定了深厚的学术根基，并为新中国各地开办中医医院摸索出了有效的经验与全新的模式，更为新中国的中医药学教育事业作出了积极的探索和不可磨灭的贡献。

　　"逝者如斯夫"，一个甲子春秋转眼过去了，历经几代人的艰苦努力，薪火传承，中医药学在这片沃土上已经枝繁叶茂，花香四溢，江苏省中医院已飞越嬗变为一所现代化的大型综合性中医院，享誉海内外。而这一切荣耀与辉煌，与我们后来诸多名医们继续高举"大医精诚"的旗帜指引作用密不可分，与诸多名医们的持之以恒地辛勤耕耘和传承创新密不可分。

　　师者，传道、授业、解惑也。我们的名医们在繁重的临床诊疗工作之余，仍然不忘中医学术经验的传承与创新，且不遗余力，毫无保留，因此我们才得以有机会在医院60周年庆典之际一次性地看到这部丛书，一部涵盖今日江苏省中医院里的27位名老中医的个人学术经验的丛书。他们中既有内科的名医，也有消化科、老年科、肛肠科、骨伤科、心内科、呼吸科、耳鼻喉科、妇科、生殖医学科、肾内科、肿瘤科、针灸康复科、血管外科、眼科、儿科、推拿科、风湿、神经科的名医，因此又是一部集大成的现代中医临床各科学术经验总结的丛书。

　　"古为今用，根深则叶茂；西为中用，老干发新芽。知常达变，法外求法臻化境；学以致用，实践创新绽奇葩。"盛世修典，在现代医学迅猛发展的今天，中医药仍能以顽强的生命力屹立于世界医学之林，一方面是中医药自身蕴含着深刻的科学性，另一方面也得益于历代名家学者的学术经验总结与传承。我们在感恩于这些名医们诲人不倦"仁心"之时，更应悉心学习研究他们的"仁术"，让更多的患者早日享受他们的"仁术"，才是对他们最好的"感恩"与"回报"。历史的经验告诉我们，在继承的基础上创新，在创新的过程中勿忘继承，繁荣中医学术，积极开拓未来，不断提高疗效，丰富治疗手段，走自主创新之路，才能不断继续推动中医药事业向前发展，福泽天下苍生。

午马年秋于金陵

# 朱　序

　　江苏省中医院是我省乃至全国中医院的典范和楷模,因为医院在筹建过程中,就十分重视人才的遴选,邀集了当时省内著名的中医大家,如邹云翔、叶橘泉、马泽人、张泽生、曹鸣高、马云翔、沙星垣、江育仁等名医专家(马、沙二位后因军区需要而调出),随后又有邱茂良、邹良材、许履和等名家的到来,可谓高贤毕至、群星灿辉,极一时之盛,学术气氛浓郁,仁者之风熏陶,患者慕名云集,青年医师纷来求教,声誉鹊起,名扬四海,充分显示了"纯中医"的优势、特色,令人赞不绝口。几代人秉承优良传统,坚持中医主体,保持"纯"的真谛,默默奉献,拯济群黎,培育新人,弘扬岐黄,振兴中医。这是江苏省中医院的优势特色,"纯"的味道。迄今还保持着,这是很了不起的。

　　当然,历史在前进,时代在发展,我们不能故步自封,因循守旧,应跟上新的形势。当前中医药工作是形势大好,一派欣欣向荣的景象,令人欣喜。但中医的传承和发展,有些浮躁,存在一些不足,例如"中医现代化研究"已成为风气,诊疗、科研、著书立说均套上许多新名词,片面的实验数据,看似新颖,却少实用,由于脱离中医原理、临床实际,收效不著。个人认为,中医的研究,必须确立自我主体,而不是削弱、消融自己的理论体系,更不是用现代医学来论证、解释或取代自己。近代著名学者蔡元培先生关于学术研究,曾有中肯的评述:"研究者也,非徒输入欧化,而必于欧化之中,为更进之发明;非徒保存国粹,而必以科学方法揭国粹之真相。"也就是要坚守中华传统文化的内涵,保持原有中医经典理论和临床应用特色,在这个基础上充分吸收和运用现代科学技术成果,以达到创新的目的。而无论是继承,还是创新,更重要的、最现实的是深入临床实际,所以匡调元教授曾经说过:"没有临床实践,就没有中医学,因为中医学不是从解剖室和实验管理分析出来的。"我完全赞同这个认识,"实践出真知",这是真理。振兴中医,必须回归中医,以中医经典、中医基础理论为指导才是。我的老师章次公先生早在 1929 年提出:"发皇古义,融会新知"的主张,要在继承的基础上进行创新,基础是中医创新的源泉,任何创新都离不开基础,离不开历史条件与环境。老友顾植山教授曾指出:"将被淹没的传统文化进行发掘,就是创新;将被后人曲解了的中医药理论重新解读,修正现行错误模型,就是创新,而且是首要的、更重要的创新。"这是很正确的。这在江苏省中医院就得到明确的印证,如今拥有干祖望、周仲瑛、徐景藩、夏桂成、徐福松等专家教授、学术带头人近百名之多,值得我们学习和赞颂。

　　2014年是江苏省中医院创建60周年的诞辰,医院发生了翻天覆地的变化,不仅由"螺蛳壳里做道场"(李国光院长语,意为房屋虽窄,人才众多)的环境,变为高楼耸立、雄伟壮观的大厦,而且人才辈出,科研成果丰硕,成为当代省级中医院的典范,为广大病员解除疾苦,为繁荣中医学术,作出卓越贡献,始终保留着"纯中医"的元素,"继承不泥古,创新不离宗"。这是一份十分珍贵的传统文化的精神财富,应该发扬光大。所以医院领导为了向60周年院庆献礼,就有策划《中医名家临证传真》系列丛书(共27册)的编写,与人民卫生出版社合作梓行。院里专家精心撰写,每册都传递着"纯中医"的元素,闪烁着继承创新的光芒,将是一份高雅珍贵的纪念礼品,值得大家珍藏和应用,为回归中医,弘扬岐黄作出新的更大贡献! 愚有幸先睹为快,赞赏不已,乐而为之序。

　　　　　　　　　　　　　　　　九七叟朱良春谨志
　　　　　　　　　　　　　　　　　　甲午冬月

# 方　序

中医药是我国优秀传统文化瑰宝,是中国特色医药卫生事业的重要组成部分。千百年来,中医药为中华民族的繁衍昌盛作出了卓越贡献。

江苏自古人杰地灵,名医辈出,尤其明清以来,更是医家众多,问世医著影响极大,因而有了"江南医术最盛"之赞誉。回顾江苏省中医院建院60年的历程,名医云集,学术流派,继承创新,蜚声杏林。如首任院长、中国科学院学部委员叶橘泉先生;全国著名肾病学家、中央保健局特聘专家邹云翔先生;孟河四家之一、清末御医马培之之曾孙马泽人先生;孟河医派传人、脾胃病学家张泽生先生;吴门医派代表、六代中医世家、清代御医曹沧洲之嫡孙曹鸣高先生;中医眼科学家童葆麟先生;骨伤推拿学家施和生先生;肝病学家邹良材先生;中医外科学家许履和先生;针灸学家邱茂良先生;中医儿科学家江育仁先生等。现仍有中医耳鼻喉科学专家干祖望教授、中医内科学专家周仲瑛教授、中医脾胃病学专家徐景藩教授、中医妇科学专家夏桂成教授等近百位中医药学名家正忙碌在临床、教学、科研工作的一线,为患者解疾除厄,繁荣中医学术,促进学术流派发展。

名老中医的学术经验和技术专长,是他们几十年临证的心血凝聚,是理论和时间相结合的升华之物,其精辟之论、金石之言,弥足珍贵。为了能够将这些宝贵资料保存下来,传承下去,江苏省中医院组织编撰了《中医名家临证传真》系列丛书。丛书共载我院名中医27位,均为全国和省级著名中医药专家。这是一套汇集诸位名师学术思想、诊疗经验、医案精华的专著,有着极高的学术价值和应用价值,也是现代医史文献研究不可多得的珍贵资料。愿本套丛书的出版,能进一步传承岐黄薪火,弘扬中医学术;愿我院中医药事业更加兴旺发达,更好地造福于民。

方祖元

江苏省中医院

2014年7月

# 自 序

　　余家世业医，先父惠之公擅小方脉，悬壶乡里，有医名，后奉调赴宁，就职于江苏省中医院；先舅父履和公，授业孟河丁甘仁，为御医马培之再传弟子，又袭祖业，学养与临床俱佳，胆识并医德高格，医风所及，惠人无数。

　　余有志于岐黄，从家学，师舅公，幼读汤头、濒湖，及长，负笈省中，求学名师，志愈坚而学愈勤，兢兢业业，幸获祖荫，未废光阴，以全优卒业。余侧身杏林，临证课徒，著书立说，而来五十余春秋，癸巳岁末，忝列中医传承博士后导师，诚惶诚恐。余天资不聪，性极驽钝，不能练达人情，惟于医学一途，孜孜以求，虽九死尤未悔，愈知其难，愈加精勤，尤着力乾道之学，略有小成，业界耆宿，干君祖望，曾赞曰：鼎运苍生，赞男科之宏基；光启后学，开宗师之风范。腺性精育，学科之纲纪；医教研著，业医之四维。盛誉之下，于心戚戚，尚未堂窥中医之奥，实难担当中兴之责，然余男科临证实践录，皆呕心之作、肺腑之言，冀传之于后世，裨益于来者，则幸甚幸甚哉！

　　是为序。

一毛老人　徐福松

甲午春日

# 前　言

　　医者国之瑰宝，又名国医，不仅与中华民族的繁衍生息干系甚重，而且作为本民族的文化符号实至名归，是我们的核心价值之一。全国名老中医药专家正是这一文明传承的重要载体。他们继前贤，启后学，甘为人梯。不特学秀于林，卓尔德彪青史。"国之将兴，必有祯祥"。当今中国正走在伟大复兴的路上，中医适逢其会，国家及时推出学术传承之新政，徐福松教授之幸，我辈之幸也。

　　徐氏学禀家技，有吴门、孟河精髓，奠基男科，开一脉烟火。其理论宏深，疗效卓著；贤徒广布，惠泽蛮荆。

　　专著上篇以细腻的笔触，真切的实感，把徐福松教授如何从一个懵懂少年成长为一代宗师的过程娓娓道来，使人如见其形栩栩如生，如闻其言面承庭训。一事一理，饱含人间的喜怒哀乐。掩卷长思，唏嘘医道不孤也。

　　专著下篇稍有仿《金匮要略》体例的意思。以徐福松教授临床习用的部分有效方剂为纲，列出主病、主证、主方。其间糅合了历史沿革、现代研究等内容以详细介绍组方的用意。医案部分也是下篇的重要内容。素材来自徐福松教授及其门徒的临床实例，按照先列病案，后加按语的编排顺序，尽量把徐福松教授的思路完整地体现出来。我们希望能把徐福松教授丰富的学养展示一二，不负同道、学生、学者、爱好者的期许。

　　编写过程中，我们得到了徐福松全国名老中医药专家传承工作室全体成员的鼎力支持，在此致以慰问和感谢；我们同样也得到了同门师兄弟的无私帮助，在此致以由衷的谢意！

　　全书从计划到完稿，历时半年，在编写人员同时还要完成大量医教研工作的情况下，得以按时交稿殊为不易，疏漏之处也在所难免；我们也想把这本著作写得有一点不同，不够成熟之处望高明不吝赐教。

编　著

2014 年 7 月

# 目　录

# 徐福松教授小传

徐福松（1940— ），江苏江阴人。孟河医派、吴门医派传人。著名中医男科学家。中国中医男科学创始人和奠基人之一。历任江苏省中医院男科主任、主任医师、教授、博士生导师,全国优秀中医临床人才指导老师,全国老中医药专家学术经验继承工作指导老师;兼任国务院学位委员会博士和硕士点评议专家,国家自然科学基金会评审专家,国家食品和药品监督管理局药品评审委员、专家;成都中医药大学名誉导师;安徽省"跨世纪中医药学术和技术带头人"培养对象指导老师;上海市卫生局中医"希望之星"培养对象指导老师;江苏省中医药学会男科专业委员会主任委员、名誉主委;华东地区中医男科专业委员会副主任委员;中华中医药学会男科分会主任委员、名誉主委;国际中医男科学会副主席等 80 余职。

教授从医从教近 60 年,他治学严谨,学识渊博;诊病研学,德艺双馨;传道授业,为人师表;著述丰茂,贡献卓著。

## 一、立志医学,创立男科

徐福松教授出身于中医世家和师带徒,尽得其父、著名儿科临床家惠之公及舅父、全国名老中医许履和导师薪传,又为著名针灸学家邱茂良教授、著名外科学家顾伯华教授之高足。徐福松教授于 1974 年 12 月 26 日在江苏省中医院创建男性专科。1993 年 3 月 1 日升格为一级临床学科。1996 年 4 月男科被确定为江苏省首批中医重点临床专科建设单位,并于年底开设了病房,设置床位 16 张。至此男科作为一级临床学科形成了完整的体系。经过多年的建设,2000 年 8 月男科通过首批省级中医重点临床专科验收,使学科发展站在了新的起点。

在徐福松教授对男科学学科建设的贡献中,不得不提的是他不遗余力地推动中医男科学进入国家医学目录。2003 年国家科协下发"2002 年科学和技术发展研究建议表",作为时任中华中医药学会男科分会主任委员的徐福松教授明确建议:拟将中医男科学进入国家医学目录。2006 年 9 月,在南京国际中医男科会议上,徐教授再次提出中医男科学进入国家医学目录的议题。2009 年国家中医药管理局正式下发文件,将中医男科学与中医内、外、妇、儿等科并列成为中医临床学科。

## 二、阐发幽蕴,确立根基

徐福松教授师从著名外科大家许履和教授,深得吴门、孟河医派外科精髓。

徐教授于 1987 年编著出版了我国第一部中医泌尿学科专著《实用中医泌尿生殖病学》,初步建立起中医男性泌尿生殖学科体系。1991 年编著并出版了第一部中西医结合男科专著《男性病治疗》,初步建立起中西医男科临床治疗学体系。1993 年编著出版的《男科纲目》,建立了独具特色的中医男科学体系,首次提出"腺、性、精、育"四大类主病(症)为"男科之纲"新学说,是男科发展中的一个里程碑。2009 年出版的《徐福松实用中医男科病学》,进一步建立和完善了独具特色的徐福松中医男科学体系。

## 三、总结经验,制定原则

徐福松教授经过艰辛的努力总结出男科疾病诊疗的若干原则,为学科规范化发展,临床及试验研究,学术交流等奠定了坚实的基础。①男科病的病机,无论阴阳寒热虚实,皆责之于肾。②男科病的病理特点是正虚邪恋、虚实夹杂。男科病看似局部病变,实与全身息息相关。③男科病的辨证以全身和局部相结合,诊断以宏观和微观相结合,治疗以辨证和辨病相结合。④男科病大凡病发于肝、膀胱、心者以实证居多,病发于肾、脾、肺者以虚证居多,故确立男科病的内治法则是实则治肝、治膀胱、治心为主,虚则治肾、治脾、治肺为主。⑤药物治疗的同时,注重心理疏导,并要求病人配偶合作。⑥重视男科疾病的诊疗规范化。

## 四、参悟本草,灵活制方

徐福松教授治疗男科病,处方以古方为主,间用新方或自制验方。如将草薢分清饮和菟丝子丸化裁创立草菟汤补肾导湿,用于治疗多种疾患。同时,徐福松教授又善于创制新方用于临床,如创酸甘化阴汤、聚精汤、加减红白皂龙汤等治疗多种男科疾病。

徐福松教授用药中正平和,轻清灵动,一般每味药量仅在 10～12g 之间。如用石菖蒲治疗慢性前列腺炎,仅 2g 之微,以引经通精窍;治不射精时,石菖蒲用量不过 6～10g,以豁痰开精闭,意在轻可去实。

有时味少量大、大刀阔斧;有时虫类攻下、出奇制胜。如治阳痿而用蜈蚣、蜂房,治无精虫而用大黄、地鳖虫;治乳糜尿用刘寄奴、马鞭草,治阳痿用白蒺藜等,用量均为 30～50g 之多。

徐福松教授认为脏腑用药以补肾为要,首重滋阴。在治男子不育症中所创从肺论治,从胃论治二法可谓别树一帜。特别推崇"先天生后天"、"后天养先天"之说,而以脾肾同治立论。

徐福松教授除在选方用药时注意顾护胃气外,在服药时间上倡导每天上午和晚上"两个九点半服药法",别出心裁。

### 五、上下求索,创立新说

徐福松教授不断地进行学术思辨,将感性认知上升为理性认识,提出了诸多新观点和新学说,被视为中医男科的经典理论。

#### (一)"腺、性、精、育"男科四大类主病(症)说

徐福松教授参照西医学男子生殖系解剖学、生理学、病理学、诊断学等理论,依据中医学阴阳五行、脏腑经络等理论,首次提出男科"腺、性、精、育"四大类主病(症)概念,作为男科疾病谱的四个大纲。性功能(性)、生殖功能(育)的解剖、生理、病理学基础是主性腺和副性腺(腺),生殖功能又是腺、性加上精液(精)的复合体。它们既互相区别,又互相联系。其中腺是基础,性是外象,精是物质,育是结果,四者存之与共,缺一不可。男科四大类主症说,以腺性精育四者为纲,下统九十余目,举纲繁目,满而不漏,全而不繁;创男科四大主症之先河,集男科学术经验之大成;极大地丰富和发展了中医男科学之内涵,为学科研究的纵深发展提供了新的思路依据,奠定了坚实的理论基础,是男科学发展的一个重要里程碑。

#### (二)阳痿阴亏说

徐福松教授认为,阳痿病阴精亏损者甚多,其由有四。一是肾中阴精的盛衰实为最主要的因素,肾阴伤可导致肾阳受损而成痿。二是认为当代社会的生活方式,常使真阴暗耗。三是传承古人之说。如《阳痿论》中指出,阳痿"因于阳虚者少,因于阴虚者多"。四是长期的临床实践经验总结。

治疗阳痿需抓住肾精亏虚这一病理本质。在临床上每宗丹溪滋阴学说,滋阴补肾即为治疗阳痿的治本大法,并在大队滋阴降火药中少佐补肾温阳之品1~2味。徐福松教授诊治阳痿并非唯拘泥于"阴亏"一端,常常反复告诫后学:男子的性与生殖之生理功能、病理变化和五脏六腑、气血经络具有密切关系,男科疾病切莫囿于"肾亏"或责由"肝实",最忌一病言论一法,男科临证局限于某个脏腑或单一的方法都是不对的,应该综合分析、整体论治等。

#### (三)内肾外肾论说

徐福松教授认为内肾主水,相当于西医解剖学中的泌尿系统;外肾主精,相当于西医解剖学中下丘脑-垂体-性腺轴系统和解剖学的外生殖器官;内肾、外肾合而为中医肾,相当于泌尿系统、生殖系统、下丘脑—垂体—腺轴(甲状腺、胸腺、肾上腺、性腺)系统及神经内分泌免疫网络系统。内、外肾在解剖上

相互联系,生理上密切相关,病理上相互关联,治疗上互相影响。内肾、外肾是中医肾的物质及功能基石,肾阴、肾阳是中医肾的物质及功能的运用和体现。

内肾外肾说的提出,一是阐明了中医肾之解剖、生理、病理,道出了内肾外肾之实质与功能,强调了肾在机体调控中占据主导地位,它丰富、充实、发展了中医基础理论藏象学说的内容;二是对其他临床学科疾病发病机制、临床诊治等实践认识具有重要的指导作用;三是明晰和发展了《内经》对肾的阐述。

内肾外肾论的又一理论延伸是"男子奇恒之府"。1996 年,徐福松教授在国内首次提出"精室当为奇恒之府"新概念,充实了"奇恒之府""男五女六"的千古缺憾。

**(四)睾系藏精主生殖说**

徐福松教授认为中医学所说的"肾"有五脏之一的肾、专指左肾、男性生殖器三种含义,包括了西医学之泌尿、生殖、内分泌及中枢神经等系统的功能。中医学肾的"藏精,主生殖"应为睾系所主。即睾系能产生能促进机体生长发育、发动性功能的阴液物质,同时产生和储藏生殖之精,以主生殖。这一学说为中医男科生殖病学的发展奠定了初步的理论基础。

## 六、垂范杏林,光启后学

徐福松教授是现代中医男科学的创始人和主要奠基者之一。为男科学的发展可谓费尽了毕生的精力和心血。作为指导老师,造就了一大批德才兼备、医术精湛的中坚力量和学科带头人。共培养硕士研究生 9 名,博士研究生 16 名,博士后研究人员 2 名,全国师带徒 5 名,国家级、省级定向研修人才 6 名,进修医师 223 名。

## 七、胸怀世界,中学西进

徐福松教授学术造诣高深,声誉远播海外。早在 1989 年徐教授就参与了国际男科学交流,开了风气之先。之后徐教授多次出访以色列、马来西亚、新加坡、泰国等国,传播中医男科学术思想。

## 八、学富五车,著述等身

徐福松教授著有学术著作 45 部,代表作有《许履和外科医案医话集》《增评柳选四家医案》(校注)、《疡科心得集》(校注)、《外科精义》(校注)、《实用中医泌尿生殖病学》《男性病治疗》《男科纲目》《男科临证指要》《徐福松中医男科病学》《徐福松男科医案选》等。发表学术论文 264 篇,其中署为第一作者者 146 篇。

## 九、临床科研,悉具建树

徐福松教授不仅临床精益求精,而且重视中医科研。主持江苏省医药卫生重点科研项目"保精片治疗慢性前列腺炎的研究",江苏省中医药管理局"精泰来冲剂治疗男子免疫性性不育症的临床及实验研究"、"男科门诊衣原体调查及其中医临床研究"、"不同中医证型男子不育症睾丸组织病理学研究",江苏省科学技术厅"中医药诊治不孕症的规范化研究"等。

## 十、成绩斐然,有口皆碑

徐福松教授从医从教近60春秋,获得过许多荣誉和奖励,主要有南京市职工读书活动特等奖、中华全国总工会职工读书自学活动表彰、江苏省科学技术协会中青年科技奖、江苏省中医院优秀共产党员、江苏省中医院"十佳医务人员"、江苏省中医药科技进步二等奖;《实用中医泌尿生殖病学》获北方十省市优秀科技图书二等奖、"许履和教授乳房病诊疗系统"获江苏省优秀软件奖、《辨证治疗33例男子免疫性不育症临床报道》获江苏省医学会优秀论文奖、《性腺炎症所致不育症的中医治疗》获江苏省中医学会优秀论文二等奖、《男科纲目》获全国中医药优秀学术著作评选三等奖。

# 上篇　徐福松中医男科学术思想的形成

# 第一章  学医生涯

徐福松教授的祖父企皋公是清朝末年安徽来安县一知事,性耿介,有古风,因不满官场迎来送往、阿谀奉承,不为五斗米而折腰侍权贵,挂冠而去,携其祖母到沪上行商,从事纺织业。然其祖父不善经营,又慷慨解囊接济乡人,家道由是中落。其祖母系出名门,为常州一代艺术宗师恽南田的后人,擅工笔花鸟,又懂诗文。1940年11月30日,徐福松教授出生于江阴县马镇乡,祖母为他起好名字福松后遂归道山。徐福松教授的父亲惠之公,师承上海儿科名家单养和先生,擅长中医儿科,出师后私人挂牌开业,在当地颇有名望。徐福松教授的伯父在上海也是个老中医。徐福松教授的舅舅许履和,后来成了他的指导老师,徐福松教授一直敬称他为"许老"。许老所学系祖传中医外科,后又曾师事上海内科名医朱少鸿先生。新中国成立后,徐福松教授的父亲和许老参加了联合诊所,经常骑马、坐船、乘轿四处出诊。1954年,许老到江苏省中医学校进修,结业后留校。1958年,许老应召调至江苏省中医院,主持外科工作。徐福松教授的父亲也在1957年调至江苏省中医研究所,后亦转至省中医院儿科,与全国著名儿科学家江育仁教授过从甚密,是江老的左右手。

徐福松教授自幼生长在这样一个中医气氛浓郁的杏林世家,家族中计有三人行医,兼有孟河医派和吴中医派学术根系,自小耳濡目染,深受其益,对中医产生浓厚兴趣。儿时发生在徐福松教授身上的两件事件,更使他同中医结下了不解之缘。一是徐福松教授幼年罹患疳积,腹大如鼓,形销骨立,乡人都以为不可救治。恰好,徐福松教授的父亲业师——以治小儿疳积闻名沪上的儿科名医单养和先生来到江阴,单老先生察看他的病情之后,配制药粉于面粉里,做成糕点,让他服食,一料之后,便一天天好起来。二是徐福松教授从北渚中心小学毕业后,考入博仁中学就读,品学兼优,被评为校级特等优秀生,并出席1956年江阴县第一届优秀学生代表大会。中学毕业考试前,参加中小学联欢,在做跳箱表演时,不慎右小腿腓骨骨折,一躺就是两个多月,虽然接受中医治疗,没有造成残疾,却失去了升学机会。这次偶然变故,使徐福松教授走上了自学中医的道路。在床上养病时期,徐福松教授便开始读《内经》、《伤寒》、《金匮》、《温病条辨》、《汤头歌诀》、《本草便读》、《医学刍言》等中医基础书。1957年徐福松教授的父亲调至江苏省中医研究所,他便随父亲来到南京,徐福松教授一边读书,一边为父亲所在的中医研究所抄资料,换得一些报酬。每次拿到原稿,徐福松教授先从头至尾看一遍,遇到看不懂的字句,就去请教父亲及所里的樊天徒、戴天爵等老先生。一天两万字,带着头脑去抄,等于自学,这段时间的学习,使徐福松教授受益匪浅,为进一步学习中医打下坚实的基础。

1958 年 7 月,徐福松教授进了南京中医学院附属针灸医院针灸训练班,半天上课,半天临床。一年后,训练班更名学徒班,徐福松教授被选为班长,这个班二三十人,重点攻针灸,兼顾中医基础,还有大量的临床实践,三年半下来,所学知识非常扎实。这期间,徐福松教授得到著名针灸学家邱茂良先生的耳提面授。邱老治学的严谨和著书的勤奋,徐福松教授钦佩不已,并对他今后从事中医事业产生深远影响。例如邱老做学问,他先拟订编写计划、目录、大纲,并将编写进度用毛笔写在白纸上,贴在书房里,每完成一条就勾一条,直至脱稿。老一辈名医做学问如此精雕细琢,水滴石穿,给他留下不可磨灭的印象。在邱老的指导下,徐福松教授主编了一本 10 万多字的油印《针灸点穴门径》,作为全班同学向国庆 10 周年的献礼。1961 年,学徒班毕业时徐福松教授写的针灸毕业论文是近 8000 字的《试论十二经筋》,当时徐福松教授不足 21 岁,有股初生牛犊不怕虎的闯劲,径投最权威的《中医杂志》,也没指望能发表。谁料几个月后,竟刊载于《中医杂志》1962 年第 8 期第 2 篇。论文发表后,全国探讨、求教的信件雪片般飞来,且径呼"徐福松教授先生",这篇处女作的发表,委实对他鼓舞很大。毕业后,徐福松教授被分配至江苏省中医院针灸科工作。此后不久,江苏省安排名老中医继承人,徐福松教授提出继承舅父外科老主任许履和的医术。许老是德高望重的全国名老中医、著名中医学家、中医外科一代宗师,身边正好缺助手,1962 年 9 月,徐福松教授正式从针灸科调到外科,师从许老先生。

许老 1913 年 10 月 27 日生于江阴县马镇乡北渚镇,字谦,号受益,斋号存心。6 至 11 岁读私塾,天资颖悟,少即了了,渐露头角。15 岁家道中落,赴沪学徒谋生。两年后工厂倒闭,遂回桑梓,从父学医。徐福松教授的舅公锦昌公,即许老之父,性豪爽,喜交友,为当地外科名医,曾师事无锡玉祁镇外科陈协吉先生,善治痈疽疔疮、流痰流注等症,于辨脓、刀针手法及外用药等均有独到之处。先生自幼耳濡目染,尽得家传真谛,迨后又随上海名家朱少鸿先生攻内科。许老得以内外兼修,工擅两家,为日后悬壶奠定了坚实基础。

许老学医时立下誓言"学医不精,不若不学医"。焚膏继晷,寒暑靡间,刻苦攻读。夏月书房闷热,蚊虫叮咬,便挑灯庭院,脚穿长裤,伸进坛内,朗读不已。18 岁除夕守岁,又进书房。双亲唤其歇息,先生说"年初一读了书,可以一年读到头",非到滚瓜烂熟不休。熟读的医书有《素灵类纂》《伤寒论浅注》《伤寒指掌》《金匮要略浅注》《金匮翼》《温病条辨》《温热经纬》《医学正传》《脉诊便读》《太原心法》《汤头歌诀》《本草便读》等。先生将清代名医曹仁伯先生之名言"天下无不治之症,其所以不治者,皆我之心未尽也"作为座右铭,对病人有"割股"之心。徐福松教授的家乡江南地区水网密布,经常坐船出诊,许老于途中,犹手不释卷,珍惜寸阴,遇有重病,虽已处方,但回到学舍,依然牵挂于心,通宵达旦,翻阅医书,反复琢磨。许老精读的医书有《疡科心得集》《马批外科全生集》《谦益斋外科医案》《马培之外科医案》《医略存真》、《外科正宗》《金鉴外科》《外证医案汇编》《柳选四家医案》《张聿青医案》、《感证辑要》《医学从众录》《清代名医医案精华》《清代名医医话精华》等。其他精读和涉猎的中医书籍更是不计其数。许老以其精通内外,融会贯通,是以大症危症及奇难杂症,一经诊治,悉能应手而愈,年甫而立,即名闻遐迩。

新中国成立后,许履和先生于1955年考入江苏省第一届中医进修学校,即南京中医药大学前身,任组长。结业后执教于南京中医学院,任外科教研组组长,先后主编《简明中医内科学》《简明中医外科学》《方剂学讲义》,参编《中医学概论》《内经讲义》《金匮讲义》等。其中,《简明中医外科学》是新中国成立后最早出版的中医外科专著之一。后调先生至江苏省中医院,创建中医外科,历任外科主任、主任医师,南京中医学院副教授、教授、硕士研究生导师,江苏省中医学会常务理事、顾问、男性病学研究会顾问,《江苏中医》《南京中医学院学报》编委等职。参编、参审《常见病中医临床手册》《诸病源候论校释》《实用中医外科学》《医用写作》等书,是南京中医药大学和江苏省中医院中医外科奠基人。1960年和1963年,两度出席全国中医学院统编教材编审会议,其中病因病机、辨证论治等重点内容均由先生执笔。先生在编审全国《中医外科学讲义》中的建树得到卫生部郭子化部长、吕炳奎司长等领导的首肯,成为以后各版教材之蓝本,是全国中医院校中医外科统编教材创始人之一。先生为继承发展传统中医外科,传播苏南外科学术流派及个人宝贵经验,振兴我国中医外科事业,培养中医外科后继人才做出了不可磨灭的突出贡献。

先生不仅是中医临床家和教育家,还是一位学问家。对《论语》《诗经》、《唐诗》《纲鉴易知录》《古文观止》等,无不熟读通晓。融文、史、哲、医为一体。先生一生但求学问,淡泊名利,知识渊博,满腹经纶,虚怀若谷,顾全大局,严以律己,宽以待人,谦和谨慎,勤俭节约。

师从许老的20余年间,徐福松教授随先生查房、门诊、会诊、出诊,细心揣摩他的医道,同时结合实践,仔细研读《外科正宗》《疡科心得集》《外科全生集》《金鉴外科》《外科精义》《外科启玄》《疡科纲要》《外证医案汇编》《谦益斋外科医案》《马培之外科医案》等。并将先生的言传口授、有关文献、有效病例等,一一记录下来,装订成册,取名《挂一漏万集》,足有十几本。这样看似琐碎,实则"勤笔免思",烂笔头胜过好记性。徐福松教授将许老诊治外科常见病、多发病、疑难杂症和危重病的独到经验,化成文字,在北京、江苏、辽宁、四川、上海、广州、黑龙江、陕西等省级中医杂志上作了系列介绍,计有60余篇。

其中，许老治疗乳房病的经验，在1980年第5期《中医杂志》上发表，突出了"从气论治"乳房病的经验，在中医外科界产生一定影响。徐福松教授从1978年开始整理先生的医案医话，整个整理工作全面而深刻，这是祖国医学宝库中的一份珍品，必须记载下来，利在千秋。1980年徐福松教授倾注全部心血的《许履和外科医案话集》由江苏科学技术出版社出版，这是先生学术经验传世之作。全国著名中医外科专家、上海中医学院顾伯康教授评曰："此书风格异于一般，对中医外科是一大贡献，对后世研究中医外科有重要指导意义。"同年5月，省卫生厅主持召开"江苏省名老中医继承讲习会"，卫生厅厅长大会表扬三人，徐福松教授排在第一。在先生的指导下，1983年，徐福松教授校注出版《疡科心得集》，并在《中医杂志》发表"高锦庭与《疡科心得集》"一文，学术界反响很大，南京钟山医院徐学春院长点名邀其为省办外科班专题讲座。1985年，徐福松教授又校注出版《外科精义》，并在《南京中医学院学报》发表"齐德之外科学术经验初探"一文。《许履和外科医案话集》和由先生献出珍藏秘书徐福松教授整理的《增评柳选四家医案》（江苏科学技术出版社，1983年）以及《疡科心得集》、《外科精义》参加1985年12月的香港"中国书展"，脍炙人口，誉满海内外。1987年，先生又指导徐福松教授写"中医外科论证报告"，在"全国普通高等院校医学本科中医类专业目录修订论证会"上，获得一致通过，为南京中医学院在全国设立第一家中医外科专业立下汗马功劳。1988年，徐福松教授编著出版《中医乳房病诊治》一书，并担任江苏省医药卫生重点科研项目"许履和教授乳房病诊疗经验计算机应用软件"的课题负责人，课题结果获江苏省科委优秀软件奖。

此外，在徐福松教授中医求学生涯中，还得到上海外科大家顾伯华、顾伯康两位教授的亲炙，学业尤益精进。1980年至1981年，徐福松教授至上海中医学院全国中医外科高师班进修，并且任班长，两位顾老经常对徐福松教授嘘寒问暖，亲自为他解疑释惑，传道授业。徐福松教授还参加顾伯华主编的《实用中医外科学》的编写工作。在上海进修期间，徐福松教授把大部分休息时间都用在中医学院的图书馆里，翻阅了新中国成立以来有关中医泌尿生殖系统方面的临床报道。短短四个月时间内，做了100多万字的文摘资料卡片，为日后研究打下坚实基础。

# 第二章 徐福松中医男科历程

徐福松教授作为中医男科学的创始人和奠基者之一,经过多年的辛勤耕耘和努力付出,在学术界获得许多第一:1974年首创男性专科;1979年起参与带教国内第一代男科研究生;1987年编著出版第一部中医泌尿科专著《实用中医泌尿生殖病学》;1988年率先将中医男科学列入大学教程;同年作为导师,开始招收男科学硕士研究生;1990年编著出版第一部中西医结合男科专著《男性病治疗》;1993年编著《男科纲目》,首次提出"腺、性、精、育为男科之纲"新学说;2000年成功指导我国第一位男科学博士后出站,成功培养第一位男科女博士。1974年,徐福松教授开始侧重于男性专科的临床研究。1974年底,外科增设了泌尿生殖病专科,是江苏省内第一家男性专科,在全国也是起步较早的。1993年男性专科升格为一级临床学科——男科。两年后,1996年男科被确定为江苏省首批中医重点临床专科建设单位。2000年顺利通过验收。在创办男性专科伊始,徐福松教授仿佛是黄河滩上的纤夫,负重而行,气喘吁吁。当时徐福松教授是住院医生,一个人一周上两个半天专科门诊。病人越来越多,简直可以用蜂拥而至来形容了。徐福松教授时常忘记了自己身患低血糖病,忘记了下班的时间……通过对中医经典的系统研习,并结合临床实践,归纳男性病常见的发病原因有先天之误、饮食之误、房室之误、邪毒之误、外伤之误、情志之误、医药之误等"病因七误"学说。也就是说,这七个方面的任何一者或几者失误,就可能成为泌尿生殖系疾病的发病原因。常见的发病机制分为肾组、膀胱组、肝组、肺组、心组、脾组、气血经络组、冲任督带组等"病机八组"。其中,肾组又为泌尿生殖系病机之枢要,无论阴阳虚实寒热,皆责之于肾,或肾先病,旁及他脏他经,或他脏他经之病累及于肾,故言泌尿生殖病之病机,总不离乎肾组。在辨证论治方面,徐福松教授总结出"发于肝、膀胱、心者,以实证居多,发于肾、脾、肺者,以虚证居多"。从而将内治法提炼成"实则治肝、治膀胱、治心为主;虚则治肾、治脾、治肺为主。"通过这样的理论升华,使同道们对男性专科的审证求因、审因求治能够执简驭繁,有所遵循。

男性学是以研究男性生殖系统为基础,男子性功能障碍和男子不育症为主体的专门学科。在临床实践中发现,男子不育症主要有精子生成障碍、精子输送障碍、精子与卵子接触障碍三类原因。徐福松教授认为男子不育症的主要病机是"肾精不足",治疗应以补肾填精为主法,用药则以聚精汤为主方,如兼阳虚者稍佐温肾助阳,脾虚者略加健脾助运,湿热者宜增清利湿热,瘀血者则加活血化瘀。徐福松教授根据中医辨证论治的观点,结合现代科学的一些实验指标,亦即辨证与辨病相结合的原则,制成1～10号"聚精散",以适应临床各个证型的不育症患者。

阳痿,是最常见的男子性功能障碍,临床实践告诉我们,当今阳痿属于阴虚火旺者居多,切莫一见阳痿,便妄投龟龄集、阳春药、男宝、鹿茸精、参茸精等壮阳药。临床每见越壮阳,越阳痿者,犹禾苗缺水(阴虚)则萎软,宜添水(滋阴),不宜烈日曝晒(壮阳)一样。徐福松教授喜用自制二地鳖甲煎,以滋阴降火为主,少佐一、二味壮阳药物,每奏良效。此"天人相应"之理也。阳痿大多数病因为精神因素,精神治疗和药物治疗具有同样的重要性。南京某高校有两位才华出众的研究生结成了生活伴侣,为了准备毕业论文,小两口相约分居一年。一年后小伙子出现阳痿,来到医院。徐福松教授当着他妻子的面说,他的阳痿系功能性病变,是由于长期中断性生活,性抑制加强所引起。只要男方振奋精神、增强信心,女方多给鼓励和安慰,再吃上几剂中药,就会好的。果然,药进五剂,性生活恢复如常。一年后,喜得一子。

对于慢性前列腺炎所致的不育症和性功能障碍,治疗上一般有两种倾向:一则从炎症入手而投以清热解毒之品,甚则用龙胆泻肝汤等清泄肝经湿热,结果苦寒伤精,不利于生育,苦寒伤阳,加重了阳痿;二则将阳痿与阳虚划等号,而用温肾壮阳药,结果热灼精伤,于不育和阳痿两不利。徐福松教授认为本病是虚实夹杂之证,既有肾虚精关不固的虚的一面,又有湿热下注、精浊混淆的实的一面。用扶正祛邪并重的补肾导浊法,方取程氏萆薢分清饮合菟丝子丸加减,基本上适应本病虚实夹杂的病机,较之单纯祛邪或单纯扶正有更大的优越性。前列腺炎治愈了,男子不育和男子性功能障碍每能随之而愈。

精囊炎所致的男子性功能障碍和不育症,亦为临床所习见。精囊炎往往会形成血精。徐福松教授于1977年第2期《新中医》上首次报道用二至地黄汤治愈一例血精,并指出《诸病源候论·虚劳精血出候》为世界上记录血精最早的文献。之后,省内外血精患者求治者甚多。1980年徐福松教授曾小结24例,其中痊愈13例,显效6例,进步4例,无效1列,有效率达95%,平均痊愈疗程为48天(《辽宁中医杂志》1980年第9期)。1982年第5期《江苏中医杂志》又发表了论文《谈谈血精的辨证论治》,提出血精当分轻重,轻者为"镜下血精",重者为"肉眼血精",中医所称者实为重证(即肉眼)血精。并阐述了房劳过度是血精的主要病因,肾虚是血精的主要病理,等等。

抗精子抗体所致的免疫性男性不育,是世界公认的难题,历代中医对此病更无论述,没有前车可鉴,只能慢慢摸索。徐福松教授收集研究了大量这方面的病案,将所有病案进行归类总结找出其中的规律,研制出转阴合剂。用转阴合剂治疗抗精子抗体不育症,经过治疗,患者血、精浆抗精子抗体转阴率达到

79.79%。这一研究成果,被《中医药学报》在国内首先报道,这一世界性医学难题在中医领域率先突破,引起国内外同行的瞩目。

以上这些论点,曾多次被国内中西医同道所引证,对中医男科理论的形成和实践的深化,有着相当的影响和价值。为了把在学习和临床中总结领悟的经验上升为系统理论,徐福松教授开始著书立说。驱使徐福松教授发奋苦读、写作的动力除了立志自学成才外,还缘于徐福松教授对中医深挚的爱。古人说"谁知盘中餐,粒粒皆辛苦",于徐福松教授而言,则是"谁解其中味,字字皆斟酌"。编写的过程困难重重,荆棘丛生,这是一条前人从未走过的路,徐福松教授成了第一个吃螃蟹的人。1980年9月~1981年1月,徐福松教授在上海中医学院进修,在该院图书馆翻阅了新中国成立以来有关中医泌尿生殖系方面的临床报道,做了100多万字的文摘卡,并拟就编写计划。回到南京后,业余时间全部扑在书稿上,放弃了一切娱乐活动,节假日不休息,甚至年三十也不放过,埋头著述,面壁三年,至1983年,《实用中医泌尿生殖病学》终于脱稿,四年后,由山东科学技术出版社出版。《实用中医泌尿生殖病学》是我国第一部中医泌尿科专著,填补了中医男科疾病的空白。山东中医学院李广文教授在评价《实用中医泌尿生殖病学》时说:"该书写作特点,突出四性:理论性强,学术水平高;实践性强,实用价值高;科学性强,时代气息浓;逻辑性强,写作技巧妙","是中医男科的一朵报春花"(《山东中医杂志》1988年第3期)。这本书被评为北方十省市(区)1987年度优秀科技图书二等奖。1988年,由徐福松教授和高鸿程主任合著的《男性病治疗》,由江苏科学技术出版社出版。由于高先生已是七十多岁的老人,在书稿定稿的一两个月时间内,徐福松教授每天风雨无阻,从上海路的家中骑自行车到远在长乐路的高老家中,和高老一起修定书稿,每每至凌晨一、两点钟,第二天照常上班,没有耽误正常工作。

1993年 出版著作《男科纲目》,使"腺、性、精、育"理论系统化,此书的出版被国内外中医专家评论为中医男科发展史上的一个重要里程碑。所谓四大主症即是腺、性、精、育,是在古今理论和临床研究的基础上,借鉴妇科疾病分类法,融合西医学男子生殖系解剖、生理、病理、诊断学基础为一体,由博返约,提纲挈领概括了所有男科疾病,在我国男科发展中具有开创意义。同年,在泰国曼谷召开的亚太地区中医男科学术大会上,徐福松教授作了《关于男科四大主症的研究》的学术报告,受到了与会专家们的一致认可和赞誉。此次会议,成立了首届亚太地区中医男科学会,徐福松教授被与会各国代表推选为副理事长,成为江苏省中医专家在国际性学术团体中最高荣誉享有者。

2009年,徐福松教授主编的《徐福松实用中医男科学》出版,参编人员有40人,参考书目133种,参考论文345篇,百余万言,是"十一五"国家重点图书之一。著名学者温长路教授著文评价该书有三个个性:个性一中医属性,个性二创新精神，个性三实用价值。并说："他一生师承众家、法宗多门，不仅骨髓里带有孟河医派、吴中医派的基因，而且还习外科、通内科、攻儿科、勤针灸，对中医学的全面了解和多门类精华的融合，最终成就了他在中医男科学中的重量级学术地位和成功编纂这部受欢迎著作的人生辉煌。"给予高度概括和评价。

20 世纪 50 年代末学针灸时，徐福松教授主编的 10 万字的《针灸点穴门径》锻炼了徐福松教授将实践上升为理论的能力。50 年来在全国省级以上中医杂志发表论文 218 余篇，出版专著 28 部，计 1200 万字。"冰冻三尺，非一日之寒"，"宝剑锋从磨砺出，梅花香自苦寒来"。写出数量可观的这些论文、专著，对于徐福松教授一个没有大学文凭的人，实非易事。徐福松教授的大学没有围墙，教材就在病历里，教室就在深夜清冷的台灯下，一分耕耘，一分收获，付出的是汗水，收获也是沉甸甸的。1984 年至 1985 年，徐福松教授先后被评为南京市、江苏省、全国"职工读书自学活动积极分子"，荣获"江苏省自学成才一等奖"、"南京市自学成才特等奖"，受到中华全国总工会、江苏省和南京市总工会表彰。1988 年，徐福松教授被收入《中国职工自学成才者辞典》。享受国务院特殊津贴专家等奖项及荣誉 36 项。

徐福松教授不满足于只会看病，有实践经验，而且要会教学，有教学经验，更要将医疗、教学经验上升为理论，为继承发扬祖国医学留下点什么。除在江苏省中医院上临床，自 1975 年起，徐福松教授承担南京中医学院的教学任务。历任本科班、西学中班、研究生班、外国留学生班等课堂及临床带教老师。1979 年起担任硕士研究生指导小组成员，1987 年，晋升为南京中医学院副教授、附属医院副主任医师。1988 年主编、主讲《中医男性病学》讲义，共 54 学时，首次将中医男科列入大学教程，同年起，任硕士研究生导师。1996 年被聘为南京中医药大学博士研究生导师，1998 年任博士后导师，是全国第一位中医男科博士后导师。徐福松教授先后带教中国、阿根廷、越南、加拿大等国第一代中医男性学硕士生 9 名，博士生 15 名，博士后 2 名。2007 年，与金保方博士一起领衔成立南京中医药大学男科学研究所。

此外，在男科仁人志士的不懈努力下，中医男科学最终进入国家医学目录。2003 年国家科委下发"2020 年的中国科学和技术"发展研究建议表，徐福松教授明确提出：力争中医男科学进入国家医学目录，在现有成就基础上，经过 17 年发展，这是完全可能的。2006 年 9 月，在南京国际男科会议上，徐福松教授再次提出中医男科学进入国家医学目录的议题。近年，由秦国政博士后起草，国家正式认可中医男科学已列入国家医学目录。

徐福松教授多次在各种学术会议和报刊上撰文，对中医男科学今后的发展提出意见和建议。如在组织保障上，建议各级医疗卫生行政主管部门进一步加大力度重视男性的医疗保健工作;在机构建设上,应逐步在各级中医院校设立男科,有条件的地方建立中医男科研究所;在教学工作上,应在中医药院校建立中医男科学教研室,开设独立的中医男科学教学课程,制定中医男科学教学大纲并编写全国中医男科学教学大纲、全国中医男科学统编教材或讲义,变目前以自学为主的男科人才培养方式为以院校培养与师带徒相结合为主的培养模式,甚至开办中医男科学专业乃至中医男科学系;培养男科研究生应以实用型为主,在职和脱产培养相结合,要有意识地招收跨地区跨院校的人员攻读硕士、博士,以避免学术上的"近亲繁殖";在科研与临床上,要突出中医特色,规范其医疗与科研市场,加大科研力度,组织联合攻关,把研究重点放在男性常见病多发病的临床流行病学研究和治疗上,制订统一的中医男科诊疗标准,开发研制确实安全、有效的中医男科新药制剂。

徐福松教授主持各类科研课题十余项,其中,1986 年,开始主持江苏省医药卫生重点科研项目"保精片治疗慢性前列腺炎的研究",其研制的保精片治疗慢性前列腺炎,总有效率达 96%。该课题获江苏省中医药科技成果进步二等奖。1995 年主持江苏省中医药管理局"精泰来冲剂治疗男子免疫性不育症的临床及实验研究",研制的聚精汤治疗男子不育症,总有效率达 85%。同年,主持江苏省中医药局"男科门诊衣原体调查及其中医临床研究",研究成果获江苏省中医药科技进步三等奖。对阳痿患者,徐福松教授使用自制汤剂"二地鳖甲煎",以滋阴降火为法,稍佐壮阳药物,每奏良效,对诸如男子性功能障碍、前列腺增生、泌尿系结石等症,也都取得满意疗效。病家为之雀跃,感谢信纷至沓来。

"问渠哪得清如许,为有源头活水来。"徐福松教授常告诫我们做学问来不得半点虚假,必须有老老实实的态度,扎扎实实的钻研,要耐住"板凳需坐十年冷"的寂寞。徐福松教授的老师许老收他为徒时赋诗:"基本东西需弄通,行行业业都相同。成才毕竟非容易,全在平时下功夫。"徐福松教授一直把它作为座右铭,总是挤出时间来读书学习、写作,用鲁迅的话说是"利用别人喝咖啡的时间"。早年住房很紧张,徐福松教授家有两个小房间,只有二十几个平方,一儿一女只得睡高低铺,晚上,一双儿女一人一个房间做功课,徐福松教授只好等到每晚 10 点以后儿女们进入梦乡,才能读书、写作、做学问,常常到凌晨 2~3 点钟,有时通宵达旦,乐此不疲。由于白天病人多,长时间临证问诊,会阴部疼痛,晚上只能站在五斗橱前写论文,多少年不知电视是何物,即使是大年初一也把时间用来读书。夏天汗流浃背,常常用毛巾浸上自来水后,披在背上消暑降温。每次几十万字的书稿草稿修改,徐福松教授都是用复写纸、圆珠笔一笔一画认真誊抄,一式两份,誊写过程中,中指握笔处都要磨出老茧,每次握笔,刺骨般疼痛,依然坚持自己誊抄。1987 年初夏,徐福松教授骑自行车被人撞倒,双手腕粉碎性骨折,生活不能自理,俗话说,伤筋动骨一百天,在家休养的日子,不能临床,不能学习,徐福松教授内心十分着急。一月后稍有好转,便接到山东科学技术出版社修稿通知,由于右手不能握笔,只能用左手握笔修改,一笔一画,忍痛完成书稿的定稿,至今一到阴雨天,手腕部还隐隐作痛。徐福松教授有时构思着迷,边走路,边思考,禁不住脱口而出:"有了,有了",常常让路人侧目。像这样因读书、思考而"走火入魔"的事不胜枚举。

滴水穿石,集腋成裘,近些年来,徐福松教授被新华社、中央电视台、江苏电视台、江苏人民广播电台、《人民画报》《大公报》《香港商报》《新华日报》、《南京日报》《金陵晚报》《共产党员》《江海侨声》等多家海内外媒体广泛报道,被誉为"献身四化的共产党员"、"胜似亲人的愚公大夫"、"杏林一秀"、"送子观音"、"中医外科专家"。但徐福松教授自认为古老的中医是高山,是大海,自己只是高山之一抔土,沧海之一滴水。徐福松教授自号"一毛老人",是九牛一毛的意思,意即他所取得的成就同博大精深的中医,只能算是九牛一毛。徐福松教授自诩烈士暮年,壮心不已,老骥伏枥,志在千里,虽是老之已至,但还将在中医的殿堂里继续上下求索。

# 第三章　徐福松中医男科理论体系

## 一、继往开来

徐福松教授师从著名外科大家许履和教授,深得吴门、孟河医派外科精髓。20世纪70年代徐福松教授通过中西医对比研究,将男性生殖系统炎症分为非特异性感染和特异性感染两类。如将囊痈与阴囊感染和阴囊脓肿、子痈与急慢性睾丸炎附睾炎、精浊与急慢性前列腺炎、淋证与尿道炎对应;将下疳与阴茎结核、子痰与睾丸附睾结核对应等。从部位着眼,将男性生殖系统炎症分为睾丸和附睾炎症、前列腺炎症、阴茎炎症等。并对各病症的证治要点进行了归纳与总结。这种分类方法后来成为学科规范。

徐教授于1987编著出版了我国第一部中医泌尿学科专著《实用中医泌尿生殖病学》,共分2篇7章,收载男性泌尿生殖疾病83种,从概述、病因病机、诊查要点、治疗方法、注意事项、文献摘录等方面对各病进行了介绍,初步建立起中医男性泌尿生殖学科体系。1989年在台湾再版,引起海内外业界的高度关注和广泛好评,促进了海内外文化交流。

1991年编著并出版了第一部中西医结合男科专著《男性病治疗》,该书分上、下两篇14章,简述男性病学的发展史,收载男科疾病52种,上篇总论从解剖、功能,病因病理、诊断、预防、治疗等方面阐述了男科有关基础理论知识,下篇各论对每一疾病从概述、病因病理、临床表现、诊断、治疗、预防护理、临床资料等方面加以介绍,初步建立起中西医男科临床治疗学体系。

1993年编著出版《男科纲目》分设腺、性、精、育四纲,共4纲12目64病症,从定义、发病率、分类、特点、病源、证候、治法、辨证论治、辨病治疗、单方验方、外治疗法、手术疗法、针灸疗法、气功疗法、推拿疗法、精神心理疗法、预防保健等方面详细论述了各种病症的诊治问题,建立了独具特色的中医男科学体系,首次提出"腺、性、精、育"四大类主病(症)为"男科之纲"新学说,是男科发展中的一个里程碑。

2009年出版的《徐福松实用中医男科病学》为"十一五"国家重点图书项目。全书充分吸收现代研究成果,融入名医经验,尤突出徐福松教授临床经验,集中选介徐福松教授诊查辨证心得体会、处方用药技巧要诀及典型验案范例等,全书分总论、各论2篇13章,收载男科病症135种,总论从中医男科病学的定义、研究范围、发展简史和男性生理功能概述以及中医男科病的病源探求、四诊合参、类证条辨、治疗原则、防护要点、保健心法等方面作了阐释,各论从概述、病因病机、诊断与鉴别诊断、辨证、治疗、转归及预后、预防与调护、徐福松临证经验、现代研究进展、小结等方面对135种男科常见症状、常见疾病、常见综合征等病症进行了介绍,进一步建立和完善了独具特色的徐福松中医男科学体系。

2011年出版的《徐福松男科医案选》精选了徐福松教授数十年来的医案精华。案例详实全面,理法方药齐备,按语画龙点睛。只要具备一定的理论素养,不难读懂其中的奥妙,是徐福松中医男科学体系的"入室"门径。

## 二、丰富中医男科临床理论

徐福松教授经过艰辛的努力总结出男科疾病诊疗的若干原则,为学科规范化发展,临床及试验研究,学术交流等奠定了坚实的基础。①男科病的病机,无论阴阳寒热虚实,皆责之于肾。②男科病的病理特点是正虚邪恋、虚实夹杂。男科病看似局部病变,实与全身息息相关。③男科病的辨证以全身和局部相结合,诊断以宏观和微观相结合,治疗以辨证和辨病相结合。④男科病大凡病发于肝、膀胱、心者以实证居多,病发于肾、脾,肺者以虚证居多,故确立男科病的内治法则是实则治肝、治膀胱、治心为主,虚则治肾、治脾、治肺为主。⑤药物治疗的同时,注重心理疏导,并要求病人配偶合作。⑥重视男科疾病的诊疗规范化。

徐福松教授临床几十年,治疗男科患者数以十万计,治疗男性不育症、慢性前列腺炎、男子性功能障碍、前列腺增生、精囊炎、男子乳房发育症、附睾结节等,疗效显著,经验丰富,值得借鉴。其他一些辨治思路,也值得效法,如认为男科病的病理特点之一是正虚邪恋、虚实夹杂,故常用扶正祛邪、消补兼施法施治,使消中有补不会伐正气、补中有消毋虑留滞邪气;在辨治男科病时,主张主病辨证、勿忘整体,辨证之度、量度施治,辨清标本、治本顾标,多方辨证、兼顾治之;强调男科病的辨证以全身和局部相结合,诊断以宏观和微观相结合,治疗以辨证和辨病相结合;指出男科病大凡病发于肝、膀胱、心者以实证居多,病发于肾、脾,肺者以虚证居多,故确立男科病的内治法则是实则治肝、治膀胱、治心为主,虚则治肾、治脾、治肺为主;用酸甘化阴法治疗慢性前列腺炎、前列腺增生、精液不液化症等;当今男人多郁症、心理障碍者司空见惯,给予药物治疗的同时,尤注重心理疏导,并要求病人配偶合作,以收相得益彰之效。同时致力于男科疾病的诊疗规范研究,指导制订了类前列腺炎综合征、慢性前列腺炎、前列腺增生症、阳痿、精囊炎等疾病的诊断疗效标准或诊疗常规,对规范和提高中医诊治男科疾病水平起到了积极的促进作用。以下仅对其治疗某些男科疾病的学术思想和经验进行简要论述。

1. 男性不育症　徐福松教授对男性不育症,常分两大类进行治疗。一为精液精子异常类,二为性腺炎症类。两类病源虽互有联系,但治疗却有所不同。

（1）精液精子异常类不育症:对精液精子异常类不育症,采用辨证与辨病相结合的方法进行诊治。其治疗思路是:精浆异常和精子异常,以精子异常为主;精子数量与质量异常,以精子质量异常为主;精子质量(形态)与精子自身免疫,以精子自身免疫为主。

以辨证为主、辨病为辅,其法有八。一是补肾填精法,为最常用治法,用于睾丸偏小松软、性功能减退、腰膝酸软、神疲乏力、面色少华、脉细者,常用自制验方聚精汤。二是滋阴降火法,用于死精症、畸精症、少精症、弱精症、精液不液化症、高密度精子症、免疫性不育症等伴形瘦体薄、夜盗汗、红绛舌、光剥花苔者,以知柏地黄丸合五子衍宗丸为宜。三是脾肾双补法,用于少精症、弱精症、精液不液化症者,常用方为水陆二仙丹(丸)。四是清热利湿法,用于无精子症、少精症、死精症、畸精症、精液不液化症、精液量过多、高密度精子症、免疫性不育症等精液精子异常者,用自创草菟汤灵活变通治之。五是豁痰祛瘀法,用于无精子症、精液不液化症以及高密度精子症等精液异常,用加减红白皂龙汤治之。六是疏肝通结法,用于无精子症、畸精症、死精症等,以逍遥丸加减治疗。七是酸甘生津法,用于精液不液化症、精子密度过高等,用自创验方乌梅甘草汤治疗。八是肺肾同治法,用于少精症、弱精症、免疫性不育症、无精子症等精液异常,用苍耳子散合玉屏风散加减治疗。

以辨病为主、辨证为辅,其类有六。一是精液不液化症,多为阴虚火旺、湿热内蕴,治以酸甘化阴法,方用自拟乌梅甘草汤加减,同时加服温肾药物以避免滋阴药物之寒性影响精液质量。二是精子减少症,多为肾精不足、气血两亏,治以滋肾填精、补益气血法,方用自拟聚精汤加味。三是死精子过多症,多因生殖系统炎症或长期运用对精子有刺激性的药物所致,治以滋阴填精、补益气血、活血化瘀药通精法,方用自拟红白皂龙汤合聚精汤加味。四是精子活力低下症,多为肾之阴阳不足,但大部分患者多以肾阳虚衰者为多,治以温补肾阳,方选巴戟丸加减。五是精子畸形症,多为睾丸病变、内分泌功能紊乱引起,治以滋阴益肾,方用水陆二仙丹加味,伴精子活力低下者合聚精汤同用;六是免疫性不育症,多因睾丸损伤、炎症、输精管道感染、阻塞等诱发免疫反应。本病有虚实之别,其虚因于脏气不足,其实起源湿热、痰浊、瘀毒等邪内扰。其病位首在肝肾,次在脾肺,或以正虚,或以邪恋,或本虚标实。病因之本为体虚,标为损伤或感染。病机为正虚邪恋,正虚者,肝肾肺脾之虚也,邪恋者,湿热瘀血之病也;或由肝肾阴虚,湿热内蕴,气血不和,精道瘀滞所致;或因肺脾气虚,平时容易感冒,邪热入于营血,归于精室,阻滞精道而成。当邪正同治、补虚泻实、标本兼顾,以收正胜邪却、源清流洁之效。"补虚"则补益阴阳气血,以填养精室,增强机体抗病能力,稳定调节免疫功能;"泻实"可消除破坏免疫平衡诸多因素,清理生精之所,畅达输精之道,使抗体消失,施精成孕。临床分肝肾阴虚湿热、肺脾气虚易感、湿毒蕴滞、痰瘀互结四型辨证治疗,肝肾阴虚湿热证,治以滋阴降火、清利湿热,用自制验方(生地 12g,泽泻 10g,丹皮 6g,碧桃干 10g,碧玉散 15g,知母 6g,茯苓 10g,枸杞子 10g,车前子 10g,白芍 10g);肺脾气虚易感证,治以补肺健脾、清肠泄热,用自制验方(人参 10g,白术 10g,茯苓 10g,黄芪 12g,怀山药 10g,广木香 6g,砂仁 2g,黄连 2g,苡仁 15g,炙内金 6g);湿毒蕴滞证,治以清热利湿、解毒泄浊,方用程氏萆薢分清饮和四妙丸加减;痰瘀互结证,治以逐瘀化痰,方用二陈汤、消瘰丸、四物汤化裁。或根据精浆、血浆不同抗精子抗体进行治疗,血浆抗精子抗体阳性者,多为阴虚内热,治以滋阴降火、清利湿热,方用自拟男转阴 1 号方加味;精浆抗精子抗体阳性者,多为精道不通、瘀血内阻,治以活血化瘀通络,方用自拟男转阴 3 号方加味。

(2)性腺炎症类不育症:性腺炎症类不育症,以虚实夹杂、标本同病者居多,聚精汤治之少效,当分别给予标本同治,消补兼施,诊断应注意隐性炎症,治疗宜兼顾标本虚实,用药忌妄投苦寒温热,护理须有利生精养精。慢性前列腺炎所致者,治以补肾固精、分清渗浊法,用萆薢分清饮合菟丝子丸加减;慢性精囊炎所致者,治以滋阴降火、凉血止血法,药用二至丸合大补阴丸加味;慢性附睾炎所致者,治以疏泄厥阴、补益中气法,用枸橘汤合补中益气汤加减;附睾结核所致者,治以养阴清热、化痰散结法,用二海地黄汤(六味地黄汤加海藻、昆布)加减,另吞五味龙虎散(参三七、血竭、䗪虫、蜈蚣、全蝎各等份,研末);腮腺炎性睾丸炎后遗睾丸萎缩所致者,治以滋养肝肾、清解余邪法,用归芍地黄汤加减,另吞胚宝片或紫河车粉。

此外,治疗两类不育症,切忌妄投苦寒或温热之品。苦泄过度,一则败胃,引起胃脘疼痛,恶心呕吐;二则伤阳,导致性欲淡漠,阳痿不举,同时影响精子质量。温肾壮阳过激,容易导致生殖道充血、水肿,不仅加重炎症,且阴精被灼,影响精子数量和质量。护理首重精神情志调节,保持心情舒畅,若生气发火、情绪抑郁、恼怒、恐惧、悲观等,既有碍性功能,又影响精子数量和质量,并忌热水坐浴,以免睾丸受灼,妨碍生精。饮食宜清补,不宜温补,宜多食龟、鳖、鱼、禽、蛋、海参等血肉有情之品,以利补肾生精,忌食酒类、辣椒、葱、蒜、生姜等刺激性食物,以免助火生热,加重生殖道炎症。

2. 慢性前列腺炎 认为湿热、肾虚、瘀血、肝郁、中虚五者是慢性前列腺炎的基本病因病机。湿热是标,肾虚是本,瘀血是进入慢性过程的进一步的病理反映,肝郁是久病情志抑郁的必然转归,中虚是湿热伤脾的必然结果,或系素体脾虚所致,或由肾虚及脾之故。辨证强调辨证与辨病相结合,治疗强调祛邪补虚、标本同治,总的治疗原则为"消补兼施",临床常将该病分为湿热、瘀血、肝郁、中虚、肾虚诸型论治。所谓消,包括湿热型用萆薢分清饮或自拟前列腺 1 号方加减清热导湿、肝郁型用自拟前列腺 2 号方加减解郁通淋、瘀血型用验方王不留行汤或自拟前列腺 3 号方加减活血化瘀;所谓补,包括肾虚型用菟丝子丸或自拟酸甘化阴汤加减滋阴敛精、中虚型用补中益气汤补益中气。若湿热肾虚并重,当补肾导湿以消补兼施、通涩并用,方用自拟草菟汤加减。慢性前列腺炎临床上最多见的是草菟汤证,因而应用最多的也是草菟汤。然临床虚实夹杂者多,须量其兼夹之证复合用之。同时,不论何型,常嘱患者配用前列腺炎Ⅲ号方(苦参、龙胆草、黄芩、黄柏、炙乳没)煎汤坐浴,这对改善局部血液循环,促进炎症吸收有一定帮助。

3. 男子性功能障碍　徐福松教授常将男子性功能障碍分五型辨治。一是肝郁不疏证,治以疏肝解郁,方选沈氏达郁汤加减;二是心肾不交证,治以清火养阴、交济心肾,方选黄连清心饮加减;三是阴虚火旺证,治以滋阴降火,阳痿、早泄选二地鳖甲煎,不射精、遗精用大补阴丸变丸为汤;三是脾肾两虚证,治以健脾益肾,不射精用秘精丸加减,阳痿用还少丹加减;四是下焦湿热证,治以清热化湿,方选草薢分清饮加减;五是血脉瘀滞证,治以活血化瘀,方选活血散瘀汤加减。

徐福松教授又主张从脾胃论治男子性功能障碍。认为古今医家对于性功能障碍的治疗,常从肝肾立论,不无道理,但于脾胃一层,每多忽略。徐福松教授指出,在某种意义上,性事亦当以胃气为本。宗筋聚于阳明,阳明主润宗筋,治痿独取阳明,自当包括阳痿在内。胃为五脏六腑之海,有生之后,必以食为天,精生于谷,精化为气。临床所见,胃气之强弱,与性欲之强弱成正比。体力劳动者,胃强善啖,精气多旺,其于欲事多强;脑力劳动者,纳谷不旺,精气多虚,其于欲事多弱,是胃气能为肾气之助。若脾胃先病,累及他脏;或他脏先病,累及脾胃,皆可引起男子性功能障碍。治疗总以明辨因果关系,审证求因,审因论治为原则,病因去则脾胃旺,他脏安则脾胃盛,脾胃强则宗筋振。本病与脾胃关系较为密切者,约有以下五种情况:热灼胃阴证,治宜清补甘润,方选麦冬汤加减;湿热伤脾证,治宜清利湿热,方选柴胡渗湿汤加减;饮食伤胃证,治宜和胃消积,方选保和丸合枳术丸加减;肝强胃弱证,治宜扶土抑木,肝木乘胃、脘痛呕酸者用二陈汤加左金丸,肝木乘脾、脘腹胀痛者用香砂六君子汤加味;脾虚及肾证,治宜健脾益肾,方选秘精丸加减,中气下陷者配服补中益气丸,心脾两虚者进以养血归脾丸。

阳痿是男子性功能障碍中最常见者,有因虚而致者,亦有因实而痿者,临床不可概以虚证立论,须全面辨证而论治。徐福松教授常用治疗阳痿有八法。一是疏肝解郁法,用于肝郁不疏证,方选沈氏达郁汤或自拟起痿 1 号加减;二是清利湿热法,用于湿热下注证,方选柴胡胜湿汤或自创草菟汤灵活变通;三是活血化瘀法,用于血脉瘀滞证,方选少腹逐瘀汤或活血散瘀汤或红白皂龙汤加减;四是滋阴降火法,用于阴虚火旺证,方选自拟二地鳖甲煎加减;五是温肾壮阳法,用于命门火衰证,方选还少丹或自拟熟地二香汤加减;六是脾肾双补法,用于脾肾两虚证,方选自拟起痿壮阳汤;七是补肾宁神法,用于肾虚神却证,方选自拟起痿3号方加减;八是补益心脾法,用于心脾两虚证,方选归脾汤加减。其中,把疏肝解郁、清利湿热、活血化瘀归纳为"实则治肝",把滋阴降火、温肾壮阳法纳为"虚则治肾",同时指出:治肾莫若治心,填精莫若疏肝,温补莫若清热,补虚莫若泻实。

4. 前列腺增生症 徐福松教授治疗前列腺增生症常以虚实而论,虚者多为肾阳不足,治以益肾化气、软坚散结,方用老人癃闭汤加减;实者多为湿热瘀阻,治以清利湿热、化瘀散结,方用公英葫芦茶加减。其治前列腺增生症,用药经验丰富。阴虚火旺者,喜用乌梅、天花粉,惯以二海地黄汤滋补肾阴、咸寒软坚为基础,加乌梅、天花粉酸甘化阴生津止渴,谓天花粉既能生津又能消肿,用之对肥大之前列腺及阴虚火旺症状均能收到良好效果。浊瘀阻塞者,擅用山甲、大黄,常以代抵当丸加减,通瘀行水,启癃开闭,并强调山甲、大黄为必用之药。提壶揭盖,善用黄芪、杏仁,每于温补肾阳时,配黄芪、杏仁以升提开肺,使上下升降有节,气化开阖有度,癃闭自通,此亦"病在下取之上"之意。缩小腺体,常用山药、麦芽,谓中医虽无前列腺之名,但似可与"精室"相互参,男性之精室犹如女性之乳房,以回乳之药移用于男子前列腺增生可也,凡前列腺增生趋于稳定期患者,每加山药、麦芽。盖回乳汤中有用山药之记载,麦芽又是回乳之专品,两药甘平,宜于长服久服,有助于前列腺体缩小,并具涩精缩泉开胃之功效,尤适用于脾胃功能衰弱且前列腺增生之人。

对前列腺增生所致急性尿潴留,分膀胱积热和阴虚火旺两个证型辨证论治,膀胱积热证治以清热利尿、活血开闭,方用公英葫芦茶加减;阴虚火旺证治以滋阴降火、软坚开闭,方用二海地黄汤加减。两证均可加入通关滋肾丸。在辨证施治的同时,喜用海藻、昆布化痰软坚,有利于急性尿潴留的解除。

5. 精囊炎(血精) 徐福松教授诊治精囊炎,认为明确中医药治疗的适应证当为首要。明确指出:对于感染性因素所致的精囊腺、前列腺、尿道、附睾的急慢性炎症,睾丸、会阴部损伤及前列腺手术后引起的血精,中医药治疗可收良效;对于前列腺结石、精囊腺结石及泌尿生殖系结核所致的血精可试用中医药治疗;对于解剖异常如苗勒氏管囊肿、恶性肿瘤如前列腺癌、精囊静脉曲张、会阴部长期反复压迫、肝硬化伴门脉高压(致痔静脉丛通过侧支前列腺丛压力也增高,精阜旁后尿道上皮下静脉扩张破裂)、糖尿病及一些血管、血液疾病所引起的血精则非单纯中医药所宜;至于偶然发生的血精,经检查未发现特异改变,可能是房事过程中某些组织因急剧充血和机械性碰撞出现微细小血管破裂出血所致,对这种特发性血精只要暂停房事1～2周就能完全恢复。惟此方能做到有的放矢,而不是盲目施治。在治疗上,要分清虚实标本缓急,疏导为先,内外同治,确立理血、清源、固本为治疗大法,指出滋阴降火是治血精之常、清热化湿是治血精之变、补益气血是治血精之本、凉血止血是治血精之标。此外,在治疗血精时,还注重外治,或中药坐浴,或保留灌肠,或尿道用药,每获良效。

6. 男子乳房发育症　徐福松教授认为男子乳房发育症病因病机多为"气滞痰郁",取叶天士"男妇乳疬方"(桔叶、青皮、制香附、夏枯草)合二陈汤加牡蛎组成"加味乳疬方"疏肝理气、和胃化痰、软坚散结,配合外贴八将膏(飞腰黄9g、冰片1.5g、全蝎(焙)10只、蝉衣去翅足6g、炙蜈蚣10条、炙五倍子24g、炙穿山甲9g、公丁香6g,共研极细末,掺于太乙膏上,贴盖患部,7日1换),取得了较满意的效果。

7. 附睾结节　认为其病因多责之肝郁气滞、痰浊凝滞、死精败浊瘀阻精道以及湿热蕴阻诸端,且多相兼为患。常用治法有五,一是疏肝行气破结法,用于因肝经郁滞者,方用栀子清肝汤合枸橘汤加减;二是活血散瘀通塞法,用于因外力所伤者,方用护睾活血汤加减(三棱、莪术、露蜂房、苏木、大川芎、路路通、石菖蒲、红花等);三是清利湿热导浊法,用于因湿热败精互结,方用萆薢汤加味;四是化痰软坚散结法,用于因附睾结节较硬或伴睾丸僵硬而无它症可辨者,方用昆布海藻汤合消瘰丸加减;五是培本扶正散结法,用于因年老体弱或恙延日久者,方选还少丹或二地鳖甲煎加减。

8. 性病过治综合征　徐福松教授认为,性病患者因大量不规则地使用抗生素及心理负担过重等因素,会引起"性病过治综合征"。其临床表现有:精神压抑,烦躁不安,神经质,自责恐惧感,记忆力下降,注意力不能集中,疲惫无力,焦躁易怒,纳差腹胀,性欲减退,阳物勃起力差,甚至外阴部有痒感、虫行感等精神神经系统症状。其治法有二,一是肝郁脾虚、痰浊内阻者,治宜疏肝健脾、化痰泄浊、佐以安神,方选涤痰汤、六君子汤加减,药用胆南星、制半夏、枳实、竹茹、石菖蒲、炙远志、茯神、丹参、白术、陈皮、砂仁、木香、龙骨、牡蛎、郁金等;心肾阴伤、湿热浊蕴者,治宜滋养心肾、清利湿热、化浊安神,方选天王补心丹、二陈汤、萆薢分清饮加减,药用生地、麦冬、丹参、枣仁、远志、半夏、陈皮、茯苓、萆薢、益智仁、乌药、车前子、五味子、黄连、栀子、石菖蒲、泽泻等。

## 三、拓展中医男科用药特色

要不断提高中医诊治男科疾病的水平和疗效,必须不断研究和拓展其治疗手段和方法。徐福松教授临床治疗男科疾病之所以疗效卓著,就在于他孜孜以求地在遣方用药上溯源求本、旧为新用、尊古不泥、创立新方,不断增加治疗方法。

1. 尊古而不泥古　徐福松教授治疗男科病,处方以古方为主,间用新方或自制验方。其发皇古义,善以古方化裁治疗男科疾病。如将草薢分清饮和菟丝子丸化裁创立草菟汤补肾导湿,用于治疗多种疾患;用外科名方枸橘汤加味治睾系疾病。同时,徐福松教授又善于创制新方用于临床,如创酸甘化阴汤、聚精汤、加减红白皂龙汤、乌梅甘草汤、男转阴系列方、前列腺系列方、起痿系列方等治疗多种男科疾病。

2. 广"君臣佐使"之义　大抵看法,制方遵从君臣佐使的原则,以单位药为主。徐福松教授则从更宏观的角度理解这个原则。在使用剂型时,善用中药汤剂治主症、主病,用成药治兼症、兼病,取长补短,相辅成功。

3. 制方灵活有神　徐福松教授用药中正平和,轻清灵动,一般每味药量仅在 10～12g 之间。如用石菖蒲治疗慢性前列腺炎,仅 2g 之微,以引经通精窍;治不射精时,石菖蒲用量不过 6～10g,以豁痰开精闭,意在轻可去实。又如黄连、黄柏、栀子、龙胆草等苦寒泻火药,每味只用 3～5g,而且中病即止,以防苦寒败胃伤阳。又步其家父惠之公"用药如用兵"、"兵贵神速"之用药特点,有时味少量大、大刀阔斧,有时虫类攻下、出奇制胜。如治阳痿而用蜈蚣、蜂房,治无精虫而用大黄、地鳖虫,治男子免疫性不育症用桑白皮、薏苡仁、牡蛎,治尿石症用金钱草、桑枝、威灵仙,治癃闭用葫芦茶、猫爪草,治乳糜尿用刘寄奴、马鞭草,治阳痿用白蒺藜等,用量均为 30～50g 之多。正如干祖望老先生评论其用药:或堆云砌雾,不吝于圭臬;飞红点翠,必较于锱铢。或排兵布阵,风云遏卷;出奇制胜,雷电长驱。或刚猛骁勇,感应明征;柔和温婉,潜通幽化。或不知其妙,朗心独见;莫明就里,智略兼人。

4. 男科用药的特色　脏腑用药以补肾为要,首重滋阴。在治男子不育症中所创从肺论治、从胃论治二法可谓别树一帜。对脾肾同治,更有独到见解。诚然,男子不育症虽以肾虚为轴心,当以补肾为主,但先天之精的充养,有赖于后天之精,后天之精的化生,有赖于先天之精,故特别推崇"先天生后天"、"后天养先天"之说,而以脾肾同治立论。

5. 治病时刻不忘顾护脾胃　徐福松教授每于补肾之中,参以党参、茯苓、薏苡仁、黄精之属,以防苦寒过度伤及脾阳肾阳,或壮阳过度伤及胃阴肾阴,或服药时间不当而碍胃伤脾,导致脘痛腹泻等等。除在选方用药时注意外,在服药时间上倡导每天上午和晚上"两个九点半服药法",一则半空腹服药减少药物对胃肠道的刺激,二则可均匀维持药物在血液中的浓度。其别出心裁处,悉从顾护脾胃,发挥药效着眼。

6. 天人相应与整体观　徐福松教授治疗男科病,崇尚全身治疗,有时辅以局部处理,并善将内、外、妇、儿诸科的特殊用药,灵活运用于男科病症。如宗张景岳意,用血肉有情之品治疗男子精少不育,取"精不足者补之以味";宗叶天士调摄冲任法,以利精关之开阖。

7. 擅用药对

萆薢 - 菟丝子　萆薢,味苦、平,归肾、胃经,善利湿而分清去浊,为治膏淋要药。菟丝子味辛、甘、平,归肾、肝、脾经,补肾益精,养肝明目,止泻,安胎。本品辛以润燥,甘以补虚,为平补阴阳之品,功能补肾阳、益肾精以固精缩尿现代药理证实:萆薢有杀菌、利尿及消除尿痛作用;菟丝子酮类成分对下丘脑 - 垂体 - 性腺轴内分泌功能具有多方面的影响。前列腺为奇恒之腑,既藏且泻。除湿药之中,萆薢尤为化浊之要药。前列腺疾患常常湿浊黏腻不清,非萆薢不解。同时前列腺疾病又病程迁延,利湿有伤阴之忧,扶正有恋邪之弊。医者常犯顾此失彼之误,往往疗效不尽满意。临证之时,加入菟丝子,则此类问题迎刃而解。两者相须为用,补肾祛浊,补泻兼施,化湿不伤阴,益肾无留邪。徐福松教授治疗前列腺疾病的名方"萆菟汤"即以此药对为主创立,临床应用,的确妙不可言。另有车前子—五味子药对,亦同此理。

蒲公英 - 陈葫芦　蒲公英味苦、甘、寒,归肝、胃经,功能清热解毒,消肿散结,利湿通淋。陈葫芦味甘平,归肺、肾经,味淡气薄,专利水道而消肿,并可利湿。现代药理研究表明:蒲公英有广谱抗菌作用及利尿作用;能活化巨噬细胞,有抗肿瘤作用;体外实验提示本品能激发机体的免疫功能。陈葫芦有显著的利尿作用。蒲公英和陈葫芦合用,能够利水除湿消肿。两者相合,有相须之妙,中正平和无耗气伤阴之弊。对病程缠绵之前列腺疾病有良好作用。徐福松教授以此药对创立"公英葫芦茶",专治有湿热证表现的前列腺疾病,常获奇效。

石菖蒲 - 生牡蛎　石菖蒲味辛、苦、温,归心、胃经,辛温芳香,善化湿浊、醒脾胃、行气滞、消胀满。《神农本草经》谓其有"通九窍"之功。牡蛎味咸,微寒,归肝、胆、肾经,具有重镇安神软坚散结之效。煅后有收敛固涩作用,用于遗精滑精、尿频、遗尿等症。现代药理研究证实:石菖蒲有镇痛作用。煎剂内服能促进消化液的分泌及制止胃肠异常发酵,并有延缓肠管平滑肌痉挛的作用。所含细辛醚能对抗氯化钡引起的离体肠管的兴奋作用。牡蛎镇静、抗惊厥,并有明显的镇痛作用。石菖蒲功用有三:一为清热化湿,引药归处;二为开通精道,疏畅精液;三为宁心安神,疏肝解郁。现代男性生活中诸多因素导致湿浊败精留滞精室、尿道,由此而产生一系列问题,如滴白、尿浊等。因此石菖蒲和生牡蛎,能开通精道,逐除湿浊,使精窍和尿道各司其职。临证应用,每有药到病除之力。

怀山药 - 怀牛膝　怀山药味甘、平,归脾、肺、肾经,具补脾养胃、生津益肺、补肾涩精之功。能补脾益气,滋养脾阴,又能补肺气,兼能滋肺阴;还能补肾气,兼能滋养肾阴。牛膝味苦、甘、酸、平,归肝、肾经,具活血通经、补肝肾、强筋骨、利水通淋、引火(血)下行之功。牛膝既能活血祛瘀,又能补益肝肾,强筋健骨,兼能祛除风湿。用于腰膝酸软、酸痛等症;性善下行,既能利水通淋,又能活血祛瘀。用于热淋、血淋、砂淋、水肿、小便不利等。文献报道山药水煎液给小鼠灌胃可增加前列腺、精囊腺的重量,有雄性激素样作用。山药的磷脂成分主要为磷脂酰胆碱,含量在60%以上,其次为溶血磷脂酰胆碱,含量约为11%,磷脂类成分具有提高免疫功能的作用。牛膝总皂苷对子宫平滑肌有明显的兴奋作用,怀牛膝苯提取物有明显的抗生育、抗着床及抗早孕的作用,抗生育的有效成分为脱皮甾醇牛膝还具有抗炎、镇痛作用,能提高机体免疫功能。徐福松教授常以怀山药配怀牛膝用治男科诸症。徐福松教授指出,门诊之患者,来自五湖四海,常有诸治不效,乃抱一丝希望求治者,几经用药,戕害脾胃,即使良药,弗能受也怀山药脾肾双补,兼顾先后天,舍此无他;怀牛膝活血补肝肾,引药直达病所。两者合用,虚实俱到,孰能无效。

　　广木香 - 公丁香　木香味辛、苦、温,归脾、胃、大肠、胆、三焦经,功能行气止痛,健脾消食。辛行苦泄温通,芳香气烈而味厚,善通行脾胃、大肠之滞气,既为行气止痛之要药,又为健脾消食之佳品。用治脘腹胀痛、胀满、食积气滞等症。丁香味辛、温,归脾、胃、肺、肾经,温中降逆,散寒止痛,温肾助阳。木香中的木香烃内酯具有松弛平滑肌、解痉和利胆作用,这与中医的行气止痛,健脾消食的功能主治基本相吻合。丁香水提物和乙醚提取物对小鼠胃肠推进运动无影响。但20g/kg水提物灌肠给药能显著减少番泻叶引起的小鼠腹泻次数。丁香的醇浸出物对白喉、炭疽、副伤寒及痢疾杆菌,对金黄色、白色葡萄球菌以及霍乱弧菌均有抑制作用。徐福松教授临证之时,力倡补后天,以后天养先天。遣方用药,无不虑及脾胃。男科疾病多病程日久,临床治疗观察周期较长(如不育症),病人服药时间长,多见脾胃失调者,无论西药或中药,苦寒伤阳败胃者居多。若脾胃一败,百药难施。故用辛温之木香和丁香相伍,以健脾温中,散寒止痛。徐福松教授在治疗久病之患者兼有后天失调者,常配此药对,效果甚佳。

　　川断 - 桑椹子　川断味苦、辛、微温,归肝、肾经,具有补益肝肾、强筋健骨、止血安胎、疗伤续折之功。本品甘温助阳,辛温散寒,用治肾阳不足、下元虚冷之阳痿不举、遗精滑泄、遗尿尿频等症。桑椹子味甘、酸、寒,归肝、肾经,有滋阴补血、生津润燥之效,能补益肝肾之阴,兼能凉血退热,生津止渴,润肠通便,补养阴血。现代药理研究证实:川断有抗维生素 E 缺乏症的作用,可促进妊娠小鼠子宫的生长发育。桑椹子有中度促进淋巴细胞转化的作用,能促进 T 细胞成熟,从而使衰老的 T 细胞能得到恢复;对青年小鼠体液免疫功能有促进作用,对粒细胞的生长有促进作用;其降低红细胞膜 Na-K-ATP 酶的活性,可能是其滋阴的作用原理之一。徐福松教授用药特点为中正平和,选方常从阴阳入手,川断和桑椹子之药对,乃寒温并用,阴阳双补,药性不燥不烈。以之用于肝

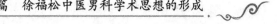

肾不足之精液异常、性功能障碍等症，颇有良效。

生黄芪 - 天花粉　黄芪味甘、微温，归脾、肺经，功能健脾补中，益卫固表，利尿，为补中益气要药，又能补益肺气。天花粉味甘、微苦、微寒，归肺、胃经，有清热泻火、生津止渴之功。黄芪能促进机体代谢、抗疲劳、促进血清和肝脏蛋白质的更新；有明显的利尿作用，能消除实验性肾炎尿蛋白；能增强和调节机体免疫功能，对干扰素系统有促进作用，可提高机体的抗病力等。黄芪可使感冒易感者鼻腔分泌液中的分泌型免疫球蛋白（SIgA）含量升高。黄芪除多糖外，其他成分如蛋白大分子、氨基酸生物碱及甙类均有促进抗体生成作用。实验表明，黄芪可显著提高老年大鼠的血浆皮质醇含量，对肾上腺轴具有显著的调整作用。天花粉蛋白有免疫刺激和免疫抑制两种作用。天花粉煎剂对溶血性链球菌、肺炎双球菌、白喉杆菌有一定的抑制作用。徐福松教授认为机体是一个整体，肺卫不固，常可引起男性功能上的异常，如阳痿、早泄等。生黄芪和天花粉两者并用，寒温互助，外内兼顾，外强卫气，内增津液，平稳有力。徐福松教授通过长期的临证积累，认为现代男性功能障碍性疾患，多为阴虚，并以此创立了滋阴理论。而生黄芪和天花粉药对正是这一理论指导用药的具体体现。

白蔹 - 白及　白蔹味苦、辛、微寒，归心、胃经，具有清热解毒，消痈散结，敛疮生肌之效。白及味苦、甘、涩、寒，归肺胃、肝经，具收敛止血，消肿生肌之功。白蔹有很强的抑菌作用，所含多种多酚化合物具有较强的抗肝毒素作用及很强的抗脂质过氧化活性。白及煎剂可明显缩短出血和凝血时间，其止血的作用与所含胶质有关。白蔹和白及，习称"二白"。徐福松教授常言：白及有敛束筋骨经络和治尿浊之用。在早泄的治疗中，以二白取其合用之收敛和清热消肿功效。有散有收，一则清其邪火，二则收其欲火，常能取得延长性生活时间和促进夫妻协调之功。徐福松教授的"早泄1号方"即以此药对为主组成。

乌梅 - 甘草　乌梅味最酸，酸能敛虚火而救津液。甘草味甘，生用性偏凉，甘以益脾气而生津液，凉以微泄火而存津液。二药相伍，一酸一甘，酸甘化阴，有较强的生津止渴之功。乌梅现代药理证实其有抗病原微生物作用，尤其是对革兰阴性菌。还具有抗过敏以及增强机体免疫力作用。甘草药理作用广泛，抗炎，抗病原微生物，抗过敏，增强免疫力，有肾上腺皮质激素样作用。另外，两者都具有促腺体分泌作用。徐福松教授以此药对为主药，创立酸甘化阴汤、乌梅甘草汤，治疗精液不液化症，常有立竿见影之效。

金樱子 - 芡实　金樱子与芡实均为收涩类药。金樱子味酸涩而性温，善收敛固脱之气，为临床常用的补肾秘气、摄精止遗之品。芡实味甘涩而性平，《本草纲目》云其能"止渴益肾，治小便不禁、遗精、白浊、带下"。二药配对，最能益肾敛精、固涩下元。金樱子水提取物可减少尿频模型大鼠的排尿次数，延长排尿间隔时间,增加每次排尿量,还可抑制大鼠离体膀胱平滑肌的痉挛性收缩。芡实也具有类似作用。徐福松教授以此药对为主药创立"加味水陆二仙丹",治疗遗精、尿频及尿后余沥,往往收到奇效。

昆布 - 海藻　昆布及海藻,同为咸寒之品,咸能软坚,寒能清热,而皆有软坚散结、清热消痰之功。历代均视此二药为治疗瘿瘤瘰疬之要药。临床常将二药配对同用,在增强消痰软坚药力中起协同作用,以提高临床疗效。如《医宗金鉴》之海藻玉壶汤《外台秘要》之昆布丸等,均选用了本药对。海藻与昆布药理作用相似,两者都有降血脂、抗肿瘤及抗病原微生物作用。徐福松教授在临床上常用此药对,如创立二海地黄汤,滋阴降火、软坚散结、通窍利水,治疗前列腺增生伴尿潴留,疗效满意。

## 四、提出中医男科新学说

一门学科能不能不断向前发展,与有无新的理论观点和学说不断出现休戚相关。徐福松教授通过对其长期临床实践经验的积累和总结,不断地进行学术思辨,将感性认知上升到理性认识,提出了诸多新观点和创立了一些新学说,受到业界广泛认同,并被视为中医男科的经典理论,从而促进了中医男科学的不断发展。

1. "腺、性、精、育"男科四大类主病(症)说　徐福松教授在古今理论和临床研究的基础上,借鉴妇科"经、带、胎、产"四大主症疾病分类法,并参照西医学男子生殖系解剖学、生理学、病理学、诊断学等理论,依中医学阴阳五行、脏腑经络等理论为圭臬,由博返约,首次提出男科"腺、性、精、育"四大类主病(症)概念,作为男科疾病谱的四个大纲。性功能(性)、生殖功能(育)的解剖、生理、病理学基础是主性腺和副性腺(腺),生殖功能又是腺、性加上精液(精)的复合体。它们既互相区别,又互相联系。其中腺是基础,性是外象,精是物质,育是结果,四者存之与共,缺一不可。腺、性、精、育四大类主病(症)为男科研究之纲,其下所辖诸病(症)为目。如此,男科之纲目则是以腺(指男子主性腺和副性腺疾病)为纲,以睾系疾病、精囊腺疾病、前列腺疾病为目;以性(指男子性功能为主的病变)为纲,以性器官疾病、性功能疾病、性传播疾病为目;以精(指男子精液病)为纲,以排精异常、精液异常、精子异常为目;以育(指与生育有关的诸问题)为纲,以男子节育、男子不育及优生优育为目。四大主症是中医临床各科特有的疾病分类,是临床各科发病规律的集中体现,如内科的"疯、痨、臌、膈",外科的"痈、疽、疮、癣",妇科的"经、带、胎、产",儿科的"痧、痘、惊、疳"。历代医家通过大量的临床实践,对当时疾病谱尤其是对那些常见病、多发病、疑难杂症的类比分析、逻辑思维、总结提炼成四大主症,作为临床各种疾病谱的四个大纲,指出临床各科总的研究范围和方向,有执简驭繁、提纲挈领之妙。徐福松教授所创的男科四大类主症说，与内、外、妇、儿之"四大主症"遥相呼应，发前贤所未发；以腺性精育四者为纲，下统九十余目，举纲繁目，满而不漏，全而不繁；创男科四大主症之先河，集男科学术经验之大成；其理论思维创新，学术体系完整，临床实践切用，理法深浅明晰，其理论研究极大地丰富和发展了中医男科学之内涵，为学科研究的纵深发展提供了新的思路依据，奠定了坚实的理论基础，对促进中医男科理论及临床的研究具有重要意义，无疑是男科学发展的一个重要里程碑。

2. 阳痿阴亏说　徐福松教授认为，阳道失于振奋虽与心、肝、脾、肾四脏功能失调和气血经络失和息息相关，据其数十年的男科临床实践实验观察分析，其病阴精亏损者甚多，其由有四。一是认为推究阳痿本质，肾中阴精的盛衰实为最主要的因素，肾阴伤可导致肾阳受损而成痿，尤其是中青年患者，相火自旺，或欲火萌生，手淫遗精，房室过度，或嗜食酒醴辛辣，久服温热壮阳之品，以致阴精亏损，阳无所依，从而见阳物不能振举，或举而不坚，或历时短暂，不能行房。阴愈虚则火愈旺，火愈旺则阴愈虚。二是认为当代社会随着人口的增多、环境的恶化、全球气候变暖，可使真阴受灼；而生活方式的改变，夜生活的增加，工作中的紧张压力，性观念开放导致的性生活的频繁，常使真阴暗耗。三是传承古人之说。如清代医家韩善徵在其《阳痿论》中指出，阳痿"因于阳虚者少，因于阴虚者多"，"真阳伤者固有，而真阴伤者实多。何得谓阳痿尽是真火衰乎"，"独怪世之医家，一遇阳痿，不问虚实内外，概与温补燥热。若系阳虚，幸而偶中遂自以为切病；凡遇阴虚及他因者，皆施此法，每有阴茎反见强硬，流精不止，而为强中者，且有坐受温热之酷烈，而精枯液涸以死者"。四是长期的临床实践经验总结。根据当代阳痿患者多阴亏的发病和辨证规律，徐福松教授认为，一旦发生阳痿，特别需要分清肾精与肾阳的关系，抓住肾精亏虚这一病理本质，补养肾阴，切不可一味壮阳，否则将使肾阴更亏，阳痿更加严重。其在临床上每宗丹溪滋阴学说，指出阳痿的发生既与肾阴虚关系最为密切，则滋阴补肾即为治疗阳痿的治本大法，并在大队滋阴降火药中少佐补肾温阳之品 1～2 味。需要指出的是，徐福松教授诊治阳痿并非唯拘泥于"阴亏"一端，常常反复强调告诫后学：男子的性与生殖之生理功能、病理变化和五脏六腑、气血经络具有密切关系，男科疾病切莫囿于"肾亏"或责由"肝实"，最忌一病言论一法，男科临证局限于某个脏腑或单一的方法都是不对的，应该综合分析、整体论治等。

3. 内肾外肾论说　徐福松教授通过长期的男科临床实践，并将传统医学与现代医学理论联系起来，反复分析、探究、提炼，提出自成体系的内肾外肾学说，其内容为：内肾主水，相当于西医解剖学中的泌尿系统；外肾主精，相当于西医解剖学中下丘脑 - 垂体 - 性腺轴系统和解剖学的外生殖器官；内肾，外肾合而为中医肾,相当于泌尿系统、生殖系统、下丘脑—垂体—腺轴(甲状腺、胸腺、肾上腺、性腺)系统及神经内分泌免疫网络系统。内、外肾在解剖上相互联系,生理上密切相关,病理上相互关联,治疗上互相影响。内肾、外肾是中医肾的物质及功能基石,肾阴、肾阳是中医肾的物质及功能的运用和体现。他认为,中医的"肾",高度综合了西医学一些器官和系统的功能,形成了独特的"肾主水,主生殖,藏精"等理论。肾主水,为水脏,称之为内肾;肾藏精,主生殖,称之为外肾。肾是生精、生气、生血的根本,也是生长、发育、生殖之根本。肾是藏精之处,施精之所,天癸之源,冲任之本。因此完整的肾不仅包括了西医学之泌尿系统、生殖系统和下丘脑—垂体—性腺轴系统,而且还包括了下丘脑—垂体—腺轴(甲状腺、胸腺、肾上腺)系统及神经内分泌免疫网络系统等。这为之后明确揭示的"肾主水,为水脏,称之为内肾;肾藏精,主生殖,称之为外肾"埋下了伏笔,成为"内肾外肾论"的前奏。内肾外肾说的提出有积极的意义,一是阐明了中医肾之解剖、生理、病理,道出了内肾外肾之实质与功能,悟出了内肾外肾之真谛,强调了肾在机体调控中占据主导地位,它丰富、充实、发展了中医基础理论藏象学说的内容;二是不但对男科,而且对其他临床学科疾病发病机制、临床诊治等实践认识具有重要的指导作用;三是明晰和发展了《内经》对肾的阐述,构建了中西医学理论实践融会贯通之桥梁,利于学科发展,易于启迪后学等。"内肾外肾论"在男科学中的又一理论延伸是"男子奇恒之府"。1996年,在国内首次精辟的提出"精室当为奇恒之府"新概念,并撰写发表了诸多系列论文,阐明其论据,得到了同行专家的高度重视和普遍认可,这一理论创新,充实了"奇恒之府""男五女六"的千古缺憾;填补了高等中医药院校统编教材"男子奇恒之府缺一"的历史空白。

4. 睾系藏精主生殖说　中医学的藏象学说视肾"主水、纳气、藏精,主生长发育与生殖"。其中肾"主水"为水脏,具有调节人体水代谢等作用已被现代医学证实,从中西医之说皆合乎道理,然肾"藏精,主生殖"之论,易生迷惑。徐福松教授根据对藏象学说解剖、生理、病理三方面的分析研究和丰富的临床实践经验,认为中医学所说的"肾"有五脏之一的肾、专指左肾、男性生殖器三种含义,包括了西医学之泌尿、生殖、内分泌及中枢神经等系统的功能,中医学肾的"藏精,主生殖"应为睾系所主。即睾系能产生能促进机体生长发育、发动性功能的阴液物质,同时产生和储藏生殖之精,以主生殖。这一学说为中医男科生殖病学的发展奠定了初步的理论基础。

# 下篇 徐福松中医男科临床实践

# 第一章 聚精汤系列与临床

男性不育症患者中少精子症、弱精子症所占比例较大,而且少弱畸精子症常同时出现,因此欧洲泌尿外科学会男性不育症诊疗指南倾向于称少弱畸精子症为OAT综合征。在病理生理上,少精子症和弱精子症是有区别的;中医对此的认识也有差别。

## 一、少精子症

少精子症是指生育期男性具备正常的性功能和射精功能,在禁欲 3 ~ 7 日后,2 ~ 3 次以上精液化验精子密度均低于 $20 \times 10^6/ml$,无其他可适用的诊断,可列入此诊断。本病无明显临床症状,只是在因不育就医时,检查精液常规提示精子数量低于正常而被诊断。由精子减少而致男性不育的发病率较高,约占男性不育的 20% ~ 30%。

很多疾病或因素都可以导致发生少精子症。常见疾病有睾丸的炎症、精索静脉曲张、隐睾、自身免疫、脑垂体释放的促性腺激素减少、染色体异常以及理化因素等。

中医学有"精少无子"的记载,"精少"、"精清"、"精薄",与少精子症相类似。临床有如下特点:在男性不育中最为常见;属相对不育之范畴;在生育力低下范围内,蕴藏着量与质的关系,过去常为临床医家所忽略;精子计数并非恒定不变,必须全面考虑,前后互参,方能作出正确的判断;中医治疗本症有相当满意的疗效。

中医病机:①先天禀赋不足,或房室不节,不知持满,耗伤肾精;或五劳七伤,病久及肾;或温病后期热极伤阴,下元不固,可见精子稀少,精液稀薄。肾精亏损,导致生殖功能减退,男子精少而不育。②肾阳不足,命火式微,不能温煦脾阳;脾阳不足,不能运化水谷精微;脾肾阳虚,全身功能衰退,生精功能随之减退。③久病体弱,血证日久,气血两虚,精亏水乏,精亏则血少,血少则精少,气不摄血,血不化精,皆可导致精子减少症。④饮食不节,过食辛辣厚味,酿湿生热,或外感湿毒,湿热下注精泉,灼伤肾精,或湿阻精窍,涩精难出,生精减少。⑤久患者络,或外伤瘀血阻络,精道不畅,亦可造成精子量少。总之,少精子症的病因病机不外肾虚和邪实,肾虚是生精减少;邪实则为湿热灼伤肾精或痰浊、瘀血阻滞精路,精路不畅,导致精子量少。

总体而言,脾肾两虚是少精子症的主要病机。故临床治疗多从脾肾论治。

## 二、弱精子症

精子活力是评价精子质量的一个重要指标,根据 WHO 推荐的精子活力检查分级标准,精子的活动力可分为 4 级。如果男性不育症患者Ⅲ级精子少于 25% 且Ⅱ级以上精子少于 50%,则称为弱精子症。又称为"精子无力症"、"精子活力低下症"。弱精子症是精子质量低下的最常见最主要的类型,本病常与其他精液异常症同时出现,是引起男子不育症的重要原因之一。

西医学认为造成弱精症的疾病或因素可分为以下几类:①先天性因素如先天性睾丸不发育或发育不全等;②内分泌疾病;③生殖系统感染;④精索静脉曲张;⑤自身免疫性疾病;⑥营养障碍;⑦环境因素等。上述致病因素通过影响精子质量及活动所需的能量而使其活力下降,不能使卵子受精而致男性不育。

中医学文献中没有"弱精子症"的记载。但本症相当于"精寒"、"精冷"等症。临床常见证型有肾阳不足、肾精亏虚、肝经湿热及气血两虚。

中医学认为本症多由先天禀赋不足,或房劳过度,导致肾精不足,肾阳亏虚,命门火衰,不能温煦肾中生殖之精,精虫动力乏源所致;或由素嗜肥甘茶酒,复感湿热,蕴于肝经,下扰精室,生殖之精异常,精子活动下降;或久病体虚,气血不足,精失所养,精子活力低下。

## 三、聚精汤系列方

徐福松教授从 20 世纪 70 年代开始即对男性精液异常导致的不育进行研究,提出了精液是否正常取决于肾脾的观点。精有先天后天之分,两者皆封藏于肾。先天之精即生殖之精,后天之精即水谷之精五脏六腑之精。后天之精的化生,有赖于先天之精;先天之精的充养,有赖于后天之精,故有"先天生后天,后天养先天"之说、"脾肾双补"之法。脾肾双补法更有利于精子的发育,成熟和获能。中医学认为肾藏精,主生殖,肾的精气盛衰直接关系到人的生殖功能和生长发育。前人"男子以精为主,女子以血为主"肾精亏损是男性不育的主要病机之一;朱丹溪"有精虚精弱不能成胎者";清代陈士铎《辨证录》对男性不育也有"精空"、"精少"之论,其治疗原则为精少者添其精。

临证多定位肾、脾二脏,立脾肾双补大法,又于法外兼理气血寓有静中有动之机。赵彦辉先生云:补精必用浓厚之品,然总须胃化脾传,方能徐徐变精归肾,不过以浓厚之品较清淡之品者,变精为易耳。断不能入口之后,辄变精而藏诸肾也。须补脾胃化源者,饮食增则津液旺,自能充血生精也。

依据"阳化气,阴成形"的理论,采用滋肾填精,助脾化运的方法组方,经过20余年的研究,研制开发出聚精丸。本方脾肾双补立法,与以补肾生精为主的传统方法相异。

1. 聚精汤主证主脉　聚精汤适用于肾虚型少弱精子症。临床症见睾丸偏小偏软,或大小正常但质地偏软,有的无不适,有的伴有性欲减退或早泄阳痿,腰酸脚软,面色少华,失眠心悸。脉细,舌淡苔薄白。

源出《男科纲目》聚精:熟地 10g、沙苑子 10g、人参 9g、茯苓 10g、鱼鳔胶 10g、坎炁 10g、制首乌 10g、黄精 10g、鹿茸 10g、枸杞子 10g。(鱼鳔胶、坎炁药源少,常用紫河车替代;人参可用党参、太子参替代)

功效:补肾添精。

加减法:偏于阴虚加用南北沙参各 10g、天麦冬 10g、生地 10g(原名聚精 2号);偏于阳虚加用淫羊藿 10g、菟丝子 10g、续断 10g(原名聚精汤)。

方中用鹿茸片壮元阳,补气血,益精髓为君药,配合仙灵脾增强补肾壮阳作用;红参大补元气;熟地滋补肾阴,填精益髓,为补肾阴之要药,配以枸杞、黄精加强滋肾养阴、益血作用;菟丝子、川断阴阳双补;诸药合用,起到肾阳、肾气、肾阴同治,阴阳互生、化源不竭,使精子活力增强。现代中药药理研究证实鹿茸有性激素样作用,能促进精子的生成和增强精子的活力;仙灵脾能促进精液分泌,升高睾酮的含量,有效修复睾丸间质细胞的损伤,维持睾丸生精小管上皮正常生精周期;枸杞能提高血清性激素水平、SOD 活性,并能清除自由基,调节免疫和微量元素代谢等作用;黄精能提高机体免疫功能和促进蛋白质的合成;菟丝子主要含黄酮类、糖苷、氨基酸及 Ca、Zn、Fe、Mg 和 Cu 等微量元素,还有胆甾醇、芸苔甾醇、谷甾醇、豆甾醇及生物碱、鞣酸等化学成分。现代药理研究表明菟丝子具有补肾壮阳、免疫调节、改善内分泌、抗衰老等多种作用。临床多用于治疗男子遗精、滑精、阳痿、不育和小腹冷痛、腰膝酸软等"肾虚"病症,是常用的补益中药,具有补阳益阴、固精的作用。

线粒体作为细胞器是精子运动的供能中心,其结构的完整性和功能状态直接影响精子的运动能力。线粒体通过氧化磷酸化合成 ATP,为精子的运动提供能量,在 ATP 合成过程中与线粒体内的电子传递密切相关,线粒体通过电子传递将 $H^+$ 从内膜的基质侧泵到内膜外,形成跨膜电位差。MMP(线粒体膜电位)的维持对于线粒体正常功能的实现极其重要,膜电位的下降会导致 ATP 合成不足,影响细胞正常的生命活动。MMP 水平反映了精子的能量代谢水平,线粒体膜电位的丧失预示精子运动所需的能量合成出现障碍,导致精子活力下降或精子细胞凋亡与坏死。枸杞子、菟丝子能保护精子外膜及线粒体膜完整、减轻线粒体肿胀、减少轴丝断裂、抑制精子 MMP 的下降,避免线粒体损伤。

通过上述现代药理学研究分析表明:聚精汤治疗少弱精子症是通过多途径、多水平、多靶点发挥作用。

2. 聚精汤临床研究　通过对 246 例精液异常的病人进行研究发现,聚精丸对精子数量、活力、顶体酶完整率、精子前向运动速度及精子形态学都有明显的改善,尤其对精子活力的改善尤为明显。其总有效率85.77%,怀孕率为17.1%。246例病人中包括性功能障碍59例、前列腺炎63例、精索静脉曲张25例、睾丸-附睾炎33例,精液异常的原因具有一定代表性。说明聚精丸的疗效是具有广泛性。

2002年采用流式细胞术对正常生育男性和不育男性的不同阶段精细胞核DNA进行检测,来判断睾丸精子发生状态。结果表明,精液中正常单倍体精子的百分率与精液常规检测中精子的密度分级以及活力呈明显的正相关;聚精丸能明显增加少精子症患者的精子密度,提高弱精子症病人的精子活力、活率及精子前向运动速度,降低畸形精子比率,显著提高男性不育病人精液中正常单倍体精子的百分率,降低多体细胞的比率。我们认为聚精丸的作用机制与其促进睾丸生精细胞的分化与成熟有关。

2003、2004年采用性激素水平、SOD(超氧化物歧化酶)、NO(一氧化氮)及生精细胞凋亡指数为观察指标,分别对聚精丸作用于不育男性(共4组试验)所引起的变代进行分析,结果发现:①聚精丸可以通过改善FSH(卵泡刺激素)、LH(黄体生成素)及T(睾酮)的水平,来改善生精功能。患者性激素水平治疗前后均在正常范围内。治疗后FSH、LH水平上升,与治疗前比差异均有显著性($P<0.05$);T上升,与治疗前比差异有极显著意义($P<0.01$)。②弱精症患者精液NO与SOD有明显的相关性,提示NO与SOD共同参与精子活力的调节。治疗前后精液SOD值明显下降。③生精细胞凋亡指数与精子质量、精子倍体正相关,聚精丸治疗后的患者生精细胞凋亡指数接近正常,有药效学意义。

研究表明,聚精丸在多个层次、多个靶点对不育男性产生影响从而改善精子质量,提高不育的男性生育率。

### 四、聚精汤临床运用

案1:吕某,27岁,工人,主诉结婚3年未育。其爱人妇科检查正常。1979年2月20日精液常规检查:量2.5ml,活动力不良,活动率10%,精子计数0.04亿/ml。问诊除平时劳累出现腰酸困疼外,余无不适,脉两尺沉细,舌苔正常。按肾阳虚衰施治。处方:熟地12g,黄精15g,枸杞子10g,党参10g,云茯苓10g,丹皮8g,杜仲15g,巴戟天10g,淫羊藿10g,海狗肾1条,5剂,水煎服。以后在上方基础上减丹皮量,去杜仲。又服药12剂,自觉症状已消失,于4月5日化验精液;灰白,量2ml,活力一般,死精子约50%,畸形5%,精子计数1.03亿/ml,脉舌均正常。处方:熟地10g,怀山药10g,丹皮10g,云苓10g,淫羊藿10g,海狗肾1条,土茯苓10g,蚤休10g,麦冬10g。5剂,水煎服。以上方稍加减,又服药13剂。6月4日精液常规检查:灰白,黏稠,活动力良好,活动率80%

以上,畸形少于10%,精子计数2.4亿/ml,后以六味地黄丸和五子补肾丸嘱其常服。不久其妻受孕。

按:本案以肾阳虚为主证,法当补阳,乃常规之法。其中一味海狗肾乃血肉有情之品,取其温养而非温热之性,所谓"补奇经而不滞"。

案2:戴某,31岁。1985年3月13日诊。婚后其妻三年不孕,经医院检查,女方正常,男方精子异常,检查报告单示存活力仅3%,活动为很差。主诉性功能很差,时觉腰酸乏力,头昏眼花,耳鸣如蝉,舌淡苔白,两尺脉弱。辨证属肾精不足。用补肾填精法。处方:熟地30g,紫河车10g,怀山药15g,枸杞子15g,菟丝子10g,茯苓10g,丹皮10g,茯苓10g。龟灵集0.5g(冲)。日服一剂。另以蛤蚧1对研粉,早晚各服3g,服药期间忌房事。同年4月20日来信述说:上方服完30剂复查,精子存活率提高到60%,活动力良好,诸症明显好转。以五子衍宗丸加荔枝核、补骨脂、龙骨、附子、龟灵集等,嘱在妻子行经起日服1剂,在妻子排卵期同房。不久妻子怀孕,流产后再孕,于1986年8月8日产一男婴。

按:本案中嘱其服药期间忌房事,以期养精蓄锐,一举中的。又嘱其在妻子行经至排卵期时连续服药,也有助其精壮之意。个中精妙之处须仔细体会方能洞见。

案3:杨某,33岁,1982年8月11日初诊。婚后4年不育,夫妻同居,性生活正常,女方妇科检查正常。男方精液常规:精子计数0.19亿/ml,活动率45%,余均正常。全身无明显不适,脉细,舌中有裂纹。认证为肝肾亏损,精血不足。治以补肾添精为主,药用黄精10g,枸杞子10g,生地黄12g,菟丝子10g,金樱子10g,鹿角胶10g,天麦冬(各)10g,怀牛膝10g,龙眼肉10g,续断10g,当归10g,大枣10g,制首乌10g。服至同年10月4日,复查精液常规1.2亿/ml,活动率80%。后爱人即怀孕,足月顺产一子。

按:肝肾不足,实指阴精亏乏。临床用药须有讲究。名为补阴精,而药性多取稍偏温性。有阴阳互根,互为取用的意思。

案4:陈某,30岁,1982年9月8日初诊。婚后4年未育,曾先后两次检查精液,精子计数低于正常,性生活正常,略有腰困。有大便不调已数年,每日1~4次,不成形,时有脐周痛,但查无虫卵,喉中常有痰,味臭白黏,舌淡苔浊,脉沉弦细缓。拟方:潞党参、土白术、炒薏米、炒山药各15g,云茯苓、广陈皮、芡实、炒扁豆、建曲、半夏曲、炒苍术各10g,白蔻仁、山楂肉、苦桔梗、甘草各6g。9剂,水煎服。聚精丸6g,一日3次。

二诊:大便成形,每日1次,腹痛未作,舌苔已薄,前方即效,当变其制,改拟益肾补髓,蓄养真精之剂:枸杞子、菟丝子、淫羊藿各60g,五味子、覆盆子、楮实子、益智仁、西洋参各30g,车前子15g,黄鱼鳔180g。上药共制蜜丸,每用9g,每日服2次,淡盐水送下。

三诊:上药服完,查精子数恢复正常,活力正常。为固其本,照上方再制一料,服法同前。次年其妻足月产一男婴。

按:肾主五脏六腑之精而藏之,脏腑之精又赖中土运化以养之,脾失肾煦,肾失脾养,先后天失济,不复往来,故可见此脾肾两虚之候,此当培后天以养先天,使水有其源,木有其根。

案5:阮某,27岁,已婚,南京市雨花台土石方一处汽车驾驶员。1992年3月10日初诊。婚后3年未育,性生活正常,曾时有同房不射精,经治已愈。近多次查精液常规均为量少质次,再次来院求治。刻诊患者精神尚可,面黧瘦削,口干渴,喜冷饮,纳食、大便均可,小便黄,尿后有点滴。舌红苔薄微黄,脉细弦。查体:两睾丸及外生殖器均正常。精液常规:精子计数0.1亿/ml,精子活率25%,精子活力差,pH7.2,MIM(精浆免疫抑制物)400u/ml。血及精浆抗精子抗体均阴性。肾阴虚乏,肾精生化乏源,灼津为痰,尿解受制。今以补益肾阴,养血填精,兼化瘀滞。方用聚精汤(2号方)出入。天麦冬(各)10g,南北沙参(各)10g,京元参10g,甘枸杞10g,沙苑子10g,紫河车10g,制首乌10g,川断肉10g,益母草20g,左牡蛎20g,制僵蚕10g。另,保精片5片,1日3次开水吞服。

5月12日复诊:尿后余沥已渐止,余无明显不适。舌脉同前。以原方加薏仁10g,全当归10g以养血生精。聚精丸5g,一日3次。

6月2日再诊:治近3个月,口渴诸症较前好转。查精液常规仍为:精子计数0.11亿/ml,精子活率15%,精子活力差。pH7.3。久服有情填精之品,症无明显好转,看来与其职业有关。汽车驾驶室温度较高,且易汗出,湿热滞碍,精血不从正化,还当利水湿、解热毒、益肾精。方用六味地黄丸出入,少入滋腻为佳。生地黄10g,山萸肉10g,淮山药20g,丹皮参(各)10g,云茯苓10g,泽兰泻(各)10g,生薏仁10g,全当归10g,白花蛇舌草15g,蒲公英15g,赤白芍(各)10g。

7月14日又诊:补泻之剂又服月余,虽天热汗多,工作较忙,但口渴尿黄明显好转,舌淡红有津,脉细弦。再从原治,另加乌梅肉10g,鸡血藤12g以生津养血,力争成功。

7月28日重诊:更方以来服近两月,面色转华,体无不适,舌脉同前。查精液以恢复正常。精液量4ml,液化时间15min,pH7.5,精子活率80%,精子活力(+++/++),精子计数0.74亿/ml,白细胞0~1个/HP,精子畸形率30%,精子顶体酶平均反应率70%,平均反应直径30μm,精子前项运动32μm/s。方既见效,无须更张,原方再加丝瓜络,以清精室。

9月23日再复诊:自上次复查以来,又复查精液常规3次均为正常,面黑又有好转,形瘦亦较前有改观,体无明显不适,舌脉同前,乃嘱六味地黄丸予以巩固。

按:此案少精子症,先用血肉有情之品不效,致病三因只重内因而然,后改补泻并重之剂而效。诚如柯韵伯所言"肾虚不能藏精,坎宫之火无所附而妄行,下元以奉春生之令,上绝肺金之化源。地黄禀甘寒之性,制熟味更淳,是精不足补之以味也,用以大滋肾阴,填精补髓,壮水之主。以泽泻为使,时或恶其泻肾而去之。不知一阴一阳者;天地之道,一开一合者,动静之机。精者属癸,阴水也,静而不走,为肾之体;溺者属壬,阳水也,动而不居,为肾之用。是以肾主液,若阴水不守,则真水不足;阳水不流,则邪水逆行。"(《古今名医方论》)

案6:张某,28岁,南京水泥厂工人,已婚。1986年3月17日初诊。婚后两年未育,性生活正常。经查精子量少质次,迭经治疗欠效。刻诊患者神尚可,平素口干,腰酸,尿黄舌红苔薄,脉细弦。精液常规:精子计数0.11亿/ml,活动率40%,活力一般,液化时间正常。肾阴肾阳不足,精子化生乏源。今以滋阴壮阳,促精生化。方用聚精汤加减。紫河车10g,熟地黄10g,制首乌10g,制黄精10g,淫羊藿10g,枸杞子10g,北沙参10g,南沙参10g,黄芪10g,天冬10g,麦冬10g,龟板15g,神曲10g,全当归10g,车前子10g。

10月4日复诊:上药连服至今。口干,腰酸,尿黄明显好转。舌脉如前。精液常规:精子计数0.3亿/ml,精子活率80%,精子活动力一般,液化时间正常。药既见效,再以原方续进。

1987年1月3日再诊:连进上方以来,精神体力明显好转。口干腰酸溲黄亦基本消除。舌脉同前。女方未孕。今查精液常规为:精子计数0.54亿/ml,精子活动率50%,精子活动力良好。液化时间正常。症见好转,再添益肾生精之品,力争成功。原方照服。另,聚精丸6g,1日2次,开水吞下。

1987年12月上旬陪他人来诊时述,上药连服至4月,查精液常规恢复正常。性欲亦较旺盛。至7月又查精液常规仍为正常。

8月底其妻喜酸食,恶心呕吐,住院检查,证实怀孕。

按:此案精子量少质次,而用阴阳并补,精血有情之品当先,填精补血。乃遵叶天士"盖阳气既伤,其阴必损,若纯乎刚热燥涩之补,必有偏胜之害,每兼血肉温润之品缓调之。"(《临证指南医案·阳痿》)治及年余,大见成效,真王道无近功也。

案7:王某,36岁,沭阳客车厂工人。1990年5月24日初诊。结婚4年未育,夫妻同居,性生活正常。经当地医院为少精子症。患者精神可,尿后余沥不尽,余无不适。外生殖器基本正常,双侧精索静脉曲张Ⅰ度~Ⅱ度,舌红苔薄白,脉细。精液常规:精子计数0.08亿/ml,形态基本正常,脓细胞(++),精子活率65%,活力尚好,液化时间30分钟,色灰白,质黏稠。精索静脉曲张,血运受限,复因湿热为患,生精艰难。今以活血养血,益肾生精,兼清利湿热。生地10g,熟地10g,当归10g,鸡血藤10g,马鞭草10g,枸杞子10g,党参10g,紫河车 10g,沙苑子 10g,制首乌 12g,制黄精 10g,金樱子 10g,地骨皮 10g。另服保精丹 5 片,一日三次。

7 月 10 日复诊:连服上药以来,尿后余沥不尽渐止,性欲增强,舌脉同前。原方去金樱子、马鞭草加桑椹子 10g,薏仁 20g,茯苓 10g,巴戟天 10g,仙灵脾 10g。停服保精丹,改为聚精丸 5g,一日两次。

8 月 25 日三诊:经治以来,各方面均有好转,但精索静脉曲张改变不大。查精液常规:精子计数 0.62 亿/ml,活率 60%,动力尚佳。液化时间 30min,精液量 3ml,色灰白,质黏。原法巩固。

按:精索静脉曲张则睾丸血供受损,精子生化不足故精子数少,治在益肾生精之际,还需养血活血。精血同源,精靠血养,古人早有定论,岳甫嘉言"精成于血,不独房室之交损吾之精,凡日用损血之事,皆当深戒。"

案 8:谢某,29 岁,2010 年 3 月 9 日初诊。主诉:婚后 2 年不育。婚后性生活正常,未避孕。其配偶未怀孕,平时偏于怕冷,纳可,夜寐安,大便调。舌质淡红,淡紫气,苔薄,脉细弦。体检:正常男性第二性征,睾丸、附睾精索未及异常。实验室检查:精液分析:密度 $2.58 \times 10^6$/ml,活力 A 级 30%,B 级 30%,C 级 5%,精液糖苷酶 22.7mmol。证属肾气不足,精络瘀阻。拟补益肾气,兼通精络。方选聚精汤和红白皂龙汤化裁。生熟地 10g,枸杞子 10g,沙苑子 10g,南北沙参(各)10g,仙灵脾 10g,川断 20g,红花 10g,白花蛇舌草 15g,皂角刺 10g,广地龙 10g,制水蛭 10g,全枸橘 10g。14 剂,水煎服。

按:本病中医病机脾肾阳虚,全身功能衰退,生精功能随之减退。久病入络,精道不畅,造成精子量少。少精子症的病因病机不外肾虚和邪实,肾虚是生精减少;邪实则为湿热灼伤肾精或痰浊、瘀血阻滞精路,精路不畅,导致精子量少。

二诊(2010 年 3 月 23 日):药证相合,服用 14 剂后患者无特殊不适,舌质淡红,淡紫气,苔薄,脉细。治疗大法不变,上方继进。生熟地(各)10g,枸杞子 10g,沙苑子 10g,南北沙参(各)10g,仙灵脾 10g,川断 20g,红花 10g,白花蛇舌草 15g,皂角刺 10g,广地龙 10g,制水蛭 10g,全枸橘 10g。14 剂,水煎服。

三诊(2010 年 6 月 15 日):经 3 个月治疗后患者无特殊不适,现食欲可,睡眠一般,大便调,舌质淡红,苔薄,脉细。复查精液分析:密度 $19.76 \times 10^6$/ml,活力 A 级 17.5%,B 级 23.9%,C 级 45%。其余未见异常。前方巩固。生熟地(各)10g,枸杞子 10g,沙苑子 10g,南北沙参(各)10g,仙灵脾 10g,川断 20g,红花 10g,白花蛇舌草 15g,皂角刺 10g,广地龙 10g,制水蛭 10g,全枸橘 10g。14 剂,水煎服。

按:本病临证多定位肾、脾二脏,立脾肾双补大法,又于法外兼理气血寓有静中有动之机。须补脾胃化源者,饮食增则津液旺,自能充血生精也。常用药

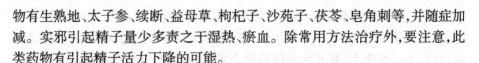

物有生熟地、太子参、续断、益母草、枸杞子、沙苑子、茯苓、皂角刺等，并随症加减。实邪引起精子量少多责之于湿热、瘀血。除常用方法治疗外，要注意，此类药物有引起精子活力下降的可能。

案9：陈某，38岁，电声器材厂工人。1988年3月24日初诊。结婚8年未有生育，多次精液检查为少精弱精，屡治罔效。刻诊：患者精神欠佳，面色少华，头昏乏力，怕冷，房事后腰酸明显，舌红苔薄白，脉细。平时嗜酒。精液常规：精子计数0.27亿/ml，活力低下，活率8%，畸形率70%，脓细胞7个/HP。久治无效，责之肾精亏虚，中有湿热，议从补肾填精，兼清湿热。方用五子补肾丸合还少丹加减。菟丝子12g，覆盆子12g，枸杞子10g，五味子10g，车前子10g，熟地12g，当归10g，杜仲10g，巴戟天10g，仙灵脾10g，山萸肉10g，坎炁10g，紫河车10g，牛膝10g，茯苓10g。并嘱戒酒。

二诊（1988年4月4日）：上药连进10剂，精神转佳，面色有华，腰酸已愈，舌红苔薄白。脉有力。精液常规：量3ml，精子计数0.65亿/ml，活力Ⅲ，活率60%，脓细胞未见。原方巩固。

按：此案婚后8年未育，少弱精子症表现，且面色少华，怕冷，房事后腰酸，肾精亏虚，生化乏源。张景岳云："下焦如地土者，地土有肥瘠而出产异，山川有厚薄而藏蓄异，聚散探权总由阳气，人于此，也得一分即有一分之用，失一分则有一分之亏，而凡寿夭生育及勇怯、精血病，治之基元不由此元阳之足与不足，以为消长盈缩之主。"培养下焦，填精益肾，促其生化，并嘱戒酒，遏湿热之源，而得其效。

案10：钱某，男，29岁，2007年6月21日初诊。自觉阳痿，勃起不坚6年，平素心烦，神疲乏力，外院给予全鹿丸一疗程后，勃起稍增强，但性交稍战即痿，其后精液滑出，时有梦遗，腰膝酸软，心烦盗汗，唇舌红赤而干，脉细。取方聚精汤加减用生熟地、何首乌、枸杞子、菟丝子、淫羊藿、党参、潼白蒺藜各15g，茯苓、白术、白芍、当归、怀牛膝、陈皮各10g，黄芪精（各）30g，蜈蚣2条。连服14剂。

二诊：诉服药1周即自觉勃起增强，晨起更为明显，梦遗已止，上方加补骨脂10g，14剂。

三诊：回告勃起完全，完整性交能达5分钟以上，甚为感激，遂予上方加减治疗半月余，诸症悉除，随访1年未复发。

按：徐福松教授对清·韩善微《阳痿论》（木刻本）曾有极深厚的研究，揭示出阳痿"因于阳虚者少，因于阴虚者多"的发病和辨证规律，一纠前人将阳痿与阳虚等同之偏见。用滋阴之法治疗阳痿，屡获佳效。①此案乃脾肾气虚，阴亏阳盛之体，反给予补肾壮阳之全鹿丸，使浮阳益盛，虽可勃起稍增，但灼阴耗精，致使精气亏耗而见稍战即萎，射精不能，故见腰膝酸软，心烦盗汗梦遗。聚

43

精汤以补肾填精，健脾助运为治疗大法。②方中地黄、何首乌、枸杞子等滋补肾阴，淫羊藿补肾中阳气，取"阴得阳升而泉源不竭"之意，茯苓、白术健脾助运，补后天以养先天，兼有治萎取阳明之意，更加蜈蚣以行气走窜，专行阳道，诸药协同，脾肾同治，共收滋肾运脾，添精助兴之功。

案11：孙某，31岁，2008年2月16日初诊。早泄2年余，每次性交不足2分钟，甚或方交即射，平素腰酸乏力，房事后尤著。失眠多梦、眩晕耳鸣、潮热盗汗、口苦消瘦，舌边尖红苔薄，脉细，曾服金锁固精丸、补中益气丸等，疗效不显来诊。方用聚精汤加减用生熟地、何首乌、枸杞子、菟丝子、淫羊藿、党参、潼白蒺藜各15g、茯苓、白术、怀牛膝、陈皮各10g、黄芪30g、加五味子、煅龙牡各30g。连服7剂，配合性感集中训练手法。

二诊：诉服药即自觉勃起有力，晨起明显，性交可达3分钟以上，甚为兴奋，即于连进14剂。

三诊：回告性交能达5~8分钟以上，予上方加减治疗1月余，诸症悉除，嘱以六味地黄丸、补中益气丸善后，随访1年未复发。

按：早泄是临床常见的性功能障碍，目前西医尚无有效的治疗方法。中医一般将早泄分为阴虚火旺、肾气不足、心脾亏损、湿热下注等几个证型。常人都认为是"肾亏"，补肾固涩似乎是天经地义。徐福松教授根据临证经验指出阴虚火旺、肾脾亏损、湿热而致早泄为常见。在治疗中强调，脾胃为后天之本，生化之源，充养先天之精。通过聚精汤以补肾填精，健脾助运，不仅先天得养，更得后天健运，化源充足。肾中精气充足，则肾藏精纳气有度，精关开阖如常。而安神固涩药只宜酌情选用2~3味即可，不须多用。诸药协同，脾肾同治，精关得固。另外，适当配合性知识教育，缓解患者焦虑急躁的心理，也是治疗早泄重要的因素。

案12：夏某，68岁，因部分性雄激素缺乏综合征在外院予以十一酸睾酮胶丸(安特尔)补充治疗，并间断服用中药，疗效反复，因安特尔副作用大，于2006年8月19日来诊，查见忧郁焦虑、失眠多梦、烦躁易怒、眩晕耳鸣、潮热盗汗、口苦消瘦，舌边尖红苔薄黄，脉细弦带数。予以聚精汤加减。处方：熟地、何首乌、枸杞子、菟丝子、潼白蒺藜各15g，淫羊藿、茯神、白术、白芍、怀牛膝、党参、陈皮各10g，甘草6g，生龙牡、黄芪精各30g，连服10剂。

二诊：诉服药1周即自觉神清，已能连续是睡眠4小时以上，烦躁及潮热盗汗减轻最为明显，效不更方，续用14剂。

三诊：自述临床症状全部消失，精神状态完全正常，嘱续服六味地黄丸调理3月后停用，随访半年未复发。

按：西医认为睾丸功能降低导致类固醇激素合成减少和存在下丘脑－垂体－睾丸系统的功能缺陷使血清生物可利用睾酮的降低是中老年男子部分性

雄激素缺乏综合征主要病因；中医理论则认为"……年六十，阳痿，气尤衰，九窍不通，上虚下实，涕泪俱出矣"提示人到中年，肾精衰少，阴阳失调。而中老年男子部分性雄激素缺乏综合征正当男子"七八肝气衰，筋不能动天癸竭，精少，肾藏衰，形体竭极""八八则齿发去"的生理阶段，天癸渐竭，肾气衰少，精血日渐不足，而致肾之阴阳失调。在中医理论中强调，脾胃为后天之本，生化之源，充养失天之精。而聚精汤以补肾填精，健脾助运为治疗大法。方中地黄、何首乌、枸杞子等滋补肾阴，淫羊藿补肾之阳，使阴得阳升而泉源不竭，生龙牡、茯神清心安神，陈皮、白术健脾助运，补后天以养先天。诸药合用以补益为主，少佐清镇，标本兼顾，治疗中老年男子部分性雄激素缺乏综合征确有良好临床效果。

徐福松教授是现代中医男科学创始人和奠基人之一，著名中医男科学家，南京中医药大学博士生导师。徐福松教授平生勤敏笃学，临症思路清晰、独特，医术精湛，用药精炼，善用活用经方验方，对男科疾病诊治有着丰富的经验，临证近50载，学验俱丰。笔者进修期间，曾有幸侍诊其侧，聆听教诲，受益颇深。

聚精丸乃徐福松教授创制的治疗精液异常而致男性不育症经验方，经近30多年临床实践，疗效满意。笔者在临床加减用之不仅治疗不育症，对男科的杂病亦甚有灵验，现择验案三则报告，以飨同道。

# 第二章　萆薢汤与临床

慢性前列腺炎是成年男子的常见疾病,据统计35岁以上男性35%~40%患有本病,它对患者的身体和精神健康造成严重影响。

中医将前列腺炎归于淋证、浊病、淋浊、白淫、白浊等。古云:"浊出精窍,淋出溺窍",精浊与便浊"异门同路"。徐福松教授1979年即明确指出,慢性前列腺炎相当于中医所称的"精浊"。此后,又在多次学术会议和论文著作中强调此点,得到了全国同行专家的广泛认同。1994年正式纳入国家中医药管理局发布的《中华人民共和国中医病症诊断疗效标准》。

《内科心典》说:"精浊者,白粘如精状,从茎中流出,不痛不湿,占下衣有迹者是也。"《张聿青医案》亦说:"精浊,溲后每有牵腻之物渍于马口。"与慢性前列腺炎的典型症状——尿末滴白,尿后余沥不尽,尿道外口被分泌物粘合,何其相似乃尔?

国标确定慢性前列腺炎属中医"精浊"范畴,规范了中西医病名对照,明确了本病定位定性(精道、浊病)。对辨证和辨病论治慢性前列腺炎亦有重要指导意义。

慢性前列腺炎相当于中医所称的"精浊"。以症状多样,病程缠绵,容易反复发作为特征,给患者的身心健康带来较大危害。如伴有神经衰弱,性功能障碍或不育症,精神上的痛苦远远超过疾病本身的痛苦。这些临床特征,与错综复杂的病因病机特点是密不可分的。首先,"体虚"是造成本病重要的、内在的、本质的因素。肾亏于下,封藏失职,精关不固,精离其位,免疫功能低下,最易形成本病。有因病致虚,因虚致病之分,所谓"最虚之处,便是容邪之地。"第二,充血。由于青壮年相火易动,所愿不遂,精未外出,精道充血,或同房、遗精、手淫、惊恐等,忍精不泄,败精流注,遂成精浊。第三,感染。其人脾肺素虚,易感便溏,引动下焦湿热;或包皮过长,藏污纳垢,或性交不洁,湿热内侵,留于精室,精浊混淆,精离其位,亦可产生本病。第四,其病机转化是:病久伤及脾肾,脾气虚则湿愈难化,肾气伤则精易下泄,此为本病由实转虚的大致过程。肾虚是本,湿热是标,久病入络,精瘀络脉,乃是进入慢性过程的病理反应。总之,感染、充血是发病的外部条件,而体虚则是发病的根本原因。这里用得着《洞天奥旨》说的一句话:"气血旺而外邪不能干,气血虚而内正不能拒。"

### 一、慢性前列腺炎治疗以补肾导浊为主法

根据临床所见，常将本病分成湿热、瘀血、中虚、肾虚、混合五个证型。但单独出现者较少，虚实夹杂者为多，即混合型者居多。而肾虚是发病之本，其他各型均可见及肾虚，或两型相杂，或三型互兼，其中又以肾虚兼湿热者最多。按照审证求因，审因求治的精神，笔者善以补肾导浊为主法，以验方萆菟汤为主方施治。萆菟汤即萆薢分清饮合菟丝子丸加减而成，一以补虚，一以导浊，合而用之，为消补兼施之妙方。临床研究证实，扶正祛邪并进，其疗效较单一祛邪或单一扶正为优。慢性前列腺炎临床上最多见的是萆菟汤证，因而应用最多的也是萆菟汤。然临床虚实夹杂者多，须量其兼夹之证复合用之。

萆菟汤是徐福松教授精心创制的治疗慢性前列腺炎的专方。经几十年的大量临床实践，萆菟汤已经不仅限于慢性前列腺炎的治疗，对于男科多种疾病都有较好的疗效。方中菟丝补阳，萆薢除湿为主药，治湿而不伤阴，补阴而不腻湿。沙苑固精，山药固肾，则菟丝益肾填精之功益胜；茯苓渗湿，车前导湿，则萆薢分清渗浊之力更宏；菖蒲豁痰宣窍，草梢和中解毒兼引诸药直趋精室；又茯苓配菟丝，有茯菟丹之意，意在固精兼渗透；车前配菟丝，为王旭高之法，专导败精之流注。全方组合缜密，配伍精当，临床验之，洵有良效。

《医学心悟》萆薢分清饮。方剂组成川萆薢、乌药、益智仁、石菖蒲各9g（一方加茯苓9g，甘草6g）。为元代朱震亨所拟订，见于《丹溪心法》，治疗"真元不足，下焦虚寒，小便白浊，频数无度，漩白如油，光彩不定，漩脚澄下，凝如膏糊"等证。由于肾虚失封藏，膀胱失约，则小便频数，肾阳不足，气化无权，清浊不分，则小便混浊，白如米泔，或稠如膏糊。治宜温肾利湿化浊。方中萆薢为君善于利湿，分清化浊，是治白浊之要药。益智仁温肾阳，缩小便，为臣药。乌药温肾祛寒，暖膀胱以助气化；石菖蒲芳香化浊，分利小便，共为佐药。食盐少许为使，取其咸入肾经，直达病所之意。诸药合用，则共奏温暖下元，分清化浊之功。清代程钟龄在此方的基础上化裁为程氏萆薢分清饮，由川萆薢6g，黄柏（炒褐色）、石菖蒲各15g，茯苓、白术各3g，莲子心2.1g，丹参、车前各4.5g组成。其功能主治为清热利湿，分清别浊，主赤白浊，淋病。以上两方均治白浊，方中皆以萆薢、菖蒲利湿化浊，《张氏医通》就此论道："精通尾膂，溲出膀胱，泾渭攸分，源流各异。详溲便之不禁，乃下焦阳气失职，故用益智之辛温以约制之，得盐之润下，并乌药亦不致于上窜也。独是胃中浊湿下渗，非萆薢无以清之，兼菖蒲以通九窍，利小便，略不及于收摄肾精之味，厥有旨哉！"但前者内含缩泉丸，其药性偏温，故偏于主治白浊属下焦虚寒证；后者因配伍黄柏、车前子等，其药性偏凉，故偏于治疗下焦湿热而致白浊之证。

菟丝子又名吐丝子、菟丝实、无娘藤、无根藤、菟藤、菟缕、野狐丝、豆寄生、

黄藤子、萝丝子等,为旋花科植物菟丝子的种子。有"续绝伤、补不足、益健人"之功。《名医别录》谓其有"养肌强阴、坚筋骨"的作用。祖国医学认为,菟丝子味辛甘,性平,入肝、肾二经。具有补肾益精、养肝明目、安胎的功效。可用于腰膝酸痛、阳痿、早泄、遗精、遗尿、尿频余沥、耳鸣、头眩眼花、视力减退、先兆流产、带下等症。

菟丝子丸见于《太平惠民和剂局方》《鸡峰普济方》《圣济总录》等40余处。配伍也各有千秋,各有侧重,各有妙用。但总不脱补肾阳,壮腰膝,固下元之治。如《全生指迷方》卷三之菟丝子丸由菟丝子(拣净,酒浸透,捣烂,焙干)2两,干地黄(焙)2两,杜仲(去粗皮,杵碎,酒拌1宿,炒焦)3两,牛膝(酒浸)1两,草薢1两组成。主治骨痿,腰脊不举。由远行劳倦,逢大热而渴,阳气内伐,热舍于肾,水不胜火,则骨枯而髓减,盖阳明并肾,则肾脂枯而宗筋不调,宗筋主束骨而利机关也。《圣济总录》卷九十八之菟丝子丸由菟丝子(酒浸,别捣)1两,人参1两,黄耆(锉)1两,滑石1两,芍药1两,木通1两,车前子1两,黄芩(去黑心)3分,冬葵子1合(炒)组成。主治肾劳虚损,溲便不利,淋沥不已。《普济方》卷二十九引《杨子建护命方》之菟丝子丸由菟丝子(酒浸,别捣)半两,草薢半两,补骨脂(炒)1分,防风(去叉)1分,硫黄1分,续断1两,巴戟天(去心)1两,细辛(去苗叶)2铢,蜀椒(去目并闭口者,炒出汗)2两组成。主治肾脏虚冷,阳道痿弱,呕逆多唾,体瘦精神不爽,不思饮食,腰脚沉重,脐腹急痛,小便频数。《圣济总录》卷五十二之菟丝子丸由菟丝子(酒浸3日,湿捣,焙干)2两,肉苁蓉(净洗,酒浸1宿,切,焙)2两,天雄(炮裂,水浸少时,去皮脐)2两,骨碎补(去毛)1两(锉,以盐半两同炒令黄,去盐不用),薏苡仁(炒)1两,地龙(去土,焙干)1两,石硫黄(研)半两组成。主治肾脏虚损,精髓枯竭,形体瘦瘁,百骨痿弱,昼夜掣痛,腰膝冷痹,耳内虚声,强直不任转侧。《圣惠》卷三十之菟丝子丸由菟丝子1两半(酒浸3日,晒干,别捣,为末),鹿茸1两半(去毛,涂酥,炙微黄),草薢1两(锉),厚朴1两(去粗皮,涂生姜汁,炙令香熟),柏子仁3分,肉苁蓉1两半(酒浸1宿,刮去皱皮,炙干),桂心3分,石斛1两(去根,锉),远志3分(去心),龙骨1两,杜仲1两(去粗皮,炙微黄,锉),石龙芮1两,牛膝1两半(去苗),防风3分(去芦头),棘刺3分(微炒)组成。主治虚劳失精,小便过多,不能饮食,腰膝无力。《圣惠》卷七之菟丝子丸由菟丝子2两(酒浸3宿,晒干,为末),肉苁蓉1两(酒浸1宿,刮去皱皮,炙干),鹿茸1两(去毛,涂酥,炙令微黄),蛇床子1两,钟乳粉1两,牡蛎1两(烧,为粉),天雄1两(炮裂,去皮脐),远志1两(去心),桂心1两,五味子1两,杜仲1两(去粗皮,炙微黄,锉),车前子1两,石斛1两半(去根,锉),雄蚕蛾1两(微炒),石龙芮1两,雄鸡1两(微炙),膃肭脐1两(酒洗,微黄)组成。主治肾脏虚损,肌体羸瘦,腰脚无力,志意昏沉,阳气痿弱,小便滑数。《圣济总录》卷九十二之菟丝子丸由菟丝子(酒浸 1 宿，捣末）1 两，麦门冬（去心，焙）1 两，萆薢 1 两，厚朴（去粗皮，姜汁炙）1 两，柏子仁（研）1 两，肉苁蓉（酒浸，切，焙）1 两，桂（去粗皮）1 两，石斛（去根）1 两，远志（去心）1 两，细辛（去苗叶）1 两，杜仲（去粗皮炙，锉）1 两，牛膝（酒浸，切，焙）1 两，防风（去叉）1 两，棘刺 2 两，石龙芮 3 两，乌头（炮裂，去皮脐）组成半两。主治虚劳，小便白浊，失精。

徐福松教授撮其精要，总汇萆薢分清饮和菟丝子丸并加以增减，制为治疗精浊名方萆菟汤。

在此基础上，其在导师许履和教授指导下，研制出治疗慢性前列腺炎的良药——保精片。临床观察治疗组 300 例，愈显率 61.33%，总有效率 93.33%；对照组 100 例，愈显率 30%，总有效率 59%。经统计学处理，两组疗效有显著性差异（$P<0.01$）。临床和实验研究均提示，本品可改善全身和局部免疫功能，调节前列腺液酸碱度，有明显抗菌消炎、抗病毒，消除有害物质，畅通前列腺局部引流等功效，无明显毒副作用，符合扶正祛邪的组方原则，具有高效、无毒、安全、服用携带方便等优点，且对性和生殖功能障碍亦有一定治疗效果。其疗效和安全性处于国内领先水平，深受广大患者欢迎。

## 二、萆菟汤治疗其他男科疾病

徐福松教授治疗男科病，处方以古方为主，间用新方或自制验方。其发皇古义，善以古方化裁治疗男科疾病。如将萆薢分清饮和菟丝子丸化裁创立萆菟汤补肾导湿，用于治疗阳痿、早泄、遗精、精液黏稠不化、脓精症、畸形精子症、慢性前列腺炎、血精、男性免疫性不育、精索静脉曲张、前列腺增生症等属相似之疾患。如阴阜痛，急性者用萆薢分清饮加减，热象明显者用黄连解毒汤加味。反复发作者，用萆菟汤或加味四妙汤消补兼施；久病入络，加元胡、青皮理气活血；有坠痛感者，加黄芪、柴胡等；有紧缩感者，合入芍药甘草汤。又如不射精症，此症临床较少见，性生活时只射尿，不射精，无射精过潮，但射尿后阴茎即萎软，是既非功能性不射精，又非逆行射精的一种"怪毛病"。古人云："精窍溺窍，异门而同路"。谅由瘀热阻于精窍，溺窍之交会点，膀胱气化失司，精关开合失度，同房时精关当开不开，溺关当合不合，开合错乱，发生射尿，治当化瘀清热，以利膀胱气化，精关开合，宜用验方"萆菟汤"合"顺精汤"治之，每能获效。又脾居中州，"脾不和则九窍不通"，若兼脾肾两虚者，亦可引起肾之开合失度，膀胱气化失司，又当参入水陆二仙丹加味脾肾同治，则更合拍。又如精液酸碱度异常往往与性腺炎症有密切关系，治愈这些性腺炎症，又为恢复精液酸碱度创造了条件。徐福松教授对此有较为成熟的治疗经验，其要点是：慢性前列腺炎以补肾固精，分清渗浊治之，药用萆菟汤加减。

### 三、验案举例

案1:姜某,35 岁,已婚,1981 年 5 月 18 日初诊。结婚 6 年,婚前有遗精史,一年前先患急性前列腺炎,经中西药物治疗后发热已退,膀胱刺激征亦减轻,但大便干结难解,努责后尿道口有黄白色黏液滴出,量较多,并有尿后余沥不尽。肛指检查:前列腺左侧稍肿、压痛,前列腺液常规:脓细胞(+++),红细胞(+),卵磷脂小体 25%,精子(+++);舌苔左侧白腻稍厚,脉弦。认证为湿热留于下焦。治以清热导湿,处方萆薢分清饮加减。药物:萆薢 10g,茯苓10g,车前子(包)10g,丹皮 10g,黄柏 6g,苍术 6g,川朴花 6g,生苡仁 12g,石菖蒲 2g,碧玉散(包)15g,全瓜蒌 15g,郁李仁 15g。服 5 剂,大便通畅,尿末滴白已少,尿频、尿急、尿痛等症已基本消失,尿意未尽感不显,舌苔薄白,脉平。再以原法巩固一月。复查前列腺已不肿,无压痛,前列腺液常规:脓细胞少许,卵磷脂小体 75%,临床症状消失。随访半年,疗效巩固。

按:湿热证为精浊常见证型之一,实为慢性前列腺炎急性发作期。萆薢分清饮为分清渗浊之常用方,其效彰彰。

本例辨治要点有二:舌苔白腻左侧稍厚,肛指检查前列腺左侧稍肿。苔征暗合,上下呼应。根据"人身左半属血,右半属气"理论,方中加用丹皮、二妙丸,入精室,以消血中湿热,此其一;除精浊外,还有大便干结难解,前有湿热,后有壅滞,按照"肾司前后二阴"观点,方中加用全瓜蒌、郁李仁,润肠通便,此其二。上下前后左右一起分消,则壅滞于精室之湿热,安有不清不化之理耳。

案2:沙某,31 岁,已婚,1980 年 6 月 7 日初诊。有慢性前列腺炎 5 年余,起因经常感冒,天热时同房过劳,而出现左侧睾丸疼痛,两腹股沟部胀痛,面色黧黑,间有遗精,余无明显不适。迭用萆薢分清饮,六味地黄汤,封髓丹合黄连清心饮等治疗,遗精好转,余症未见改善,同时兼有尿末滴白,排尿不畅。脉涩不利,舌质紫,前列腺左侧有压痛和结节。转用活血化瘀法,处方王不留行汤。药物:王不留行 15g,丹皮参(各)10g,延胡索 10g,皂角刺 10g,桃仁 10g,棱莪术(各)10g,川牛膝 10g,穿山甲 10g,红花 10g,苏木 6g,川芎 6g,赤芍 10g。15剂后排尿渐畅,再服 30 剂,滴白基本消失,睾丸及腹股沟部胀痛大有改善。再以原法治疗 68 天,复查前列腺结节已消失,舌质正常,脉亦流畅,临床基本痊愈。随访一年,未见复发。

按:眼眶或面色黧黑,究属瘀血凝滞抑或肾虚其色外露,有时很难鉴别。肾虚者,兼有阴虚火旺之征;瘀血者,舌有瘀斑,或有会阴外伤史,是分辨的要点。但有时单作瘀血或肾虚治,收效甚微。在此虚实疑似之际,可以活血与补肾同用,消补兼施,多能奏效。

案3:刘某,44 岁,已婚,1979 年 8 月 14 日初诊。患者原有十二指肠球部溃疡,贫血,近6年来尿末滴白,在某医院泌尿科检查诊断为"慢性前列腺炎",迭用西药治疗,效果不显。患者面色少华,大便常溏,纳谷尚可,终末尿滴白,会阴及腰部酸痛而有坠感,脉细,舌苔薄白,肛指检查后会阴部作胀,4~5天才消失。认证为中虚脾失健运之权。治宜补中益气,以补中益气汤原方加芡实10g,炙鸡内金5g。10剂后尿末滴白及尿不尽感减轻,腰及会阴部下坠感好转,大便转干。再以原法调理1个半月,面色转华,大便正常,滴白及尿频、滴沥等症均消失,会阴及腰部亦无坠胀感。再以补中益气丸调理2月而愈。随访2年,一切正常。

按:中虚型的慢性前列腺炎,重点应抓住会阴(或阴阜、少腹、腰部)疼痛而兼有下坠之感。单纯中虚者,可径投补中益气汤,如与其他证型相兼者,仍可同时服用补中益气丸。因此方消中有补,不会克伐正气;补中有消,毋虑徒增湿热。

案4:何某,31岁,已婚,1979年9月8日初诊。8年来腰痛,滴白,在某医院诊断为慢性前列腺炎,经用各种中西药物治疗未见效果。婚前遗精频繁,婚后房事过劳。现大便努责后滴白,尿后余沥不尽,尿道口有黏液,会阴及腰部酸楚,下肢无力,足跟疼痛,午后阴茎灼痛,手足心发热,两颧微红,体温正常,头昏耳鸣目涩,口渴喜饮,大便干结,有时遗精,舌红苔少、中有龟裂,脉细带数,前列腺液常规有红细胞少许,脓细胞(+),卵磷脂小体少。认证为肾阴不足,虚火偏旺。治以滋阴降火,固肾涩精为主。处方:菟丝子汤加减。药物:菟丝子10g,茯苓10g,淮山药10g,潼沙苑10g,车前子(包)10g,石斛10g,生熟地(各)10g,益智仁10g,炙远志10g。治疗半月,症状明显好转,1月后复查,前列腺液除有少许红细胞外,余均正常,乃配服二至丸两月,前列腺液中红细胞消失,诸症均瘥。再以六味地黄丸、二至丸巩固疗效,观察2年,未见复发。

按:肾虚是慢性前列腺炎的发病之本。本病患者大都年龄较轻,既往一般无慢性病史可循,肾虚从何而来?余以为因病致虚者多,即由实转虚者多。诚如张介宾所描述的:"有浊在精者,必由相火妄动,淫欲逆精,以致精离其位,不能闭藏,则源流相继,淫溢而下,移热膀胱,则溺孔涩痛,清浊并至,此皆白浊之因于热也。及其久也,则有脾气下陷,土不制湿,而水道不清者;有相火已杀,心肾不交,精滑不固,而遗浊不止者,此皆白浊之久无热证也。"

案5:郭某,28岁,未婚。1983年7月31日初诊。曾在某医院泌尿外科多次检查前列腺液常规:卵磷脂小体极少,脓细胞30个至满视野,经用复方新诺明、呋喃坦丁、庆大霉素、红霉素、卡那霉素、磁疗等医治,效果不显,乃来我院就诊。当时见尿末滴白,时多时少,尿后余沥不尽,溲黄混浊,形体消瘦,时有腰膝酸软,遗精频繁,大便干结,口中干苦而黏。证属肾虚兼有湿热。治以补肾导浊,乃进萆薢汤加减。药物:萆薢10g,益智仁10g,菟丝子10g,茯苓10g,

车前子(包)10g,石菖蒲3g,台乌药6g,,生草梢3g,沙苑子10g,川断10g,牡蛎(先煎)20g。5剂后症状好转,连服3个月,诸症消失,复查前列腺液常规:卵磷脂小体30个,脓细胞少量,临床基本痊愈,后遂结婚。随访2年,未见复发。

案6:花某,32岁。阴阜部位或少腹、会阴胀痛3月余。刻下:阴阜痛,小便黄少、混浊或有沉淀,尿频尿急,尿道灼热刺痛,大便干结,努责时尿道口滴白量多,口中干苦而黏,舌苔黄腻,脉象弦滑带数。拟为湿热证治。萆薢分清饮加减。萆薢10g,茯苓10g、车前子10g、白术10g、生苡仁15g,黄柏6g,川朴花6g,石菖蒲5g,碧玉散(包)15g。10剂。中成药:(1)宁泌泰胶囊,每次3粒,每日2次。(2)前列泰胶囊,每次3粒,每日2次。药未尽剂。其症已愈。

按:患者年龄较轻,病程较短,阴阜部位或少腹、会阴胀痛,或有包皮炎、龟头炎、睾丸炎等病史。其人多食辛热肥甘之品,或嗜酒太过,酿成湿热,下注膀胱、阴阜;或下阴不洁,秽浊之邪侵入膀胱或阴阜,酿成湿热,发而为本病。徐福松教授规制:阴阜痛,急性者用萆薢分清饮加减,热象明显者用黄连解毒汤加味。反复发作者,用萆菟汤或加味四妙汤消补兼施;久病入络,加元胡、青皮理气活血;有坠痛感者,加黄芪、柴胡等;有紧缩感者,合入芍药甘草汤。用药时切忌大量苦寒,否则一可败胃,二可伤阳,三可寒凝经络。

案7:余某,60岁,2010年3月2日初诊。主诉:阴茎勃起困难6年。6年来阴茎勃起困难,软而不坚,不能完成性交,性欲低下,无明显晨勃,腰膝酸软,排尿余沥不尽,夜尿2次,时有尿末滴白。有高血压病史12年。舌质红,苔薄腻,脉细弦。体检:正常男性第二性征,阴茎、阴囊及其内容物未及异常。实验室检查:性激素在正常范围。证属湿热郁滞。湿热阻滞气机,阳气困遏不伸,宗筋弛纵。阴器失用而阴举不坚。法当清热利湿。方选萆菟汤化裁。粉萆薢10g,菟丝子10g,益智仁10g,茯苓神10g,白蒺藜30g,晚蚕沙15g,干蜈蚣2条,丹皮6g,丹参10g,怀牛膝15g,台乌药6g,桑寄生10g。

按:本例病由气湿久郁化热,阻滞气机,阳气困遏不伸,宗筋弛纵。阴器失用而阴举不坚,交媾不遂。使用萆薢分清饮方化裁治疗,清热化湿,湿去热清,宗筋自健而萎自起。

案8:孔某,44岁,南京市煤气公司基建科干部。1987年4月25日初诊。原患慢性前列腺炎,近3个月来阳痿不起。刻诊患者神萎,周身乏力,小便分叉,滴沥不尽,尿道灼热,阳事难起,即使勃起硬度欠佳,持续时间很短,不能同房,舌淡红苔薄白,脉细。湿浊阻于精窍,病久肾阴肾阳耗伤,阳事不起,治当补肾泻浊,方用萆菟汤加减。萆薢10g,益智仁10g,菟丝子10g,茯苓10g,沙苑子10g,车前子10g,石菖蒲2g,乌药10g,杞子10g,桑寄生12g,川断10g,生甘草5g。

5月16日复诊:上药连服21剂,尿道灼热感消失,滴沥减少,尿线分叉,阳事难起依旧,舌头脉同前,方药对症,少见成效,再加通阳益气之品,重振雄风。原方加白蒺藜15g。另,刺五加片5片,1日3次开水吞服。

5月30日三诊:又服上药14剂,感阳事渐有起色,硬度改善,但不持久,同房未成功。舌脉同前。再从益肾健腰。原方加金狗脊10。另服青娥丸6g,1日3次。

6月13日四诊:又经前治,腰痛已除,小便时有分叉,近日阳事渐兴,能勉强同房,但时间较短。议后还须补益,虑及病久恐络脉瘀阻,佐以活血通窍。上方去生甘草加韭菜子12g,杜仲12g。另,跌打丸1粒,1日2次。

6月27日五诊:上药仅服10天,阳痿即愈,同房两次均成功。舌脉同前。再以原法巩固。

按:此案阳痿由于精浊日久,"尿后混浊,澄流澈有底。此败精宿于精关,复而为浊。"(《马培之医案·怔忡·惊悸》郁案)肾精走泄,肾阳受乏而致。治先益肾通浊,再参益肾助阳之品,待正气肾阴阳少复后,再添活血通络之跌打丸,使瘀祛络通,而获全功。循序渐进,有条不紊,可谓大家。

# 第三章　公英葫芦茶与临床

公英葫芦茶源出于广州中医学院黄耀燊教授治疗尿潴留之验案（《新中医》编辑部内部发行《老中医医案医话选》1977.10.）。由蒲公英、葫芦茶、冬葵子、车前子、瞿麦、石韦、藿香、王不留行、三棱、莪术、木通、川牛膝、滑石粉组成。后经徐福松教授加减化裁，用于治疗湿热下注类男科疾病，疗效甚佳。因药源原因，将葫芦茶改为陈葫芦。该方利水渗湿，功效颇强。蒲公英味苦、甘、寒，归肝、胃经，功能清热解毒，消肿散结，利湿通淋。陈葫芦味甘平，归肺、肾经，味淡气薄，专利水道而消肿，并可利湿。蒲公英和陈葫芦合用，能够利水除湿消肿。两者相合，有相须之妙，中正平和无耗气伤阴之弊，故以此二者为君药。冬葵子、车前子、瞿麦、石韦、木通、滑石粉、川牛膝助君药利水渗湿通淋，为臣药；王不留行、三棱、莪术、川牛膝活血逐瘀通络，因"血不利则为水"，故治血则利水。诸药合用，共奏清热利湿、活通络之功效。现代药理学研究发现方中大多药物具有较强的利尿、抗炎作用，对于多种病原微生物具有抑制作用。其中蒲公英具有类广谱抗菌和利尿作用；陈葫芦有显著利尿作用；车前子、冬葵子、川牛膝均有利尿、抑菌作用；三棱、莪术、王不留行为活血化瘀的代表药物，现代药理研究表明，活血化瘀药物能明显改变血液流变性，降血浆黏度，加快血液循环，改善局部的充血水肿，可能具有使腺体软化和缩小的作用。因此，该方的组方严谨，用药精当，不仅充分体现了祖国传统医学审证求因、辨证论治的精髓，也体现了辨病与辨证相结合的中西医结合理念。

现代人们生活、饮食起居习惯较之过去已有明显变化。常见饮食不节，过食辛热肥甘，首选伤及脾胃，脾胃蕴热，然后影响其他脏腑。生活节奏加快，心理压力增大，情志内伤，气血不畅，壅而酿热。外感邪毒，或包皮过长，秽垢内积；或房室不洁，染及淫毒。或滥用热药，犹如火上加油，致内热益甚。诸多因素，致体内湿热壅盛，阻遏气血而致病。又因男科疾病，病位在下，湿性趋下，湿与热结，缠绵难愈。故将公英葫芦茶方应用于临床切合病机，疗效显著。

## 一、公英葫芦茶与前列腺增生

前列腺增生症（BPH）亦称前列腺良性肥大，是老年男子排尿困难最常见的原因，与中医文献中所称的"癃闭"极为相似。癃者，小便滴沥不畅；闭者，小便涓滴不通。现统称为"精癃"，如合并尿潴留，中医亦称"小便不通"。中医认为本病病源复杂多端。湿热下注为其主要病因之一:缘由过食辛辣厚味,酿湿生热,或湿热素盛,肾热下移膀胱,膀胱积热,气化不利而成癃闭,《诸病源候论》有"小便不通,由膀胱与肾俱热故也"。膀胱积热证辨证要点有:小便灼热黄赤,滴沥不爽,欲解不利,少腹胀满,隐痛拒按,甚则小便不通,涓滴难行,口干不欲饮,大便干结,舌红苔黄脉数。治以清热利湿。徐福松教授常用公英葫芦茶加减。

案1:孙某,58岁,退休工人。1983年7月21日初诊。排尿不畅年余,尿失禁3月。患者1年来排尿不畅,滴沥不爽,在某部队医院查B超为前列腺肥大,后经多方治疗无效。近3月来尿失禁。刻诊患者神可,口干不欲饮,尿黄,排尿不畅,滴沥不尽,常尿失禁,脉细弦,舌淡红有紫气,苔薄白而腻。证为膀胱积热,开阖失司。治宜清利湿热。方用公英葫芦茶。冬葵子12g,车前子12g,瞿麦12g,石韦15g,陈葫芦30g,蒲公英18g,广藿香9g,滑石15g,急性子18g,莪术6g,三棱6g,川牛膝10g,薏仁20g,白花蛇舌草30g。

7月28日复诊:药进7剂,小便次数减少,尿频尿急缓解,仍点滴不净,不能控制,卧则时有尿失禁,口干黏,脉细弦,苔薄腻稍厚。原方去白花蛇舌草、薏仁,加萆薢12g。

8月9日三诊:药后诸症好转,仍尿频,夜间尤甚,不能控制排尿,舌淡红有紫气,苔薄白,脉细弦。湿热少化,肾气不固。拟益肾通窍。桑螵蛸15g,金樱子15g,萆薢10g,泽泻10g,车前草15g,沙苑子15g,天花粉10g,桑椹子10g,五味子5g,石菖蒲3g,淮山药10g,乌药6g。另服金匮肾气丸5g,一日三次。

8月30日四诊。上药连服15剂,尿失禁明显好转,排尿欠通畅,夜间余沥不尽,舌红苔薄黄,脉弦滑。原方去车前草、桑椹子、萆薢、石菖蒲、山药、天花粉,加生地、茯苓、丹参、丹皮、白芍、菟丝子、海藻、昆布、莪术、三棱等。

10月28日五诊。症情同前。B超示前列腺缩小。原方再进。另服金匮肾气丸3g,每日一次。

按:《素问·骨空论》:"督脉为病,癃,痔,遗溺。"患者尿频,排尿不畅与遗溺同现,即膀胱气化不利与失约并存,治宜在肾。但久病邪从热化,酿为膀胱积热,故先用公英葫芦茶,待积热减轻后,固肾酸敛通淋并用,少佐活血化瘀,终使诸症悉平。

案2:盛某,64岁,2009年8月4日初诊。排尿困难5年,加重2月。5年来排尿困难进行性加重。表现为排尿等待,尿线细,余沥不尽。夜尿3~4次。口干、腻,小便色黄,排尿灼热感,夜寐欠佳。无尿痛及尿道分泌物。否认糖尿病、高血压等病史。舌质红,苔黄腻,脉弦。湿热内蕴,下注膀胱,气化不利。证属湿热内蕴。拟清热利湿,化气行水。公英葫芦茶化裁。蒲公英20g,陈葫芦20g,冬葵子10g,瞿麦10g,萹蓄10g,藿香10g,留行子10g,黑山枝10g,鬼箭羽 10g,莪术 10g,台乌药 6g。怀牛膝 10g。14 剂,水煎服。

按:徐福松教授指出治疗精癃时首先要辨清寒热虚实,本病实证以湿热和淤阻为多见,并且往往兼见,故治疗时常需兼顾。鬼箭羽性苦寒,功破血通经,治疗精癃病时有双向调节的作用。

二诊(2009 年 8 月 18 日):服药 14 剂后症状有好转,诉排尿较治疗前好转,排尿等待好转,夜尿 3 次,口干口腻好转,舌质红,苔薄黄腻,脉细弦。治疗大法不变,上方化裁。蒲公英 20g,陈葫芦 20g,冬葵子 10g,瞿麦 10g,萹蓄 10g,薏苡仁 15g,留行子 10g,小茴香 6g,鬼箭羽 10g,莪术 10g,台乌药 6g,怀牛膝 10g。14 剂,水煎服。

三诊(2009 年 9 月 1 日):诉排尿症状好转明显,尿等待减轻,尿线较前增粗,夜尿 2~3 次,无尿痛,口干口腻不明显,大便通调。舌质红,苔薄,脉弦。原方再进。蒲公英 20g,陈葫芦 20g,冬葵子 10g,海藻 10g,萹蓄 10g,薏苡仁 15g,留行子 10g,小茴香 6g,鬼箭羽 10g,莪术 10g,台乌药 6g,怀牛膝 10g。14 剂,水煎服。

按:本病辨证,虚证,肾之虚,有阴虚、阳虚;阳虚生外寒,表现为肾阳虚衰证;脾之虚,多为脾气虚弱证;实证,或为湿热下注,病在膀胱;或为肺气郁痹,病在上焦,或为浊瘀阻塞,病在气血。有时阴阳、寒热、虚实互见,临证时尤宜详审。膀胱积热者,小便灼热黄赤,滴沥不爽,欲解不利,少腹胀满,隐痛拒按,甚则小便不通,涓滴难行,口干不欲饮,大便干结,舌红苔黄脉数。治以清热利湿。常用公英葫芦茶加减,疗效确切。

案 3:张某,67 岁,离休干部,1983 年 11 月 15 日初诊。

患者反复出现无痛性血尿八月。10 月 19 日在某职工医院膀胱镜检,诊断为"前列腺中叶肥大"。之后出现尿路刺激征、尿血、尿道灼痛、排尿不畅、口干、午后低热,大便秘结等症。脉细带数,舌红苔薄白,乃来本专科门诊。B 超前列腺增大,约 $5.8 \times 4.5cm^2$,内部光点分布不均匀,可见一圆形暗区约 $0.6 \times 0.6cm^2$,印象为前列腺肥大、炎症,伴出血可能。前列腺液常规:磷脂小体(+),脓细胞 3~7 个/HP,红细胞 0~3 个/HP。认证为高年肾阴不足,湿热下注,血络损伤。以清利湿热为主,滋阴止血为辅,标本兼顾治之。处方:冬葵子 10g,车前子(包)10g,瞿麦 10g,萹蓄 10g,石韦 10g,葫芦茶 30g,蒲公英 18g,碧玉散(包)15g,女贞子 10g,旱莲草 10g,小蓟 15g,苎麻 10g。

二诊(1983 年 12 月 26 日):上药连服 37 付,临床症状全部消失。B 超复查前列腺 4.5cm×3.0cm,内部回声大小不均,有光斑。转以治本为主。处方:女贞子 10g,墨旱莲 10g,生地 12g,白芍 10g,丹皮 10g,土茯苓 5g,苎麻根 30g,茅根 15g,黄柏 6g,土牛膝 10g,碧玉散(包)15g,海藻 10g。昆布 12g。

三诊(1984 年 1 月 30 日):病情稳定,无所不适,B 超复查正常前列腺。

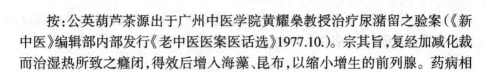

按：公英葫芦茶源出于广州中医学院黄耀燊教授治疗尿潴留之验案(《新中医》编辑部内部发行《老中医医案医话选》1977.10.)。宗其旨，复经加减化裁而治湿热所致之癃闭，得效后增入海藻、昆布，以缩小增生的前列腺。药病相符，故能奏效。后以二海地黄汤意治本收功。

案4：苏某，男，68岁。初诊主诉：进行性排尿困难6年，加重2周。近6年来排尿困难呈进行性加重，表现为排尿等待，尿线细，余沥不尽。夜尿3~4次。近2周来由于久坐及受寒后排尿困难症状加重，小便色黄，排尿灼热感，影响睡眠。否认高血压、糖尿病等病史。体检：直肠指检：前列腺Ⅱ度增大，表面光滑，中央沟变浅，质地中等，无压痛。舌质红，苔黄腻，脉弦。诊断：精癃(前列腺增生)，病机为膀胱湿热，治则治法：清热利湿，方选公英葫芦茶化裁。蒲公英20g，陈葫芦20g，六一散20g，瞿麦10g，萹蓄10g，藿香10g，留行子10g，泽泻10g，鬼箭羽10g，莪术10g，台乌药6g，怀牛膝10g。

二诊：服药14剂后症状有好转，诉排尿较治疗前好转，排尿等待好转，夜尿2~3次，舌质红，苔薄黄腻，脉细弦。治疗大法不变，上方化裁，去泽泻，加小茴香6g助膀胱气化。

三诊：诉排尿梗阻症状好转明显：尿等待减轻，尿线较前增粗，夜尿2~3次，睡眠改善，大便通调。舌质红，苔薄微腻，脉细弦。

按：精癃病实证，或为湿热下注，病在膀胱；或为肺气郁痹，病在上焦，或为浊瘀阻塞，病在气血。有时阴阳、寒热、虚实互见，临证时尤宜详审。本病实证以湿热多见，治以清热利湿，常用公英葫芦茶加减，疗效确切。

案5：赵某，男，58岁。初诊日期：2010年4月8日，主诉：排尿困难4年，加重3天。患者排尿困难4年，3天前服用感冒药而致小便不利，逐渐加重，点滴难出，在外院诊为前列腺增生伴急性尿潴留，经留置导尿管及非那雄胺口服治疗效果不佳，乃前来就诊。自诉下腹胀满，小便不通，大便干结，3日未解。无发热，食欲不佳，睡眠欠安。有高血压病史2年，否认糖尿病史。查体：包皮过长，尿道口未见潮红或分泌物，舌紫黯，苔黄脉弦涩。诊断：精癃(前列腺增生)。病机：浊瘀阻塞。治则治法：清热利湿，兼活血通络。蒲公英20g，陈葫芦20g，冬葵子10g，薏苡仁15g，留行子10g，小茴香6g，鬼箭羽10g，莪术10g，台乌药6g，怀牛膝10g，虎杖10g，炮甲片6g。

二诊：口服5天中药后，患者下腹胀满明显减轻，大便通畅，排尿已能成线，舌紫红，苔薄腻，脉细弦。予原方增损继续治疗。

按：患者乃老年男子，肾气已衰，加之服用感冒药，致血脉瘀阻，痰、浊、败精阻塞膀胱，气化不利，水道不通而致小便滴沥不畅，甚则点滴不通，下腹胀满，舌紫黯脉涩。本例患者即典型湿热下注兼瘀血阻滞，二便不通。老年男子肾气已衰、血脉瘀阻，加之服用感冒药，致血脉瘀阻，湿热之邪阻塞膀胱，气化不利,水道不通而致小便滴沥不畅,甚则点滴不通。徐福松教授遇此证时常以清热利湿兼通瘀行水,启癃开闭治疗。徐福松教授又谓:"属攻伐之品,宜中病即止"。

案6:张某,男,68岁,江苏江宁人。2006年6月16日初诊。自诉排尿不畅反复发作4年。患者有良性前列腺增生史,曾因急性尿潴留而导尿2次。近3天来因饮酒过度而致小便频数,滴沥不尽,尿黄量少,尿道灼热疼痛,伴少腹胀痛,口干苦,大便干结,3日一行。舌苔黄腻,脉弦滑。尿常规:潜血(+),白细胞(++)。直肠指检:前列腺腺体增大,表面光滑,质地中等有弹性,中央沟变浅。经直肠超声示:彩超示:前列腺体积为5.1cm×4.0cm×3.2cm,形态尚规则,内部回声尚均匀,膀胱内壁光整,残余尿45ml。PSA、fPSA及其比值均在正常范围。证属膀胱湿热,气化失司。治以清热利湿。方选公英葫芦茶加减。药用:蒲公英30g,陈葫芦30g,黄柏10g,车前子10g(包煎),马鞭草20g,冬葵子10g,三棱10g,莪术10g,台乌药10g,藿香10g,生地10g,通草20g,淡竹叶5g,生甘草6g。嘱其戒烟酒,忌辛辣肥甘厚味之品。服7剂后尿次减少,排尿通畅,伴随症状好转。继服前方14剂,渐愈。

按:BPH是常见的老年疾病,中医学在治疗方面积累了丰富的临床经验,研究出许多行之有效的方剂。实验研究证实,有些中药具有抑制前列腺增生、调节神经和内分泌等作用,对形成BPH的两个因素,即动力因素(α-受体)及静力因素(增大的前列腺)均有作用。本例患者年过花甲,肾虚为本,饮酒过度,伤及脾胃,湿热内生;湿热中阻,下注膀胱。"膀胱者,州都之官,津液藏焉,气化则能出焉",以致膀胱气化失常。本证治疗重在以蒲公英、陈葫芦、黄柏、车前子、马鞭草、冬葵子清膀胱,导腑热;配以导赤散清热通利;藿香芳香化浊开闭;三棱、莪术、台乌药等活血通闭。诸药共奏清热利湿,泄利膀胱之功,使邪去正安也。

## 二、公英葫芦茶与前列腺炎

前列腺炎属中医"精浊"范畴,中医认为,精浊的病因病机甚为复杂。总的来说是肾亏于下,封藏失职;败精瘀浊,湿热下注,精室被扰,精关不固,而成本病。常见的原因是忍精和感染。前者多由青壮年相火易动,所愿不遂,精未泄出;或同房、遗精、手淫、惊恐等,忍精不泄,败精流注,精关不固,遂成精浊。后者多由肺脾素虚,容易感冒腹泻,引动下焦湿热;或包皮过长,藏污纳垢,或性交不洁,湿热内侵,流于精室,精浊混淆,精离其位,而成本病。其病机转化是:病久伤及脾肾,脾气虚则湿愈难化,肾气伤则精易下泄,此为本病由实转虚的大致过程。肾虚是本,湿热是标,久病入络,血脉瘀滞,乃是进入慢性过程的病理反应。中虚是湿热伤脾的必然结果,或系素体脾虚所致,或由肾虚及脾之故。

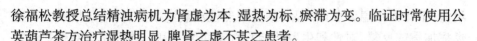

徐福松教授总结精浊病机为肾虚为本,湿热为标,瘀滞为变。临证时常使用公英葫芦茶方治疗湿热明显,脾肾之虚不甚之患者。

案1:王某,46岁,江苏省工艺品进出口公司干部。1992年9月24日初诊。夜尿4~6次已10余年。近日小便欠通畅。患者于1962年行胃次全切除术,术后胃纳不佳。B超:前列腺炎伴尿潴留。刻诊患者神可,形瘦面白无华,胃纳欠佳,尿黄,尿频,尿急,排尿不畅,夜尿6~7次,舌红苔薄黄有紫气,脉细濡。肛门指检:前列腺大约栗子,质偏硬,轻压痛,中央沟存在。膀胱积热排尿不畅。治宜清热利湿。方用公英葫芦茶加减。冬葵子12g,车前子10g,陈葫芦30g,蒲公英18g,王不留行18g,三棱5g,莪术5g,滑石20g,藿香10g,细木通5g,怀牛膝10g。

10月4日复诊:上药连服7剂,症情明显好转,排尿通畅,夜尿3~4次,少腹、会阴部坠胀,纳食不香。舌淡红苔薄白有紫气,脉细。原方再进7剂。另服补中益气丸5g,一日两次。服至尿畅,少腹、会阴部坠胀消除。

按:此案前列腺炎所致下尿路梗阻而排尿不畅,膀胱残余尿增多,先用公英葫芦茶清热利湿,得效后用补中益气法。方中广藿香合补中益气丸均有开通上焦之功。"疏其源则流自清,开其上而下自通,譬之沉竹管于水中,一指遏其上窍,则滴水不坠,去其指,则管无余水矣,治癃闭不当如是矣"(《丁甘仁医案》)。由此可见,治癃闭不忘肺为水之上源。

案2:腾某,男,28岁。初诊日期:2010年9月1日。主诉:会阴部隐痛不适反复发作2年。会阴部隐痛不适反复发作2年,伴大便末滴白,阴囊潮湿,自觉偏于怕热较甚,口渴喜饮冷水,排尿时有灼热不适感觉,大便偏干,曾在外院口服"泽桂龙爽胶囊"等药物效果不佳。查前列腺液常规见:卵磷脂小体少见,白细胞10~30个/HP,前列腺液细菌培养阴性。查体:包皮略长,尿道口潮红,未见明显分泌物。舌黯红,苔黄腻,脉弦数。诊断:精浊(慢性前列腺炎),病机:湿热内蕴。治则治法:清热解毒,通络利湿,方药予公英葫芦茶方化裁:蒲公英15g,陈葫芦20g,生草5g,萹蓄草10g,泽兰泻(各)10g,马鞭草20g,广木香6g,藿香10g,车前子10g,紫地丁15g。

二诊:服药7剂后诸症减轻,诉会阴隐痛及阴囊潮湿减轻明显,舌黯红,苔薄黄腻,脉弦数。

按:本例患者相火偏旺,性生活频繁,前列腺常充血水肿,予公英葫芦茶清热解毒,活血止痛。患者青年人,素体湿热内蕴,正气未虚,邪气较甚,故可以用实者泻之之法。徐福松教授指出:治疗前列腺炎实热证患者,切忌过用苦寒温凉药,这是预防医源性病变的关键。有因慢性前列腺炎而妄投龙胆泻肝汤、黄连解毒汤,结果苦泄过度,一则败胃,引起脘痛纳差,恶心呕吐;二则伤阳,导致性欲淡漠,阳痿不举,同时影响精子质量;亦有因伴有阳痿、早泄、不育而用温肾壮阳之品,甚至用烈性酒浸泡中药者,结果招致生殖道炎症加重或反复,对性和生殖功能有百害而无一利。故治疗本例患者时中病即止。

### 三、公英葫芦茶治疗其他疾病

案1:患者黄某,女,31岁,江阴人,2007年11月3日初诊。患者结婚5年未避孕而未孕,1次体外受精-胚胎移植、2次冻胚移植。患者3年前因子宫输卵管碘油造影示双侧输卵管伞端粘连、梗阻、远端积水而行腹腔镜下输卵管伞端分解剥离加造口术,术后1年未孕。复查HSG(子宫输卵管造影术)又见双侧输卵管伞端粘连、梗阻、远端积水,拒绝再次腹腔镜治疗,要求直接行IVF(体外受精)。2006年6月28日,取卵15枚,IVF受精12枚,得胚10枚,ET(胚胎移植)2枚优质胚胎未成功。其后又2次FET(冻胚移植),均未成功。现有冻胚3枚。复习既往资料表明,患者输卵管积水较明显,其中1次在FET前,在B超监测下行穿刺抽吸。夫妇同居,性生活正常,其夫精液检查正常。平素少腹时有隐痛,带下量多,色黄质黏稠,有气味,月经尚规则,经量少,色淡,无痛经,无乳房胀痛,面色淡白,纳差,神疲,二便尚调。舌质偏红苔微黄略腻,脉象细弦。妇检带下色黄,子宫正常大小,双侧附件区压痛明显。B超提示子宫正常大小,双侧输卵管积水直径分别为3.5cm、3.0cm,少量盆腔积液。此乃素体气血两虚,复感湿热之邪,遂酿成此疾。治以清热利湿为主,佐以益气补血。方药:蒲公英20g,陈葫芦20g,台乌药10g,瞿麦10g,车前子10g(包煎),马鞭草20g,猫爪草20g,茯苓10g,当归10g,生黄芪20g,怀山药15g,砂仁5g(后下),蔻仁5g(后下)。每日1剂,水煎服。

二诊(2007年12月2日):上方连服30剂,诉大便溏,日行2~3次,无腹痛。复查B超示双侧输卵管积水分别为1.5cm、1.0cm,较前明显减少。前方去当归、马鞭草、猫爪草,加炒白术20g,陈皮10g,泽兰10g,泽泻10g。再服30剂。

三诊(2008年1月4日):自诉无特殊不适,B超下未见输卵管异常声像。守方继进15剂,以兹巩固。

2008年1月26日,自然周期FET。其后14天,抽血查β-HCG953IU/L。孕50天B超示双胎,见正常胎心搏动。2008年10月2日,剖宫产下龙凤胎,2婴儿Apgar评分10分。

按:输卵管积水对体外受精-胚胎移植的结局有负面影响,可使种植率及临床妊娠率降低,流产率增加。目前西医的治疗主要是输卵管切除和输卵管造口术,前者由于损伤了子宫动脉的卵巢支和卵巢动脉在输卵管-卵巢系膜内吻合组成的动脉弓,导致同侧卵巢血供减少,从而影响卵巢甾体激素的合成及卵泡的发育;后者又有再次积水的风险。但是中医药对于本病的治疗有一定的特色。根据其临床表现多属中医学之"腹痛"、"癥瘕"、"带下"等范畴。多由经期、产后、人工流产及手术后,湿热邪毒乘虚而入,导致冲任阻滞,胞脉失畅,瘀血阻滞,水液不化。因此,本病主要病机为湿热瘀阻,病以虚为本,实为标,多为虚中夹实证。其治疗以公英葫芦茶清热利湿为主,配合生黄芪、怀山药、全当归养血益气健脾,补虚扶正,寓"正气存内,邪不可干"之意,共奏补虚泻实、标本兼顾之效。

案2:患者吕某,女,35岁,常州人,2007年11月20日初诊。患者婚后7年未育。男方勃起功能障碍,精液检查正常,当地4次夫精宫腔内人工授精,未成功。2007年11月7日行IVF-ET,此为ET后第14天,查尿HCG(人绒毛膜促性腺激素)阳性,因"腹水"而住院,腹水较甚,波及心脏,医院予以急救,并要求中以配合。刻诊:腹胀,腹大如鼓,无口干,便干难解,小便不利,纳差,舌体胖嫩苔薄白,脉弦滑略数。认证为气虚水停,治以补气利水,兼以安胎。方药:蒲公英20g,陈葫芦20g,车前子10g(包煎),马鞭草20g,生黄芪20g,猪茯苓(各)10g,怀山药15g,潞党参10g,炒白术20g,炙鸡金10g,桂枝10g,老苏梗10g,川断10g,桑寄生10g。每日1剂,水煎服7剂。

二诊(2007年11月27日):当日查血β-HCG 1073IU/L(为ET后第18天)。腹胀明显减轻,便调,小便较畅,纳可,舌红苔薄白微腻,脉弦滑。效不更方,原方去车前子、马鞭草再入。每日1剂,水煎服7剂。

三诊(2007年12月18日):孕65天,B超示:单胎,见胎心。中药保胎方服至孕90天。2008年秋,其家属电话告知,已在当地医院平安产子。

按:在辅助生殖技术中,由于大量促排卵药物的应用,卵巢过度刺激综合征发病率逐年增加。OHSS(卵巢过度刺激症)是辅助生殖技术的主要并发症之一,重者可危及生命。在促排卵治疗和体外受精—胚胎移植过程中,OHSS总体发生率为8.4%~23.3%。在进行试管婴儿治疗周期发生率为1%~14%,重度为0.5%~2.0%。OHSS发病特别与妊娠黄体的功能相关。妊娠比未妊娠患者病程长,病情严重,白蛋白扩容治疗的用量大及时间长,需要腹腔穿刺放腹水治疗的比例高。故在病情难以控制或有严重并发症时必须终止妊娠,以挽救生命。由于OHSS的发病机制仍未阐明,因此对其的治疗仍缺乏明确有效的方法。中医的辨证与辨病相结合在该病的治疗中可作为尝试性的选择。特别注意的是,辨治此病,始终抓住中医辨治原则,审证求因,辨证论治,灵活运用公英葫芦茶,疗效确切。运用此方加减不仅可以促进腹水的吸收、排出,而且还具有促进胚胎着床、安胎的作用,可谓一举双得。本方去王不留行、三棱、莪术、川牛膝等活血化瘀之品不用,一则本案无血瘀之症,二则现代药理研究证实许多活血化瘀之品如王不留行、川牛膝有抗着床、抗早孕作用,因此,对拟怀孕妇女,在排卵后或ET后用药,要慎之又慎。这也是现代中医辨证与辨病相结合的具体体现。

案3:患者陈某,男,69岁,浙江嵊州人,2006年3月4日初诊。阴囊肿大1天,B超检查示睾丸鞘膜积液(大量),给予抗生素治疗效果不显,患者拒绝手术治疗,遂延中医求治。症见阴囊肿大如柚,皮薄光亮,状如水晶,肿胀连及阴茎,无法站立,无法行走。伴见阴囊皮肤潮湿而热,口干渴,小便黄赤,尿道灼热,大便秘结,舌偏红苔黄腻,脉弦滑。证属水湿停留,湿热内蕴,治以清热利湿。处方:蒲公英15g,陈葫芦30g,冬葵子15g,车前子10g(包煎),瞿麦10g,石韦10g,藿香10g,三棱10g,莪术10g,生地10g,淡竹叶5g,通草10g,生甘草5g。水煎服,日1剂。

二诊(2006年3月11日):药后1周,囊肿大明显改善,可自行下地行走,余无其他不适。舌淡红苔薄白,脉弦。触诊:睾丸可正常扪及,周围有波动感,左侧睾丸质地偏硬。原方去导赤散,加怀山药15g,茯苓10g,炒白术20g。再服。

三诊(2006年3月18日):阴囊水肿基本消除,无坠胀感,临床无不适。B超检查未见鞘膜积液,睾丸、附睾未见异常声像图。前方续服2周巩固。随访6个月,未见复发。

按:在胎儿发育7~9个月时睾丸从腹膜后下降,经腹股沟管降至阴囊时,有两层腹膜构成的盲袋即鞘状突亦经腹股沟管进入阴囊,覆盖睾丸。出生前后鞘状突大部分闭合,与腹腔不相通。正常情况下,腔内有少量液体,如液体的分泌和吸收失去平衡,则鞘膜腔内形成积液即鞘膜积液。鞘膜积液有原发、继发两种。原发者无明显原因,病程缓慢,可能与慢性炎症和创伤有关,积液为淡黄色清亮液,为渗出液;继发者可继发于急性睾丸炎、急性附睾炎、创伤、丝虫病、血吸虫病等;积液多浑浊;甚至呈血性、脓性或乳糜性。

现代医学对睾丸鞘膜积液的治疗多采用局部穿刺、药物注射等保守疗法或外科手术,但复发率高,且有发热、药物过敏、局部红肿等并发症。中医学将其归于"水疝"范畴。本病病变在阴囊,与肝、脾、肾等脏有关。《儒门事亲》记载"水疝其状,肾囊肿痛,阴汗时出,或囊肿而状如水晶,……宜以逐水之剂下之",对本病的临床表现进行了详细的描述,并提出了"逐水"的治疗原则。本病属原发性鞘膜积液,乃后天失调,湿热内生,循肝脉下注,浸淫阴囊而成。故以公英葫芦茶清热利水,渗湿通络;佐以导赤散清热利尿,一则兼顾小便黄赤、尿道灼热之症,二则寓"治湿不利小便,非其治也"之意,可谓一举两得。

案4:患者高某某,男,28岁,徐州人。2008年5月15日初诊。附睾睾丸穿刺术致阴囊肿大半月余。患者婚后3年未育,当地多次精液离心沉淀示无精子症。半月前,行左侧附睾睾丸穿刺术,术后自觉睾丸坠痛,阴囊逐渐胀大,自服左氧氟沙星等无效,特来我院门诊求治。症见左侧睾丸坠胀,阴囊水肿光亮,透光试验阳性,左侧附睾触痛,舌质红苔白腻,脉弦。B超示左侧睾丸鞘膜积液。拟公英葫芦茶加减,药用:陈葫芦20g,蒲公英15g,马鞭草20g,猫爪草20g,冬葵子15g,车前子(包)10g,瞿麦10g,石韦10g,王不留行20g,川牛膝10g,怀山药20g,枸杞子10g,制黄精10g,紫河车10g。水煎服,每日1剂。嘱其减少活动,并用阴囊托兜起阴囊,以减轻疼痛并有利于鞘膜积液的吸收。

上方服用7剂,阴囊肿胀明显好转,左附睾触痛不显。前方继进,再服15剂后,诸症全消。

按:自1992年Palermo等采用卵胞浆内单精子显微注射治疗严重精液异常的男性不育症获得成功以来,该技术迅速在全世界被广泛应用。采用附睾和/或睾丸穿刺取精子,并通过ICSI(卵胞浆内单精子显微注射技术)使许多无精子症患者,特别是梗阻性无精子症患者获得自己的后代成为可能。睾丸、附睾穿刺术尽管微创、恢复快、痛苦小,但由于可能引发潜在的血行阻断而影响睾丸血液的充分供应,在实施过程中不可避免的会带来一些不良反应,如睾丸鞘膜积液等。现代医学对其处理多采用抗生素治疗,但是抗生素的常规使用是否会对精子的生成产生阻碍值得进一步探讨。因为不能保证一次穿刺就能获得精子,获得精子不一定就能获得胚胎并成功妊娠。通过ICSI技术解决生育问题的患者有可能面临多次穿刺的情况,所以必须关注其今后的生精功能。运用公英葫芦茶治疗此症,屡试不爽。其用药不忘添加怀山药、制黄精、紫河车等脾肾双补之品,一是脾肾与水湿关系密切,脾肾功能正常,有利于水湿吸收;二是补肾之品,大多有生精之功,可为下次穿刺取精做好准备。本法既可消除鞘膜积液,又可维护或改善生精功能。

案5:患者丁某某,女,59岁,扬州江都人,2007年10月9日初诊。诉排尿不畅1月余。9月初于当地医院查示“膀胱炎”,予喹诺酮类抗生素治疗效果不显,又转至南京某三甲医院查尿常规:(–);查B超:双肾及输尿管无异常,残余尿150ml;尿动力学检查:逼尿肌无收缩。西医诊断为膀胱颈硬化症,建议其求助中医诊治。症见:排尿淋漓不尽,无频急涩痛,尿色黄浊。素体神疲气短,腰酸乏力,常“感冒”,不欲饮食,大便稀溏,舌质淡,苔薄黄腻,脉濡弱。中医诊断为:癃闭(湿热下注证)。乃因年老体弱,正气亏虚,湿热之邪乘虚侵入下焦,正气不足,无力驱邪,湿邪留恋,虚实夹杂。处方:蒲公英20g,陈葫芦20g,台乌药10g,泽泻10g,萹蓄10g,瞿麦10g,马鞭草20g,猫爪草20g,生薏仁20g,猪苓10g,茯苓10g,怀山药15g,生黄芪20g,炒白术20g。水煎服,日1剂。14剂后小便即畅通。

按:尿潴留中医属“癃闭”范畴,病位在膀胱。《素问·宣明五气论》:“膀胱不利为癃,不约为遗溺”。阐明了膀胱气化功能失调是本病的基本病机。人体小便之畅通依赖于三焦气化的正常,而三焦的气化依赖于肺的通调,脾之转输，肾之气化功能来维持。《灵枢·本输》记载"三焦者，……实则癃闭，虚则遗溺。遗溺则补之，闭癃则泻之"。膀胱属腑，腑以通为用，故以通利为大法。该患者素体肺、脾、肾俱虚，三焦气化失常为本，故在以公英葫芦茶通利之时，辅以生黄芪、怀山药、炒白术益气培元，以助三焦气化，而收标本兼治之效。

# 第四章　酸甘化阴汤与临床

酸甘化阴法为张仲景首创,代表方剂为芍药甘草汤。《伤寒论》112方,芍药与甘草配伍者达二十五处,可见仲景对酸甘化阴法之重视。酸甘化阴法主要是将酸味药与甘凉药复合配伍,以达到加强养阴生津的目的,功能滋助五脏之阴,而尤以养胃阴为长。凡温病后期恢复阶段、某些久患胃病的人,或其他慢性消耗性疾病后期等,酸与甘合,不但可以加强养阴作用,而且还能化阴生津。因为酸能敛阴生津,甘能益胃滋阴,酸甘配伍,一敛一滋,则可两济其阴,促阴液生化,即酸得甘助而生阴。

《伤寒杂病论》奠定了中医的辨证论治基础,书中有对男科疾病如失精、阴寒、狐疝等的论述,涉及病因病机和治法方药,并认识到男病多虚的特点,并对此进行了详细的阐述。徐福松教授潜心揣摩中医经典,同时结合临床实践,首先将酸甘化阴法运用于临床男科疾病,多用于精液不液化导致的男性不育症。

精液刚排出体外时为黏性液体,一般5~30分钟后即开始液化,有利于精子的运动和受孕。超过1小时仍不能液化者则称精液不液化。由于精液凝固不化,使精子发生凝集或制动,减缓或抑制了精子的正常运动,精子甚至因运动费力,消耗过多能量而死亡,使其不能通过宫颈与卵子结合而致不育。其临床特点是精液黏稠度的增加和精液液化时间的延长。因精液不液化而致不育者约占男性不育症的10%。本病属中医学"精液稠厚"、"精瘀"、"淋浊"、"精寒"、"精热"等范畴。

现代医学认为:精液中存在凝固及液化因子,分别来源于精囊和前列腺,一旦某种因素破坏了精液凝固与液化因子间的平衡,即可出现精液不液化。引起精液不液化的原因有:①当前列腺发生感染或其他病变,其分泌的作为液化因子的酶类物质减少,酶活性减低,从而使液化与凝固因子间的平衡被打破,精液表现为不液化。大约90%精液不液化者患有前列腺炎,而前列腺炎患者中精液不液化者约占12%。②内分泌紊乱精液凝块的形成和液化受激素尤其受睾酮的影响,对附属性腺的分泌活动具有调节作用。任何原因导致的睾酮减低引起的前列腺分泌功能低下,也可能出现精液不液化。

祖国医学认为:精液属阴津之类,与肾的气化功能有着直接的关系。《内经》云:"阳化气,阴成形"。精液的正常液化,有赖于阳气的气化,而阳气的气化,又依赖于阴阳的协调,因此一切可以引起机体阴阳平衡失调的原因或疾病因素均可导致精液不液化。湿邪是导致本病的重要病理因素之一,盖湿为阴邪,其性重浊,黏滞难化;热为阳邪,易伤阴液,精液熏灼,湿热下注,经络阻滞,致精液黏稠难化。《灵枢》所谓"浊湿伤下"、"身半以下者,湿中之也",《素问》所谓"伤于湿者,下先受之"是也。精液不液化的原因包括:①先天肾阳不足,大病久病及肾,损耗肾阳,致肾阳不足,气化失司。或后天失养,脾运失健,湿浊不化,或居处卑湿,寒湿、水湿之邪内侵,损伤阳气,致阳不化气行水,精液不液化。②若素体阴虚,或房劳过度,肾精过耗,或劳心太甚,或五志化火,耗损精液,或过服温燥助阳之品,而致热盛伤阴,阴虚火旺,精液受灼而浓缩,致黏稠难化。③嗜食辛辣醇酒厚味,湿热内生,流注于下,湿毒之邪外侵,蕴久化热下注,熏蒸精室,清浊不分,亦可导致精液不液化。④久病入络,或外伤,或素有痰湿,排精时强忍不泄,败精离位,浊瘀阻窍,气机阻滞,精液不液化。凡精液排出体外后 60 分钟以上不能液化者,均可诊断为精液不液化症,临床还可见精液稠厚或黏稠如胶冻状,甚至呈块状。诊断时,还必须同时检查是否合并前列腺及精囊炎症或先天性缺损。生理性精液黏度增加者多见于长期禁欲,贮精不泄者。二者的鉴别诊断要点是:①液化时间;②精液黏度。生理性者液化时间虽然相对延长,但不超过 1 小时,仍在正常范围之内;精液黏度相对增高,但挑起时没有细丝,或略有细丝,但挑起即断,黏度仍在正常值的范围之内。

临床辨证精液不液化导致的男性不育症,首先当分清虚实、寒热。肾阴亏损,阴虚内热者为虚证、热证;肾阳不足者为虚证、寒证;湿热下注者为实证、热证;而痰瘀阻滞者则属实证。本病以阴虚火旺、湿热内蕴者多,肾阳不足、痰瘀阻窍者少。治疗时以扶正祛邪,使肾阴阳平衡,恢复气化功能为治疗原则。

徐福松教授依据酸甘化阴理论创制酸甘化阴汤,即乌梅甘草汤,方药有乌梅、甘草、生地、白芍、海藻、昆布、知母、天花粉。乌梅味酸、涩,性平,归肝、脾、肺、大肠经,功能敛肺,涩肠,生津,安蛔。用于肺虚久咳;虚热烦渴;久疟;久泻;痢疾;便血;尿血;血崩;蛔厥腹痛;呕吐;钩虫病。《本经》云:"主下气,除热烦满,安心,肢体痛,偏枯不仁,死肌,去青黑痣、恶肉。"《别录》云:"止下痢,好唾口干。甘草味甘,性平,归心、肺、脾、胃经,具有补脾益气,润肺止咳,缓急止痛,缓和药性之功效。相对而言,甘草生用清热解毒,蜜炙后用则能补中缓急。生地味甘;苦,微寒,归心、肝、肾经,功能滋阴清热,凉血补血。用于热病烦渴;内热消渴;骨蒸劳热;温病发斑;血热所致的吐血、崩漏、尿血、便血;血虚萎黄;眩晕心悸;血少经闭。白芍性凉,味苦酸,微寒,具有补血柔肝、平肝止痛。敛阴收汗等功效,适用于阴虚发热、月经不调、胸腹胁肋疼痛、四肢挛急,泻痢腹痛、自汗盗汗、崩漏、带下等症。海藻味苦咸,性寒,归肺、脾、肾经,功能软坚、消痰、利水、泄热,主治瘰疬,瘿瘤,积聚,水肿,脚气,睾丸肿痛。天花粉味甘、微苦,性微寒,归肺、胃经,功能清热生津,消肿排脓,用于热病烦渴,肺热燥咳,内热消渴,疮疡肿毒。其中乌梅以敛阴生津为长,白芍养阴缓急,用于肝脾不和,脘腹拘挛急迫疼痛连及胁肋,二者配伍甘味药酸与甘合,不但可以加强养阴作用,而且还能化阴生津。生地、天花粉本身性味甘寒,养阴生津。知母滋阴降火,润燥滑肠。海藻、昆布二味功能消痰软坚、散结消肿。精液黏稠不液化者,痰浊之征象也。产生痰浊的原因,或为阴虚火旺,或系湿热下注,阳虚为患者临床少见。不论虚火、湿热,均可灼精为痰。辨证与辨病相结合,标本兼治是本病的治疗要点。治疗时滋阴清热、清利湿热乃治其本,化痰除湿为治其标。治疗本病时常用海藻、昆布。诸药合用,共奏酸甘化阴,滋阴降火之功。

**验案举例:**

案1:蔡某,33岁,会计。1978年8月19日初诊。婚后3年不育,多次精液常规检查证实,液化时间长为不育原因。每次送检后第3天才液化,久治无效。平时口渴喜饮。脉细舌红,苔薄白。辨证为阴虚火旺,精不化液。治以甘酸化阴法。用自制方乌梅甘草汤加减。杞子15g,炙草5g,山萸肉10g,乌梅10g,白芍10g,炒谷麦芽(各)15g,炙水蛭10g,白芥子15g,五味子1g,沙参10g。连服半月,至同年9月7日复查精液常规,精液半小时液化。嘱服原方,至爱人怀孕为止,2月后女方妊娠,足月顺产一女。

按:精液报告中出现精浆异常,精液黏稠不液化频率较高。根据临床所见,阴虚火旺导致精液不液化者最多。自制新方酸甘化阴汤是治疗本症的有效验方,亦是特色经验之一。1978年夏秋之交,曾遇一例离体精液三天三夜不液化的患者,经用此法治疗半月即恢复正常。前提是生殖道炎症是造成了精液不液化的原因。精液不液化束缚了精子运动,影响了精子的运动速度,或精子运动费力,消耗过多能量而死亡,出现不同程度的弱精子症或死精子症,也就是说影响了精子的质量。如果是单纯的精液不液化,没有"精子异常",说明精子已经适应了这种生殖道炎症的"内环境",没有影响到精子数、质量和形态,医生和患者可以毫不介意,不予处理。临床每遇原来精子正常,经用大量酸性药物治疗精液黏稠不液化,或用大量高级抗生素治疗脓精、血精,有的精浆异常改善了,精子异常出现了,导致舍本求末的被动局面,这可能是因为药物的作用,一方面消除或减轻了炎症,促进了精液液化,另一方面又同时杀伤了精子,或改变了精子原本已经适应了的在生殖道炎症内环境,客观上造成了顾此失彼,甚至适得其反的"医源性"失误。

按:阴虚者,多以直接补阴为主。而此案中,阴虚不甚,小制其方,以"酸甘化阴"别出一途。其药清轻灵动,以小博大。徐福松教授之制,可为圭臬。

案2:吴某,30岁,1991年2月12日初诊。婚后1年余,同房时不能射精,久治未效。素有慢性前列腺炎病史。刻诊患者神尚可,口干不欲饮,平时痰多,夜有盗汗,尿黄,尿后余沥不尽且有滴白,舌红有淡紫气,苔薄白微黄,脉弦滑,同房时不能射精,今用电动按摩取精液化验:灰白色,质稀,量1ml,活力一般,精子活率 60%,脓细胞 2 个 /HP,正常形态精子 85%,精子计数 2.6 亿 /ml。查血抗精子抗体阴性。肾阴匮乏复加湿热下扰,治宜益肾养阴兼以清利。方用乌梅甘草汤合首乌丸加减。川断 15g,制首乌 15g,乌梅 10g,白芍 10g,诃子肉 10g,宣木瓜 10g,海藻 12g,昆布 12g,丝瓜络 10g,碧玉散 10g,碧桃干 10g,生甘草 6g。另,保精片 5 片,1 日 3 次。

二诊(1991 年 2 月 19 日):治疗 7 天,盗汗仍有,同房时仍不能射精,舌脉同前。肾阴不能遂生,再以前方出入。原方去木瓜,加牡蛎 30g。

三诊(1991 年 3 月 5 日):上药连服 14 剂,昨日同房已有射精,尿末滴白已止。仍口干,盗汗,溲黄,脉细带弦,舌红苔薄白。肾阴虽得补充仍亏,再以前方兼以固摄。原方去丝瓜络、海藻、昆布加生地 10g,糯稻根 10g,煅龙骨 15g。

四诊(1991 年 4 月 14 日):上药连进月余,盗汗已止,溲黄亦好,近多次同房均有射精,舌红苔薄,脉细。精液常规复查:乳白色,量 6ml,精子活率 75%,活力良好,pH7.0,精子形态基本正常,精子计数 0.58 亿 /ml,MIM(精浆免疫抑制物)616u/ml,1 小时未完全液化。再以滋阴益肾生精为治。生地黄 10g,制黄精 15g,沙苑子 10g,党参 10g,制首乌 10g,枸杞子 10g,云茯苓 10g,鱼鳔胶 10g,鸡血藤 15g,生薏仁 20g,天麦冬(各)10g,南北沙参(各)10g。

五诊(1991 年 5 月 12 日):上药连服 28 剂,精力充沛,体无不适,舌红苔薄,脉细。今查精液常规液化时间为 30 分钟。

按:该案平时痰多,夜间盗汗,尿末滴白等阴津丧失之症均是内伤所致,吴鞠通谓"肾主五液而恶燥,或由外感邪气久羁而伤及肾阴,或不由外感而由内伤致碍,均以培养津液为主。"(《温病条辨·下焦篇》)治从酸甘化阴以增阴液,辛寒甘寒,以除热耗,治及两旬肾精充而有射精,继而益肾生精而精液生化正常。又不射精与盗汗合病,皆阴虚为本,故治不射精未尝皆通也,治盗汗岂只涩哉,专此点明,以解通涩并用、开合齐施之惑。

案 3:李某,30 岁,江苏省管理干部学院。1987 年 12 月 29 日初诊。刻诊患者神可,口干不多饮,腰酸乏力已有数年。舌红苔薄白,脉细弦。精液常规:精子计数 0.6 亿 /ml,精子活率 40%,活动力一般,脓细胞少量,4 小时液化不全,量 3ml。肾阴不足,精液黏稠,液化迟缓。今以滋阴益肾,兼以化痰散结。生地黄 12g,白芍 10g,枸杞子 10g,潼白蒺藜(各)10g,制首乌 12g,杜仲 10g,乌梅 10g,诃子肉 10g,车前子 10g,海藻 10g,昆布 10g,生甘草 5g。

二诊(1987 年 4 月 20 日):上药服至春节前,口干腰酸明显好转,节后又服,总约 80 余剂。目前无明显不适。舌淡红苔薄白,脉弦。今要求复查精液常规。结果:灰白色,黏稠,量 4ml,液化时间 30 分钟,精子形态基本正常,精子活率 7%,精子计数 1.6 亿 /ml,活力良好。嘱再以原方巩固。

按:凡阴阳之要,阳秘乃固。精液源于精室,阴阳之理存焉。阴不足则阳偏胜,阳偏胜则固摄阴精之能太过,精液为之凝滞。其治当以阴平阳秘为期,此治本之策。今人又有精瘀之论,以擅走精道之品化解无形之气,取其标也。

案4:陈某,38岁,南京药学院教师。1986年8月14日初诊。结婚7年,未有生育,女方检查正常。多次精液常规提示精子计数、活率正常,但液化时间太长,超过4小时。迭治未效。刻诊患者神可,口干不渴,腰酸乏力,左小腹隐痛,尿清便溏,脉细。舌质有紫气,苔薄白。精液常规:精子计数0.5亿/ml,活率50%,液化时间大于4小时。活力中等。其治疗以酸甘化阴为佳,虽有便溏可从他法并治。乌梅10g,白芍10g,五味子6g,诃子10g,生甘草5g,海藻12g,昆布12g,生地黄12g,制首乌12g,丝瓜络10g,枸杞子10g,酸枣仁10g。另,香连丸6g,1日3次。

二诊(1986年9月4日):上药连服21天,仍便溏但无腹痛,有时睾丸隐痛,微有口干。舌质红,苔薄白,脉细。再予前方加健脾之品。并嘱尽剂后化验,以防有伤生生之阳。原方去丝瓜络加怀山药10g。

三诊(1986年9月8日):上药服7剂后病人自觉无明显不适,恐病深难解,又自取7剂再服。今查精液常规:灰白色,质黏,量约2ml,液化时间30分钟,精子形态基本正常,精子计数0.11亿/ml,活力尚可。活率65%。便溏仍在,口微干,舌红苔薄,脉细。肾阴得充,肾精生生之气又显不足,再拟补益脾肾,促精生化。紫河车10g,太子参12g,生地10g,熟地10g,制首乌12g,当归10g,白芍10g,杞子10g,沙苑子10g,制黄精10g,紫丹参10g,怀山药10g,云茯苓10g。

四诊(1986年11月21日):上药连服50剂,口干便溏较前减轻,舌脉同前,查精液常规:精子计数1.9亿/ml,活率65%,精子活力较好,液化正常。再以原方巩固。

按:精液液化不良临床多从痰从燥论治而效。本案迭经多方治疗未效,且便溏苔白再用酸甘化阴似不合辨证。"……素有失仁,阴虚体质,迭进清温化湿之剂其热非特不减,反加肤肿足肿,脐腹饱满,面浮咳嗽……,今拟五苓加味,温开太阳而化水湿,勿可拘执阴虚体质,而畏投温剂,致一误而误也。"有是病用是药,先贤尚且如此,在现代医学检验手段极多且检验结果与临床症状间关系不甚明了的情况下,对症治疗不失为有效手段之一。治疗结果也证实了这一点。

案5:黄某,30岁,南京钟山化工厂工人,1986年11月12日初诊。婚后两年未育,夫妻同居,性生活正常。多次精液常规检查,精子计数0.1亿~0.15亿/ml,精子活率0~30%,液化时间大于4小时。迭经清热利湿,补肾填精等治疗均不效。刻诊患者神可,口干,腰酸乏力,性欲较佳,但觉射精时间短,舌红苔薄白,脉细。精液常规:0.1亿/ml,活率10%,活力不良,形态基本正常,黏稠度(+++),灰白色,量 3ml,液化时间大于 4 小时。肾阴亏损,精液生化不足且液化欠佳,今以酸甘化阴,益肾填精。乌梅 10g,白芍 10g,诃子 10g,酸枣仁 10g,五味子 6g,生甘草 5g,丝瓜络 12g,海藻 12g,昆布 12g,生地黄 12g,杞子 10g,制首乌 12g。

二诊(1987 年 1 月 3 日):上药连服 30 剂,口干腰酸较前明显好转,精力较前亦佳。舌淡苔薄,脉细。药既已效,无须更张,但嘱复查精液常规,再行进退。原方加沙苑子 10g。

三诊(1987 年 1 月 18 日):上药又进 14 剂,精力又有好转,昨查精液常规:精子计数 0.6 亿/ml,精子活率 70%,活力中等,精子形态基本正常,黏稠度(++),灰白色,量 4ml,液化时间 30 分钟。嘱以原方巩固。

4 月间介绍他人来院就诊时,言其妻已孕。

按:叶天士谓:"泻痢久必阴损液耗,此口渴微咳,非实火客邪,与甘酸化阴,人参、山药、炙草、乌梅、木瓜、湖莲肉。"(《临证指南医案·痢》)精液不液化乃肾阴不足者多,而甘酸化阴,药虽滋柔,但不腻滞,即使阴虚见证不显者用之亦有益而无碍。

案 6:章某,27 岁,2009 年 7 月 14 日初诊。婚后 2 年不育。患者婚后 2 年不育,多次精液常规检查示大于 60 分钟不液化。曾用抗生素及"舍尼通"等药物治疗不效。平时口渴喜饮,大便偏干,夜寐出汗,脉细舌红,苔薄少。查精液常规见:量 4ml,大于 60 分钟不液化。密度 $78.6 \times 10^6$/ml,活力:a+b+c=4.3%+11.2%+13.8%。精瘀,证属阴虚火旺。药用:乌梅 10g,生甘草 6g,白芍 10g,杞子 10g,山萸肉 10g,干石斛 15g,天麦冬(各)10g,五味子 10g,南沙参 10g,北沙参 10g,丹皮 6g,碧桃干 10g。14 剂,水煎服。

二诊(2009 年 7 月 28 日):服药 14 剂后诸症好转,诉口干不明显,夜寐汗出好转明显,大便通畅,质地中,日一行。舌质红,苔薄少,脉细。原方加减。乌梅 10g,生甘草 6g,白芍 10g,杞子 10g,山萸肉 10g,干石斛 15g,天麦冬(各)10g,五味子 10g,南沙参 10g,北沙参 10g,丹皮 6g,碧桃干 10g。14 剂,水煎服。

三诊(2009 年 8 月 11 日):再进 14 剂后,症状明显好转,舌质红,苔薄,脉细。复查精液常规见:量 4.3ml,液化时间 40 分钟。密度 $41.3.6 \times 10^6$/mL,活力:a+b+c=17.7%+21.4.2%+11.2%。原方续进。乌梅 10g,生甘草 6g,白芍 10g,杞子 10g,山萸肉 10g,干石斛 15g,天麦冬(各)10g,五味子 10g,南沙参 10g,北沙参 10g,丹皮 6g,煅牡蛎 20g。14 剂,水煎服。

按:精液属阴津之类,与肾的气化功能有直接的关系。《内经》云:"阳化气,阴成形"。精液的正常液化,有赖于阳气的气化,而阳气的气化,又依赖于阴阳的协调,因此一切可以引起机体阴阳平衡失调的原因或疾病因素均可导致精液不液化。本例患者阴虚火旺,精液受灼而浓缩,致黏稠难化。使用乌梅甘草

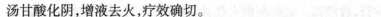

汤甘酸化阴,增液去火,疗效确切。

案7:黄某,男,60岁。患者1年前自觉排尿不畅,尿等待,有分叉,排尿时间明显延长,尿滴沥不尽,夜尿4次左右。近日症状加剧,来院后作前列腺B超检查示:前列腺肥大Ⅲ°,残余尿105ml。刻下:排尿不尽,午后潮热升火,手足心烦热,头晕耳鸣,腰酸乏力,口干欲饮,皮肤干燥无华,大便干燥不畅,苔少舌质红,有裂纹,脉细而数。证属阴虚火旺之癃闭,治拟滋阴降火。用二海地黄汤加减:生熟地、山萸肉、云茯苓、天花粉、怀牛膝、泽兰叶、海藻、丹参、昆布、车前子(包)各10g等。服药2周,小便症状明显改善,夜尿2次左右。继续服药1月,小便不畅改善,夜尿1次。作前列腺B超复查示:前列腺Ⅰ°级肥大,残余尿10ml,患者腰酸乏力、潮热升火、头晕耳鸣等主诉消失。

按:徐福松教授认为,前列腺增生症可分两大类型,一者为膀胱湿热型,二者为阴虚火旺型。老年患者气血津液不足,津液生成输布失调,所以阴虚火旺型较为常见。徐福松教授根据辨证自创酸甘化阴法,自拟二海地黄汤加减,治疗阴虚火旺型前列腺增生症,临床疗效明显。在组方过程中,徐福松教授尤为喜用海藻、昆布二药,配合酸甘化阴散结消肿,以望缩小前列腺增生,可谓别具巧思。《本草从新》云:"海藻,苦能泄结,咸能软坚,寒能泻热,消瘰疬结核、瘿瘤阴溃之坚聚;昆布,多服令人瘦消"。

案8:袁某,男,31岁。排尿不畅加剧1周,有慢性前列腺炎病史3年,曾在外院长期运用大量高级抗生素,如罗氏芬(头孢曲松钠)、阿奇霉素等,病情未得到控制。刻下神疲乏力,腰膝酸软,口渴喜饮,遗精多梦,五心烦热,午后潮热,手足心汗出,舌红苔少,脉细数。前列腺肛门指检:前列腺饱满,质地硬。前列腺液常规检查:脓细胞(++),卵磷脂小体(+)。证属肾阴不足,治拟滋阴降火通淋。徐福松教授自拟酸甘化阴汤合萆薢汤治疗。用药:乌梅、五味子、车前子(包)、诃子肉、萆薢、菟丝子、益智仁、宣木瓜、桑螵蛸、云茯苓各10g,石菖蒲(包)3g,煅龙牡(各)20g。服药7剂病情明显缓解,稍有胸闷胁胀,加广郁金、柴胡以疏肝理气,再续服方药14剂,小便症状明显好转,门诊随访1个月,复查前列腺常规示:脓细胞少许,卵磷脂小体(+++)。

按:徐福松教授认为,慢性前列腺炎多为虚实夹杂之证,肾虚为本,湿热为标,常选用自拟萆薢汤治疗。但该患者由于病程较长,而且有长期使用高级抗生素的病史,病情迁延不愈,前列腺质地硬而饱满,故徐福松教授首先以酸甘化阴消结为主,然后配合萆薢汤治疗,协同达到滋阴消肿,清热散结通淋之功。辨证正确,自然药到病除。

案9:叶某,男,35岁。婚后四年性生活正常但始终不育,女方妇科检查未见异常,男方多次精液常规检查:液化时间2小时以上,活力35%,曾至多处男科不育门诊求治,均未奏效。刻下口干欲饮,多梦而遗精,手足心热,心烦不眠,舌质红而少苔,脉细弦。证属阴虚火旺,治拟酸甘化阴,方用乌酸甘草汤加减治疗,用药:乌梅、白芍、天花粉、黄精、枸杞子、泽泻、首乌、生地各10g,甘草5g,鸡血藤20g。同时加服五子补肾丸。连续门诊服药4月后,复查精液常规示:液化时间30分钟,活力55%,半年后有子。

按:徐福松教授认为,精液不液化中医辨证阴虚火旺,湿热内蕴为多,由于房劳过度,肾精过耗,或劳心尤甚,或五志化火,耗损精液,而致热盛伤阴,阴虚火旺,精液受灼而浓缩,致黏稠难化。西医目前治疗精液不液化口服维生素C等酸性活剂,与徐福松教授酸甘化阴法相一致。祖国医学认为:"阳化气,阴成形"。精液属阴津,精液的液化依靠阳气的气化作用,故阴阳之平衡才能完成其基本功能。若肾阴不足而化火,熏灼津液,而造成精液不液化。甘酸化阴法滋阴降火,使阳气得以生化,阴阳得以平衡,则精液自能液化。

# 第五章　起痿汤系列与临床

　　阳痿是指男性虽有正常性欲冲动,且受到有效性刺激,而阴茎不能勃起,或硬度不足以插入阴道,或勃起不能持续足够时间以维持正常性交的病症。患者多因此不能获得满足的性生活。

　　对本病的记载最早见于内经,《素问·痿论》中称"筋痿",《灵枢·邪气脏腑病形》记载了影响后世医家的"阴痿"病名,《神农本草经》亦以"阴痿"为其名称。

　　隋唐时期医家多将阳痿病名称为"阴痿"、"阴萎",西晋王叔和《脉经》称为"阴萎不起";皇甫谧《针灸甲乙经》为"阴痿";隋代巢元方《诸病源候论》则有"阴痿"、"阴萎"、"阴不起";唐代孙思邈《备急千金要方》称之为"阴痿"、"阴痿不用"。

　　宋元时期多数医家称为"阴痿"、"阴萎"、"阳道衰弱",但已出现"阳萎"的称呼。宋代窦材《扁鹊心书·神方》中记载:"五福丹……又能壮阳治阳萎,于肾虚之人功效更多"。称之为"阳萎"。

　　明代临床大家张景岳首次在《景岳全书》中确立"阳痿"病名,并立《阳痿》篇专门论述。清代《杂证治要秘录》明确指出"阴痿即阳痿"。

　　现代医学称之为勃起功能障碍,定义是指阴茎持续不能达到和维持充分的勃起以获得满意的性生活。根据不同的标准可以将勃起功能障碍分为不同的类别,如根据有无器质性病变分为心理性阳痿、器质性阳痿和混合性阳痿三种。根据病因又可分为心理性阳痿、动脉性阳痿、静脉性阳痿、内分泌性阳痿、神经性阳痿等不同类型,其中动脉性阳痿和静脉性阳痿统称为血管性阳痿。根据勃起功能障碍发生的时间分为原发性阳痿和继发性阳痿。根据勃起的程度分为完全性阳痿(在任何情况下都不能勃起或维持充分勃起)和情境性阳痿(只是在某些场合下不能勃起或维持充分勃起)。

　　阳痿的发病比较普遍,在我国北京、重庆及广州3个地区对2226位20岁以上的男性的问卷调查中,患病率为28.33%,40岁及以上年龄,患病率为40.20%。近年来由于生活观念的改变,本病越来越受到患者的重视,就诊率逐渐增多。据美国麻省(MMAS)1994年的研究资料表明,其调查的1290名年龄在40～70岁的男性中,勃起功能障碍的发生率为52%,到70岁时可高达67%。其中轻度勃起功能障碍的发生率为17.2%,中重度勃起功能障碍的发生率分别为25.2%和9.6%。统计还表明随年龄增长,中重度勃起功能障碍的发生率呈倍数而增加,其主要原因是与勃起功能障碍相关疾病的发生率随年龄增长而增加,且应用与勃起功能障碍相关的药物相应增加。在剔除年龄因素后的统计分析表明:与勃起功能障碍相关的高危因素主要有糖尿病、心血管疾病、高血压、抑郁症及不良的生活习惯如吸烟、嗜酒等。

现代医学认为,阴茎的勃起机制是一系列的血液动力学过程:首先阴茎海绵体平滑肌松弛,阴茎小动脉扩张,进入海绵体的血流量增加,海绵状组织中小血窦扩张充血,液压的增高同时使静脉回流受阻,阴茎体积因充血膨大而变硬勃起。当动脉血流入的速度与静脉血回流的速度相等时,达到平衡状态,从而维持阴茎的勃起。阴茎的勃起可由视觉、听觉、触觉及幻觉的刺激,使中枢神经系统产生冲动,经由骶髓勃起中枢传至外周神经作用于阴茎;或直接刺激外生殖器,产生神经冲动,经阴茎骶髓反射弧使副交感神经兴奋,触发勃起。凡是阻碍以上途径的药物均可导致阳痿,可分为功能性和器质性两大类因素:

功能性因素:①性心理发育受到影响:宗教信仰、父母观念的影响,与性有关的书籍和窥见的性事件也构成各种各样的性经历:如家庭对性问题态度消极;幼儿时性身份培育不当;抚弄生殖器受到斥责;对性生活缺乏正确认识;首次性交失败,心理受到创伤等。②情绪异常:如自卑感,缺乏自信心;怀疑生殖器发育不良;害怕性交失败、怀孕和染上性病;精神抑郁及狂躁等。③夫妻关系不和:夫妻互不信任,妻子对丈夫失去吸引力,妻子患妇科病拒绝性交等。④性刺激不当或不充分:习惯于长期手淫,或性生活频繁,使神经系统处于过度兴奋状态而终致衰竭。⑤神经衰弱:久病、过度疲劳,引起神经衰弱;压力、焦虑、抑郁等因素:如工作、家庭、经济压力等。⑥其他因素:早泄、性交不射精、长期无性高潮、医源性因素影响等。

器质性因素:①内分泌性,如糖尿病,下丘脑、垂体病变,原发性性功能不全,皮质醇增多症,甲状腺功能亢进,甲状腺功能减退,肾上腺功能不足,女性化肿瘤,高催乳素血症等。②神经性,如多发性硬化,慢性酒精中毒,腰椎间盘突出症等。③血管性,如动脉供血不足,静脉引流障碍,动静脉瘘,外伤和手术创伤等。④生殖系病变,如先天性畸形,阴茎损伤,继发性阴茎畸形。⑤药物性,如抗精神病药、大量镇静药、降压药、雌激素、抗雄激素药、抗胆碱药。⑥年龄因素。⑦内科疾病,如慢性肾衰。

祖国医学认为,玉茎勃起与五脏密切相关。盖肾主藏精,司作强,出伎巧,主阴器之功能;肝主疏泄,司阴器之活动;心主神明,为情欲之府,主宰玉茎之勃起;肺朝百脉,以养外肾;脾主运化摄纳,以养先天。五脏功能正常,勃起功能才得以行。若五脏功能失调,气血经络失和,则非有阳痿不可。青壮年相火偏旺,恣情纵欲,或严重手淫,导致阴精耗损,宗筋失养而成阳痿。老年人房事不节,不知持满,肾精亏损,阴损及阳;或素体肾阳不足,命门火衰,精气虚惫,精不化阳,阳事不振,渐成阳痿。思虑过节,心神受伤,所愿不遂,君火内动,暗耗肾阴,扰及精室,遂致梦遗滑泄,宗筋失养而阳事不举。饮食劳倦,损伤脾胃,脾虚不运,痰湿阻络,宗筋失养,或嗜酒好色,蕴湿成热,熏蒸肝胆,循经下注宗筋,阴器不用。甚则痰湿浊瘀蒙蔽清窍,扰乱神明,而为阳痿。所愿不遂,忧思郁怒,肝气郁结,宗筋所聚无能,遂致阳痿,盖欲交媾阳已举,而肾火已动,精气将聚于前阴,逆之则气凝精积而不得泄,阻塞于内,虽欲再举,而新运之精气,因旧结之精气所遏,无以直达于下,故为阳痿。胆气不足,易受惊恐,伤及肾精,肾气失助,难充其力,故临时不兴,萎弱不举;或仓促野合,境界不佳,卒受惊吓,亦致阴痿不用。跌打击仆,损伤前阴,或新婚合房,强力损伤,或结扎手术,伤及脉络,瘀血阻滞,血不养筋,而玉茎萎弱不起。

徐福松教授认为阳痿的发生与肝、肾、心、脾四脏功能失调和气血经络失和有密切关系,具体而言有以下几种病机:患者所愿不遂,忧思郁怒,肝气郁结,宗筋所聚无能,遂致阳痿;胆气素虚,惊恐伤肾,肾气逆乱,阴痿无用;湿热、瘀血、痰湿、寒邪等实邪内结,阻滞宗筋,宗筋失养而不用;阴虚火旺,阴精耗损,或肾阳不足,命门火衰,或心脾两虚,中气不足,均可导致宗筋失养,阳道不振,终致阳痿。徐福松教授指出阳痿的基本病机为肝郁气滞,实邪内阻,宗筋失于充养而不用;或脏腑虚损,精血不足,宗筋失养。徐福松教授治疗阳痿强调辨证论治,辨治本病创制起痿汤系列,现列举如下:

起痿1号方,方药有炙升麻、柴胡、香附、川芎、刺蒺藜、橘叶、制首乌、枸杞子、肉苁蓉、巴戟天、枳壳。多见于功能性阳痿,病人多性格内向,或心理压力较重,有精神创伤史,常突然发病,阳痿不举,或举而不坚,并有情绪抑郁或焦虑不安,或郁怒寡欢,或伴有胸胁满闷,上腹饱胀,善太息等。舌质偏黯或正常,舌苔薄白,脉弦或弦滑。治以疏肝解郁。

起痿2号方,方药有生地、熟地、菟丝子、茯苓、枸杞子、五味子、金樱子、丹皮、丹参、天花粉、川断、桑寄生、鳖甲、牡蛎。多见于素体阴虚或性欲亢进,房事过频者,欲念频萌,阴茎有勃起,但举而不坚,夜寐不实。多梦滑精,五心烦热,腰膝酸软,头晕耳鸣,口干不多饮,舌质嫩红,苔薄黄,脉细数。治以滋补肝肾,养阴活血。

起痿3号方,方药有山药、熟地、枸杞子、锁阳、仙茅、阳起石、山萸肉、巴戟天、仙灵脾、五味子、石菖蒲、肉苁蓉、楮实子、大茴香。多见于禀赋不足,老年体虚或大病新愈病人,阳道不举,或举而不坚:面色㿠白,头晕目眩,耳鸣,精神萎靡,腰膝酸软,小腹发凉,畏寒肢冷,夜尿清长,舌淡苔薄白,脉沉细。治以温补肾阳。

起痿4号方,方药有党参、黄芪、白术、茯神、酸枣仁、龙眼肉、木香、炙甘草、炒当归、炙远志、补骨脂、菟丝子。多见于久病体虚,或长期从事脑力劳动,暗耗气血者。逐渐起病,可先有性欲淡漠,后阳道渐行疲软,勃起无力,精神疲乏,失眠健忘,个性多疑,心悸自汗,纳少,大便溏,面色不华,舌淡,苔薄白,脉细弱。治以健脾养心,安神活血。

起痿5号方,方药有柴胡、羌活、茯苓、泽泻、苡仁、黄柏、龙胆草、当归、防己、萆薢、麻黄根、苍术。多见年轻酗酒之人,或有慢性生殖道炎症患者,起病较缓慢,阳道萎软,举而不坚,少腹及会阴或阴囊睾丸酸胀不适,小便淋沥不畅或尿频尿急尿痛等,阴囊潮湿,口苦咽干,脉弦滑或弦数,舌红苔黄或黄腻。治以清利湿热。

起痿6号方,方药有桂枝、龙骨、牡蛎、炙甘草、白芍、党参、巴戟天、石菖蒲、炙远志、菟丝子、当归、茯苓、茯神。患者多有房事受惊吓病史,每临房事,甫门而痿,胆怯多虑,心悸易惊,夜寐不安,遗精早泄,舌淡苔白,脉弦。治以补肾宁神。

起痿7号方,方药有当归、赤芍、桃仁、川芎、苏木、丹皮、丹参、枳壳、全瓜蒌、花槟榔、柴胡、制军、红花。多见于血管性阳痿,或因跌仆损伤,负重过度,强力行房,金刃所伤,损伤血络,或久病入络,引起血脉瘀滞,阳痿不起。舌质紫黯或有瘀点,脉涩不利。治以活血化瘀。

起痿8号方,方药有制半夏、青皮、陈皮、茯苓、茯神、炒竹茹、矾郁金、天竺黄、石菖蒲、炙远志、炒枳壳、炒枣仁、黛蛤散、炙甘草。患者多有癫痫、抑郁症、强迫症或精神分裂症。除勃起困难外,还有性欲淡漠,胸闷脘痞,咽喉有异物感,口中干黏,或有痰多色白,精神萎靡,头晕目眩,失眠心悸,思维迟钝,或有幻觉,神呆目滞等症。脉弦滑或涩滞,舌苔白腻微黄。治宜清化痰浊。

阳痿可导致夫妻双方生活质量下降,与配偶关系紧张,患者自尊性、自信心下降等后果。近几年随着人们观念的改变,生活条件的改善,医学知识的增长,阳痿患者要求治疗的迫切心情与日俱增。通过适当的精神和药物治疗,阳痿都能获得不同程度的改善和恢复。徐福松教授积几十年临床研究之心路,经验所及,使得不少阳痿患者雄风的重振,破镜重圆,重归和谐美满的生活。兹列举起痿汤系列治疗阳痿临床验案如下。

案1:武某,男,44岁,2001年5月20日初诊。患者因下岗心情郁闷,与妻不和半年余。近月来阴茎勃起困难,性欲低下,伴胸闷不畅,两胁胀满,时有嗳气,食欲减退,二便调畅。舌苔薄白,舌质略红,脉象细弦。辨证:肝郁不舒,肾阴亏虚,宗筋不畅。立法:疏肝解郁,滋阴补肾,调畅气机。以起痿1号方治之,方药:醋柴胡10g,制香附10g,广郁金12g,白芍药15g,合欢皮15g,青陈皮(各)10g,白蒺藜30g,山萸肉15g,五味子3g,生甘草6g水煎服,每日1剂,连服7天。患者于两月后感冒来诊,述服上药7剂后病已痊愈,未再服药。

按:《杂病源流犀烛》云:"又有失志之人,抑郁伤肝,肝木不能疏泄,亦致阴痿不起。"肝为刚脏,主疏泄,性喜条达,可能包括阴茎勃起和射精功能在内。当今男人多郁证,心理障碍者司空见惯。似与肝气悒郁不舒,疏泄功能失常有关。故阳痿常有从肝论治者,非从肾治疗所能奏效。起痿1号方以沈氏达郁饮为主,沈氏达郁饮为常用治痿名方,白蒺藜治阳痿源出于此,《古今医案按》白蒺藜用量竟达1斤之巨,可见本品非多用重用,不足取效。

又肝主筋,主运动,为"罢极之本"。前阴为宗筋之所聚,临床所见劳累过度,而导致阴茎难以勃起等现象,似与肝筋罢极有关。沈氏达郁饮加当归、白芍、枸杞子等,治慢性肝炎、乙肝携带并发之阳痿,取其理气养血、刚柔并济,不失为消补兼施治痿之变法。

案2:陈某,35岁,阳痿2个月。在中外合资单位工作,平时工作节奏较快,又因人际关系难处而情绪低落,精神不振,神疲倦怠,胸闷不舒,嗳气后得舒,纳少不香,失眠多梦,心悸不宁,舌淡苔薄白,脉细弦。方用起痿1号方治之,用药:柴胡、香附、当归、白芍、青皮、陈皮、炒枣仁、巴戟天、仙灵脾各10g,炙甘草5g,服药1周后阳物可举,再以前方出入,巩固治疗2周,阳痿症状消失。后无反复。

按:患者情志不舒,忧思郁怒,肝气郁结,肝木不能疏泄而至阳痿不起,选用起痿1号方加减。方中柴胡、白芍疏肝解郁;香附加强疏肝理气之功效;仙灵脾、巴戟天补肾壮阳,全方配合使肝气得舒,宗筋得养而阳痿得愈。

案3:患者田某,35岁,已婚,工人,1981年3月9日初诊。患者2年前先有阴茎外伤史,后出现阳痿,屡服温肾补阳、活血化瘀等中药年余,未见好转,乃来就诊。诊得患者阳事不举,举而不坚,旋即萎软,不能行房。同时伴有午后潮热,口干喜饮,两下肢酸软乏力,脉平,舌质偏红略紫。辨证为阴虚火旺,兼有血脉淤滞,致使宗筋失养,而成此症。治拟滋阴降火为主,以起痿2号方治之。生熟地(各)10g、菟丝子10g、茯苓10g、枸杞子10g、金樱子10g、丹皮参(各)10g、天花粉10g、川断10g、桑寄生10g、鳖甲先煎20g、牡蛎先煎20g。进服10剂,阳事渐兴渐坚,潮热告退,精神转振,唯牙龈易肿,原方加地骨皮12g。再服10剂,诸恙悉愈,每次性交达10分钟之久。再以原法续施,以资巩固疗效。

按:阳化气,阴成形。阴为阳之基,阳为阴之使。阴精亏损,阳无所依,阴虚及阳,"水去而火亦去",此阴虚成痿必然之理。自制验方起痿2号方,用生熟地、鳖甲、牡蛎、丹皮、天花粉、金樱子以滋阴降火,而不用龙胆草、黄柏等清泄相火之泻药,并配桑寄生、川断以补肾壮腰,再于大队滋阴降火药中少佐杞子、菟丝子等补肾温阳之品,而不用阳起石、锁阳等纯阳无阴之壮阳药,并佐无味子、辰茯苓以宁心安神,冀其心肾相交,如此,则阴助阳以兴,阳得阴而举,阳痿之症可愈。诚如张景岳说:"善补阳者,必于阴中求阳,则阳得阴助而生化无穷;善补阴者,必于阳中求阴,则阴得阳升而源泉不竭。"再者,本方非但对阴虚阳痿有效,而且对糖尿病性 ED(勃起功能障碍)和药物性阳痿(如高血压长期服用降压药)亦有效。此异病同治之理也。

案4:患者张某,男,42岁,教师,2002年3月初诊。阳事不举5年余,先后服用育亨宾,万艾可,药后能举,停药复然,后经负压吸引治疗一段时间,仍无改善,观之面色无华,神疲乏力,腰膝酸软,畏寒肢冷,舌淡苔薄白,脉细无力。辨为肾阳不足,命门火衰,治以温补肾阳。处方起痿3号方加减。药用:熟地12g、枸杞子10g、锁阳10g、仙茅10g、阳起石10g、山萸肉10g、巴戟天10g、仙灵脾10g、五味子6g、石菖蒲3g、肉苁蓉10g、楮实子10g、大茴香5g、制附片6g、肉桂6g。28剂后,阳事已兴,夫妻感情改善,复诊改予金匮肾气丸口服半年病愈。

按:本例为典型的命门火衰、肾阳不足之阳痿。按肾阳乃人身之根本,若不足,势必未老而身先衰。肾阳衰微则生土无权,脾胃因之虚寒;由于肾阳温煦无力,气血就会生化不足而神无所养。起痿3号方以还少丹为主,还少丹源出于《洪氏集验方》。历沿多年,屡用屡验。方中枸杞子、杜仲、牛膝能补益肝肾、强筋壮骨;山萸肉、巴戟天、肉苁蓉可补肾以助阳事;熟地补精益髓、养血滋阴;五味子滋肾涩精;山药脾肾两助。因脾胃虚寒,方中除补肾阳外,又用楮实、茯苓、小茴香健脾益气,理气和中;远志、菖蒲有宁神开窍之功效。因本例肾阳虚明显,故复入纯阳无阴之肉桂、附子,大增暖肾兴阳之力。肾阳温、脾胃暖、心神安而诸症自愈。

案5:马某,25岁,阳痿3个月。患者结婚2年,学院老师,学习工作非常繁重,时有熬夜,精神萎靡,腰酸脚软,失眠多梦,纳食不香,大便溏薄,心悸心慌,苔薄白,质淡红,脉细数。处方起痿4号方加减:党参、白术、茯神、酸枣仁、炙远志、补骨脂、当归各10g,黄芪15g,广木香15g,炙甘草5g,龙眼肉3g。服药4周后精神渐增,大便正常,能勃起但不坚,再以前方加枸杞、川断各10g后治疗痊愈,嘱其注意休息,不宜熬夜。

按:多见于脑力劳动者,工作繁重,压力较大,思虑过度,心神受损,损及脾胃,脾虚不运,气血精液生化无源,无以温通肾阳,精气虚惫,精不化阳,阳器不振,而成阳痿。选用起痿4号方加减。方中黄芪、党参、白术、炙甘草健脾益气;当归、龙眼肉补血;木香行气解郁健脾,使补而不滞;茯神、远志养心安神,共奏益气补血、健脾养心之功,加如补骨脂、川断温补肾阳,枸杞子以益肾阴。

案6:陆某,53岁,扬州市某学校图书馆馆员,1987年夏来函称:阳痿不起6年,久治少效,适值教授编著《实用中医泌尿生殖病学》付梓,自我对照与"阳痿治疗方法·辨证论治条·湿热下注证"若合符节,乃请扬州市中医院某医师抄录所列起痿5号方原方(柴胡、羌活、茯苓、泽泻、苡仁、黄柏、龙胆草、当归、防己、萆薢、麻黄根、苍术),配服10剂,大效,一月内成功性交达5次之多云。

按:情志不舒,肝气郁滞,本经留滞液不化反变为混浊,气湿久郁化热,阻滞气机,阳气困遏不伸,宗筋弛纵。阴器失用而阴举不坚,交媾不遂。起痿5号方以柴胡渗湿汤为主,柴胡渗湿汤出自《类证治裁》,方中龙胆草、黄柏、柴胡、泽泻清利肝经下焦湿热,防己、茯苓、羌活祛邪,麻黄根、五味子敛阴汗,升麻清脾火,甘草和中解毒,诸药共伍成清热渗湿之力。此方妙在苦味坚阴,淡渗利湿,湿去热清,宗筋自健而痿自起。

案7:杨某,43岁,经商,1996年10月21日初诊。主诉:失眠10年,勃起困难3年。缘患者长期经商,过度劳心,夜生活多,夜难安寐。3年前一次婚外情时受惊吓,配偶吵闹,婚姻危机,遂致夜不能寐,勃起困难,阳痿早泄,叠用补肾壮阳药病情有增无减,乃来就诊。诊得患者彻夜难眠,勃起维艰,甫门而萎,胆怯多虑,心悸易惊,大便溏薄,畏寒乏力,脉沉细,舌尖红,苔薄白。认证为心、胆、脾、肾同病,治宜宁心安神,健脾益肾,处方起痿6号方加减,药用:人参6g,煅龙骨齿(各,先煎)15g,煅牡蛎(先煎)20g,白术芍(各)10g,石菖蒲3g,炙远志10g,茯苓神(各)10g,五味子10g,炒枣仁10g,炙甘草3g;并嘱早服归脾丸6g,晚服天王补心丸6g。三诊共进28剂,诸症改善,再以原法巩固2月,性事逐渐恢复,夫妻和解,重归于好。

按:《医述·阳痿》引王节斋论:"经曰:肾为作强之官,伎巧出焉;藏精与志者也。夫志从士从心,志主决定,心主思维,此作强之验也。心为君火,肾为相火,心火一动,相火随之亦动。即所谓火动乎中,必摇其精,故人有所感必先动心,心火动则欲火动,方有阴茎勃起,男女交媾。"因长期失眠而致阳痿者,临床不乏其人。人的寝寐由心主宰。宋·邵康节说:"大惊不寐""大扰不寐""大喜不寐"。说的是五志过极是长期失眠直接的、重要的原因。心神不宁,神不安宅,或由心及脾,或由心及肾,或心及胆,皆可形成顽固失眠性阳痿。喻嘉言所谓"心为情欲之府"是也。无论是归脾汤之治心脾气虚性阳痿,天王补心丹合交泰丸之治心肾不交性阳痿,或起痿6号方之治心胆气虚性阳痿,总以治心为其始末,心宁则神安,神安则归宅,归宅则思情欲矣。

案8:王某,39岁,工人,1983年3月18日初诊。患者3年前施工时从1层楼高处坠下,致腰椎压缩性骨折,经卧木板床,口服伤药等3个月腰痛缓解,但阳事不举,或举而微弱,难以行房,腰痛阴雨天加重,小腹轻微坠胀,面色少华,神疲乏力,容易感冒,两下肢发麻,大便干结,2日一行,小便淡黄,排尿欠畅,口干,脉细弱,舌质紫,边有瘀点,苔薄白。始从活血散瘀汤治疗2月,未见动静,因思患者病已3载,非独血瘀,更见气虚气滞,遂投起痿7号方加味,处方:制黄精30g,当归10g,川芎6g,赤白芍(各)12g,桃仁10g,红花10g,川牛膝10g,干蜈蚣2条,广地龙10g,小茴香6g,台乌药,全瓜蒌12g。一月而有起色,三月而诸恙瘥。

按:血瘀一称瘀血。阳痿之因于血瘀者,狭义指有形之积血瘀滞,不能流通之意,所谓"血积于中之病也"(《说文解字》)。广义指血流缓慢或血流阻滞,影响脏腑组织发挥正常功能。古云"内积为瘀血"(张仲景),"污秽之血为瘀血"(王肯堂)"离经之血为瘀血"(唐容川),"久病入络为瘀血"(叶天士)。各种类型的阳痿均可见血瘀之证,而以血管性阳痿为最。中医对于创伤因素引起阳痿的论述不多,曾见清·韩善征《阳痿论》的一段描述:"人有坠堕,恶血留内,腹中满胀,不得前后,先饮利药。盖跌仆则血妄行,每有瘀滞精窍,真阳之气难达阴茎,势遂不举。"治痿之法,多从活血化瘀着眼,但一般难以见效。此案根据"久病多虚"、"久病多瘀"、"气为血帅,气行血行"理论,以起痿7号方加乌药、茴香、蜈蚣施治,每能中的。起痿7号方以补阳还五汤为主,方中重用黄芪大补元气以起痿为君;因气虚致瘀,而用当归、川芎、赤芍、桃仁、红花活血化瘀为臣;地龙、蜈蚣通经活络,与黄芪配合力专而性走,以运行全身为佐。又阳痿久不愈,其气必滞,气机怫郁,血流更涩,复加乌药、茴香入少腹,走精道,行气温肾,气行血行,直达病所而为使。补气活血,一治半身不遂,一治阳痿不举,病症迥异,而理法一致,此消补兼施,"异病同治"之又一例证,因两病同中有异,故加理气引经之品,扩充以治,故能力起沉痿。

案9:范某,33岁,已婚,1996年1月25日初诊。患者自述阳物举而不坚,坚而不久已1年。婚后半年内,性生活正常。后勃起渐次减退,近2月阴茎难以勃起,曾予壮阳之品鲜效。伴腰膝酸软,头晕乏力,精神抑郁,舌红苔薄白根黄腻,脉弦细数。患者曾因脑部外伤引起癫痫,时作时止,间断服用苯妥英钠、苯巴比妥等药2年,其发作与情绪、饮酒等关系密切。脉症合参,证为肝肾阴亏、痰湿浊瘀为扰,治以滋补肝肾、涤痰泻火、化浊逐瘀。处方起痿8号方加减,药用:枸杞子10g、山萸肉10g、姜半夏10g、胆南星10g、矾郁金10g、生山栀10g、明天麻10g、红花10g、潼白蒺藜(各)10g、僵蚕10g、丹参10g、五味子6g、黄连3g,水煎服,每日1剂。

二诊:(1996年5月3日):服上方100剂后,性功能日渐恢复,近周性交成功2次,每次持续5分钟左右,然阴茎勃起受情绪影响,癫痫发作1次,舌质黯红,苔薄白,脉沉弦,仍以上方化裁。何首乌10g、钩藤后下20g、生龙牡(各,先煎)30g、山萸肉10g、丹参10g、枸杞子10g、制半夏10g、胆南星10g、矾郁金10g、明天麻10g、五味子6g、黄连3g、全蝎3g、石菖蒲5g、干蜈蚣2条。

上方再进50剂,性功能恢复如常,抗癫痫药减量后亦未发作,嘱续服中药巩固疗效。

按:阳道坚久取决于肾中精气之充盈,肾之精气盛满是宗筋振奋之物质基础,患者病久不愈,正气渐衰,脏腑功能受损。长期服用抗癫痫药,加之前医迭进壮阳之品,"反泻其阴而补其阳"(《名医类案》),且又有瘀血内阻,以致本虚标实,阴阳气血受损,痰火浊瘀交阻,经气失达宗筋而诸症蜂起,治当标本兼施,故方中枸杞子、山萸肉、五味子、沙苑子滋补肝肾精血,濡润肝脉宗筋;僵蚕、胆南星、半夏、全蝎开痰浊阻遏络道,畅阴邪闭阻之气;郁金、钩藤、天麻、山栀、黄连、龙骨、牡蛎疏肝清肝潜阳,镇心安神降火;蜈蚣、柴胡、丹参、红花活血化瘀通络,引药归经达阳气。诸药合用,痰浊得化,瘀火得散,精血盈满,阳气畅达,其症皆去。

# 第六章　早泄方系列与临床

早泄是成年男性中最常见的性功能障碍疾病,发病率约为 25%～40%,远高于勃起功能障碍(ED)的发病率(约 12%)。早泄不仅会降低患者和/或配偶的性生活质量,减少性生活满意度,长期 PE 更会打击患者的自尊心,引起患者焦虑、抑郁,影响夫妻之间感情,甚至导致婚姻危机。到目前为止,早泄的定义和诊断标准并不统一,给临床的诊断带来一定的困难。无论大家将定义如何更改,有三条比较经典的解释得到了认可,包括:①短暂的射精潜伏期(IELT);②缺乏对于射精的控制;③无法令性伴侣满意。

中医认为:性交过程中过早射精即为早泄,是中西医通用病名。中医一称"鸡精",西医近年统称为"射精过早症"。严格地讲,只有在阴茎置入阴道之前或刚置入阴道尚未作骨盆运动时即出现射精现象,才能肯定为早泄(吴阶平语)。清·沈金鳌所说"未交即泄,或乍交即泄",是对早泄特征的绝妙注脚。中医常将早泄与阳痿相提并论,历代对早泄一症均无专篇论述。因早泄多与阳痿、遗精相伴出现,又是引起不育的一种原因,故亦散见于阳痿、遗精、种嗣篇内。早泄既是男子性功能障碍中最常见的一个症状,又是对正常性功能误解最多的一个问题,约有 1/3 已婚男子在不同程度上曾经或一直为此而烦恼,影响生活质量,甚至导致家庭破裂。但部分夫妻在性生活中逐渐取得经验,找到能共同达到性高潮和比较和谐的性生活方式。

传统观点认为,早泄绝大多数为心理性原因。现今研究集中在心理性和器质性因素两者的综合作用上。持续存在的心理性因素,可能加重了潜在器质性因素而致早泄。但发生早泄的机制迄今未有一个确切的理论被广泛接受。

心理性原因有:①手淫成癖。婚前过多手淫,手淫时怕被发现,动作节奏特快,力求及早射精,养成早泄习惯,形成条件反射。②婚前性交。患者性冲动无法控制时,进行苟合,怕被发现,情绪紧张,神经调节功能敏感性增高,形成匆忙射精习惯,婚后性生活中也难以改变已经建立起来的射精方式。③性交次数过少。一旦性交,因反应过分强烈,自然容易早泄。④性生活不和谐。欲尽快结束,促使射精提前。⑤焦虑。患者精神涣散,心理憔悴,缺乏信心,亦易阳痿早泄。⑥缺乏性知识和性交中必要的技术。

器质性原因有:①阴茎包皮系带过短,妨碍充分勃起,引起早泄。②阴茎海绵体硬结症痛性勃起,亦可引起早泄。③精阜炎症时,精阜处于慢性充血水肿状态,稍有性刺激便会发生反应很快的射精。④尿道炎、前列腺炎引起早泄的说法曾被否定,然接受相关治疗后早泄也得以缓解,因此仍有不同意见。根据其发病时间可分为原发性和继发性早泄,这两者可能有不同的病因机制。其病因与射精中枢或感觉区域兴奋性增高导致的神经病理生理学变化有关,可能也有基因参与,基因素质的遗传倾向对其他 PE 器质性病因理论包括阴茎头的高度敏感性、较快的射精反射和中枢 5- 羟色胺(5-HT)受体的易感性等作出支持。

中医学认为早泄的发生与心、肝、肾关系密切。精液的封藏与排泄与人体脏腑经络有非常密切的关系,它有赖于心、肝、脾、肾等脏的共同作用及人体阴阳的相对平衡,如果此功能失调则会发生早泄。各种致病因素引起肝肾损伤,阴虚火旺,情志不遂,郁怒伤肝,忧愁思虑,伤及心脾,或肝经湿热下注,导致肾脏封藏不固,均可发生早泄。《素问·六节脏象论》说:"肾者,主蛰。封藏之本,精之处也"。明确指出了精闭藏在肾中。《素女经》有云:"男性盛衰,何以为候?彭祖曰:阳盛得气,则玉茎当热,阳精浓而凝也。其衰有五:一曰精泄而出则气伤也"。认为男性精气衰竭有五种情况,第一种便是精液易泄是由气伤所致。隋代巢元方在《诸病源候论》中说"虚劳溢精见闻精出候;肾气虚弱,故精溢也。见闻感触则动肾气,肾藏精,今虚弱不能制于精,故因见闻而精溢出也。"他认为病因是肾气虚弱,封藏失固而泄。"故因见闻而精溢出也"指的是仅通过视听性刺激就会情不自禁的射精。《证治概要》曰"凡肝经郁勃之人,于欲事每迫不及待,必求一泄,始得舒快,此肝阳不得宣达,下陷于肾,是怒之激其志气,使志气不得静也,肝以疏泄为性,既不得疏于上,而陷于下,遂不得不泄于下。"说明肝与性生活的调节及精液的排泄有关。金元时期的朱丹溪在《格致余论》中说:"主闭藏者,肾也。司疏泄者,肝也。二脏皆有相火,而其系上属于心。心,君火也,为物所感而易动,心动则相火亦动,动则精自走,相火翕然而起,虽不交会,亦暗流而疏泄矣。"说明肾主藏精,心主神明,肝主疏泄,三脏共司精关之开合,与精液的闭藏和施泄密切相关。若肾气健旺,肝疏泄有度,心主得宣,阴平阳秘,精关开合有序,则精液当藏则藏,当泄则泄,屡犯手淫、房劳过度、惊恐伤肾或者劳心过度,耗伤心之阴血或者愤怒伤肝,郁郁不得志或者饮食起居等原因均可影响肝之疏泄,肾之封藏,心之藏神,以致疏泄不利,封藏失职,神明失守,使精关约束无权,精关易开,精液外泄,而交者早泄。总之,早泄与心、肝、肾密切相关,其制在心,其藏在肾,其动在肝。

徐福松教授认为,早泄的诊查要点包括以下几个方面:

1. 早泄是以男性在性交时失去控制射精的能力,阴茎插入阴道之前或刚插入即射精,以致不能继续性交为主症,为公认的早泄现象。

2. 早泄有以下几种情况:只要一有同房的意愿或念头马上射精;准备同房,或刚开始同房,射精跟着出现;同房不到半分钟,精液即射出。

3. 临床所称早泄的人,有许多并无任何不正常,只是自认为性交时间不够长而已,早泄常为阳痿的前驱症状,或共同存在,有的因此成为一种精神负担,愧恨交并,引起性功能方面的一系列问题,并产生其他临床症状。

4. 性交究竟以多长时间为早泄,没有统一规定。一般认为,健康壮年人在性交2~6分钟时射精。有学者认为只要双方感到性的满足,就是最适合的时间,不能单纯以时间的长短作为标准。性交时间的长短与年龄体质、方式方法、配合好坏关系密切,同一个人也波动很大。

5. 近年来,国外大多数学者专家趋向于将早泄的多种表现统称为射精过早症,其范围包括射精时间过早,不能达到对方的满足而射精,以及不能有效地控制射精冲动。

6. 射精过早症有原发性和继发性之分,又有功能性和器质性之别。原发性指自从首次性生活开始即有早泄;继发性指过去曾有过一段时间正常功能的男性,以后逐渐出现早泄。功能性指在与异性接触时几乎全部或大多数时间都可能发生射精过早现象,无生殖器的病理改变,只是神经调节功能敏感性增高,甚至是心理因素所致。病理性是由于生殖器官的局部病例病理改变所致的射精反射敏感性增强而造成的射精过早,继发于勃起功能障碍(ED)、生殖道感染,老年前列腺良性肥大、动脉硬化症等。

7. 早泄应与遗精、阳痿相鉴别。三者关系密切。遗精日久,可致早泄;早泄日久,可致阳痿,阳痿又常伴见早泄,故宜鉴别。早泄与遗精:早泄为同房时射精过早,遗精是在非同房时发生精液自遗。早泄与阳痿:早泄是同房时阴茎能够勃起,但由于男方射精过早,致使阴茎萎软,不能继续进行性交;阳痿是阴茎萎软,或举而不坚,不能进行性交。

对于早泄的治疗,徐福松教授认为:射精快慢,个体差异很大。早泄患者,多伴有不同程度的勃起不坚症状,神经衰弱症状明显,因不能满足女方的性生活而产生忧虑、焦躁、性紧张或性恐惧心理,有时甚至以各种借口回避性生活,这些心理上的障碍,进一步加重了患者业已存在的早泄症状,久之,形成恶性循环,精神紧张,心理压力较大,夜寐不安。因此要解除双方思想顾虑,使患者重新树立自信心,消除心理障碍,治疗时夫妻同治,取得妻子的理解和配合。当然,早泄与情感因素关系密切,但又有其体质因素,而早泄一旦形成,精神因素又与体质因素交互作用,形成复杂的病理格局,导致内在的阴阳失调,气血不和,久病成瘀,久病伤肾等多种临床证型,药物的作用正是有助于恢复这种失调和不和。早泄的治疗效果,个体差异亦很大。影响疗效的因素亦很多,如医者治疗方法的选择,患者体质因素(心理素质)的差异,配偶合作程度的优劣等等。只要优化四维治疗(药物、心理、行为、物理),就能达到"必见效,早见效"的预期目的。

徐福松教授主张:治疗早泄,当以平中见效。虚实夹杂者宜消补兼施。早泄兼有虚证,补肾以平补一法最为得当,若滋水不宜过于滋腻;若补肾阳,不宜过于温燥,在平补的基础上,或加健脾益气,或加滋肝养肝,或加益心养心。早泄兼有实证者,当辨其标本缓急,治标则以清利为主,惟甘淡一法最为得当。若利湿宜淡渗,若清火宜甘寒,在甘淡清利的基础上,或加清肝利胆,或加清肾坚阴,或加清心导赤诸法。治早泄,切勿滥用固涩法。当今世人治早泄,开口动手便是金锁固精丸。金锁固精丸系《医方集解》方,确为固肾涩精的名方,系肾虚精关不固所致的遗精早泄的有效验方。但目前虚证早泄少见,实证早泄或虚实夹杂者多见,若不分虚实,补涩杂投,易犯"虚虚实实"之诫,反使病情复杂难愈。追溯到明代医家张景岳先生针对当时医者治病不分病因,片面追求近效,而滥用补涩的流弊,在《景岳全书·新方八阵》中重申审因论治的重要性,一针见血地指出:"固方之剂,固其泄也,然虚者可固,实者不可固,不当固而固,则闭门延寇,遗患无穷。"对今天合理使用固涩药,仍不失其理论和临床指导意义。建议早泄治肝,多用酸甘化阴。早泄是射精过早的代名词,吾以为肝气郁结,疏泄不及为阳痿,疏泄太过为早泄。当今男人多郁证,郁久化火,火灼精伤,肝血不足,肝火有余,是内伤早泄之主因,根据孟河派传人、徐福松教授之恩师许履和教授的经验,治早泄当少用或不用疏肝理气之品,尤其是柴胡,即用亦不过 2~3g,一因柴胡劫肝阴,二因早泄为疏泄太过之疾,不任重用疏泄,而应多用酸甘化阴之品,因酸能敛涩,甘能缓急,常用"乌梅甘草汤",方有 1987 年和 1993 年两个版本,前者有乌梅、甘草、生地、白芍、海藻、昆布、知母、天花粉(《实用中医泌尿生殖病学》),后者上方去昆布,加首乌、泽泻、黄精(《男科纲目》)。酸甘化阴法全从清·王旭高"治肝 30 法"中养肝、柔肝、缓肝、敛肝、化肝法中悟出。肝用罢极,肝血不足者宜养肝;肝为刚藏,疏之更甚,宜柔肝;肝气郁勃,疏泄太过,宜敛肝;木来克土,中气已虚,宜缓肝;郁怒伤肝,气逆动火,宜化肝。古人云:"会心处非别有玄妙也。"

在临床治疗中,徐福松教授将早泄分为以下六个证型:肾气不固、阴虚火旺、心肾不交、心脾两虚、肝火亢盛、湿热下注。根据患者的四诊资料,进行辨证论治。其中使用频率较高的是早泄系列方,分为早泄 1 号方,早泄 2 号方,早泄 3 号方。

值得一提的是:徐福松教授常不拘泥于一方一法,而是根据患者证情的细微变化,而灵活采用,有时是几个方子合用,有时又是一个方子加减繁复、变化很大。

早泄 1 号方常用药:熟地 12g、天冬 10g、党参 10g、砂仁(后下)2g、黄柏 6g、远志 6g、茯苓神(各)10g、郁金 10g、山栀 10g、五味子 6g、龙骨 15g、牡蛎 15g、磁石 10g。本方由三才封髓丹加减而来,具清肝泻火的功效,用于早泄属肝火亢盛者,症见性欲亢进,临房即泄,易于紧张,口苦咽干,胁肋胀痛,小便黄赤,大便干结,舌红、苔黄,脉弦数。

早泄 2 号方常用药:黄连 3g、黄芩 6g、赤白芍(各)6g、阿胶 10g(烊化另冲)、生地 12g、木通 5g、竹叶 10g、甘中黄 5g、连翘心 10g、茯神 10g、灯心草 3g。本方由黄连阿胶汤合导赤散加减而来,具滋阴清热,交通心肾的功效,用于早泄属心肾不交者,症见临房即泄,或心中有念即精泄而出,头晕乏力,心悸怔忡,夜寐不安,口渴心烦,面色红赤,小便短赤而有热感,舌红,脉细数。

早泄 3 号方常用药:党参 10g、生熟地(各)10g、怀山药 10g、山萸肉 10g、杜仲 10g、当归 10g、枸杞子 10g、炙甘草 3g、金樱子 10g、糯稻根须 10g、龟甲 12g先煎、黄柏 6g、知母 6g。本方由大补阴丸合大补元煎加减而来,具滋阴降火,益肾填精的功效,用于早泄属阴虚火旺者,症见欲念时起,阳事易举,临房早泄,腰膝酸软,虚烦不寐,五心烦热,潮热盗汗,舌红、苔少,脉细数。

在辨证治疗同时,需配合适当辅助治疗,如性知识教育、心理治疗、控制射精训练法、落水冲击法等。

1. 加强性知识教育　让患者及伴侣了解"男快女慢"的生理特点,男方偶尔发生早泄,不要紧张,更不要埋怨男方;早泄严重者,夫妻可以分居一段时间,这样可以打破已经形成的病理反射,使射精反射得以调整和重建射精条件反射;双方密切配合,不要急于插入阴道,尽可能延长性刺激时间,达到夫妻之间从语言到肉体的交流;性交时避免过分激动,快要射精时,停止阴道内提插,分散注意力,从性器官上转移到非性器官上去。性交时戴避孕套,必要时戴双层避孕套,可以降低阴茎的对阴道摩擦的触觉,降低性刺激的强度,以延长射精时间。

2. 心理治疗　是治疗早泄的重要手段。控制射精训练法要夫妻双方共同协作,调动患者及其配偶的积极因素。及时纠正和帮助患者心理上的不足,解除思想顾虑、焦虑和紧张情绪。女方的体谅、安慰和鼓励十分重要,责难和威胁往往适得其反。通过调整心理,建立必胜信念,产生良性循环,就不难恢复正常性生活。

3. 控制射精训练法　让女方刺激阴茎,达到有射精感觉时,停止刺激,直至性欲高潮减退,要射精的预感完全消失;然后再刺激阴茎,如此反复进行,直到男方能耐受大量刺激而又不射精。亦可在性交时,阴茎在阴道内抽插至快要射精时停止抽插,待性兴奋减退,再行提插阴茎,如此反复进行,以提高射精所需阈值,获得一定的射精控制能力。

4. 落水冲击法　采用普通淋浴器,用纱布包绕莲蓬头,使水流形成柱状,将水温调控适中,患者裸体立于水柱旁,用手平托阴茎,使落水直接冲击龟头及冠状沟处,此时阴茎会勃起并有快感,当出现射精预感时,立即离开水柱,待阴茎稍有萎软,再重复前法,每次 5～15 分钟,可酌情逐渐延长。在此过程中,应让患者精神放松,注意力集中于龟头的感受,并作相应性交幻想,一旦射精,应充分感受此时的快感。每隔 1～2 日一次,30 天为一疗程。

**验案举例:**

案 1:陆某,39 岁,六年前初次性交时阳物易兴,但精神紧张,未交先泄,之后精神负担加重,虽能举阳,但合房早泄,不甚尽意。神志不安,心烦面赤,多方治疗少效,乃来求治,舌红苔少,脉细弦数。认证为君相火旺,神不守舍。治拟滋阴降火,安神潜镇,用早泄 1 号方加减。处方:熟地 12g、天冬 10g、党参 10g、砂仁(后下)2g、黄柏 6g、远志 6g、茯苓神(各)10g、五味子 6g、龙骨 15g、牡蛎 15g、磁石 10g。服药 14 剂,性交持续 2 分钟射精,守上方再服 9 剂,性交延至 5 分钟射精,其他症状消失,精神好转,舌淡红,苔薄白,脉弦,病告痊愈。

按:早泄 1 号方由三才封髓丹加减而来,三才封髓丹乃《卫生宝鉴》方,方中生地、天冬滋阴生水,水生火自降;黄柏苦寒降火,火降阴不伤,使君火自降,相火自潜;配以砂仁醒胃,使上药无寒凝滞中之弊;再以党参益气而生阴,阴有所长,火亦自降。去苁蓉之温阳,甘草之碍胃,加远志、茯苓、五味、龙牡、磁石安神潜镇,以利神归于舍,而精不早泄。

案 2:赵某,24 岁,新婚,一有欲念,即欲射精,每每临床,不能行房,以致夫妻不和,诊见患者体质壮盛,相火内扰,以致不能自治,急宜清肝泻火,龙胆泻肝汤加减,处方:龙胆草 6g、黄芩 10g、栀子 10g、柴胡 10g、生地黄 10g、车前子 10g、泽泻 10g、龙骨 30g、牡蛎 30g、甘草 6g,水煎服 3 剂,4 日后就诊,言药后已能行房,但时间较短,稍战即泄,再进原方 7 剂,并对夫妇同时进行指导,早泄乃愈。

按:新婚行房,过于紧张,不是病态,在解除患者精神负担的同时,对其配偶进行指导,令其安慰鼓励男方,而不能出言讥讽。

案 3:吴某,51 岁,干部,1999 年 8 月 24 日初诊。患者会阴胀痛,尿末滴白 2 年,小便灼热,余沥不尽 1 年,曾以慢性前列腺炎,给予磺胺类、喹诺酮类等药物治疗,未见好转。刻下兼有射精过早,入门即泄,泄后汗出,五心烦热,舌质紫黯,苔少无津,脉来细数。直肠指检前列腺大小如常,质稍硬,轻压痛。前列腺液常规:卵磷脂小体少许,红细胞少许,脓细胞(++),pH 值 7.6;前列腺液培养:金黄色葡萄球菌。中医诊断:精浊伴早泄,证属正虚邪恋,治以扶正化毒。处方:五味子 10g、石莲子 10g、乌梅 10g、白芍 10g、五倍子 10g、诃子肉 10g、白蔹 10g、煅龙牡(各)20g、野菊花 10g、蒲公英 20g、虎杖 20g、荔枝核 10g、生甘草 5g。水煎,每日 1 剂,早晚分服。1 周而精浊清,3 周则早泄瘥。

按:《医述》云:"治虚之要,凡阴虚多热者,最嫌辛燥,恐助阳邪也。尤忌苦寒,恐伐肾气也。惟喜纯甘壮水之剂。"本例肝肾阴虚火旺,瘀毒恋于精室,正虚邪恋之症,扶正化毒乃为一定之治法。然峻补其阴,恐热邪难去;大苦大寒则耗伤其阴。故用五味、石莲、乌梅、白芍、甘草、五倍子、诃子肉等酸甘化阴而不助阳敛邪;佐以野菊花、蒲公英、荔枝核、白蔹、虎杖等解毒化瘀等而不耗阴伤正。方中乌梅、甘草、白蔹、虎杖为酸甘化阴、解毒活血之主药,可以广泛应用于精浊、精癃、遗精、早泄之阴虚火旺、精失敛固之失精症;其中白蔹苦平无毒,散气除热,杀火毒为疮疡围药,性极黏腻,略与白及相似,今变外用为内服,集固涩解毒于一身,有一举两得之效。但张石顽曾告诫说:"胃气弱者,非其所宜。"当指内服而言,慎之慎之。

案4:袁某,29岁,婚后一年渐现早泄,有时一触即泻,自服金锁固精丸不效,其妻不悦,逼其来诊。患者自述婚后性生活次数过频,每晚必战。症见早泄,时有心悸耳鸣,多梦易醒,腰膝酸软,每逢性事之后易疲乏,阴囊潮湿,舌淡苔白,脉沉细。认证为心虚肝郁,治以疏肝达郁,养心安神。用柴胡桂枝龙骨牡蛎汤加味。处方:柴胡6g、桂枝6g、白芍10g、生龙骨20g、生牡蛎20g、怀山药10g、山萸肉10g、生熟地(各)10g、酸枣仁10g、五味子10g、石菖蒲3g、芡实10g、陈皮10g、茯苓神(各)10g。水煎服,日一剂。七天后复诊,诸症改善,再服7剂,性交时间明显延长,余症亦除,其妻甚悦。再以原方善后。

按:柴胡桂枝龙骨牡蛎汤载于《中医入门指要》。方中柴胡疏肝达郁,桂枝、党参通益心气,配茯苓、远志、龙骨安神潜阳以固精,半夏降逆祛痰,交通阴阳,得黄芩、大黄下痰火,并解郁热;甘草和中,并调和诸药。全方共奏养心调肝,守神固精之功。

案5:张某,男,30岁,初诊:2002年1月29日。早泄10年,性交不足1分钟即射精,婚前有手淫史,平时汗多,失眠多梦,勃起欠佳,性欲低下,腰酸,舌苔薄白,脉细弦。证系气阴双亏,阴虚则相火妄动,射精过快,气虚则卫表不固,治以养阴益气,益肾填精为主,治以早泄3号方加减:山药20g,枸杞子10g,桑椹子10g,金樱子10g,五味子10g,煅龙骨、煅牡蛎各20g,山茱萸肉10g,泽泻10g,川续断10g,沙苑子10g,炙黄芪10g,白及10g。每日1剂,水煎服。

二诊:患者服药7剂仍早泄,多汗失眠,脉细弦,舌质红,苔薄白。治以滋阴降火、固肾涩精法:生地15g,连翘10g,五味子9g,青龙齿10g,酸枣仁15g,枸杞子10g,川续断10g,沙苑子10g,桑椹子10g,牡蛎20g,覆盆子10g,莲子15g。另口服玉屏风口服液,每次1支,每日2次。

三诊:患者服药后失眠明显改善,余症未见进退,舌质偏红,苔薄白,脉沉细。上方加干石斛15g,麦冬10g。

四诊:药后勃起功能增强,性交时间延长,多汗、失眠等症状已显著减轻,性欲较低,给以二地鳖甲煎:生地、熟地各10g,丹皮、丹参各10g,石斛10g,天花粉10g,五味子10g,枸杞子12g,川续断10g,牡蛎20g,柴胡6g,白芍10g,金樱子 10g,菟丝子 10g。上方加减治疗 1 个月余,诸症悉除,随访 1 年未复发。

按:据患者的病史特点,结合多汗、失眠、腰酸及脉象,诊为气阴双亏证,通过补肾益气、安神固涩等中药内服,不仅治好了患者的早泄、阳痿症,而且患者多年的失眠、多汗症状一并治愈。经过 1 年的随访观察,疗效稳定。本例所以取得较好疗效,首先辨证准确,用药合理。另外,适当配合性教育,缓解患者焦虑急躁的心理,也是重要的因素。

案 6:陈某,58 岁,干部,已婚,江西人,自述初婚时,性生活正常,并育一子一女,平素工作繁忙,婚后 10 年,便出现早泄,继之阳痿难举或举而不坚,房事勉行,直至痿而不用,并常伴头晕,神疲,心悸等症。病后曾多次就医于当地各大医院,均被诊断为继发性阳痿,动脉硬化,冠心病等,诊治十余年未效,于 1994 年 8 月求诊,其舌苔白滑,舌质黯淡,脉象细涩。认证为心脾两亏夹瘀,治以益气补血,健脾养心法,方用归脾汤加味。处方:人参 6g、白术 10g、炙黄芪 12g、当归 10g、茯神 10g、炙远志 6g、炒枣仁 10g、龙眼肉 10g、木香 6g、炙甘草 3g、蛇床子 15g、雄蚕蛾 2 只。每天一剂,水煎服。药后三周,即感房事始兴,夜间阴茎偶有勃起,头晕神疲,心悸等症减轻,效不更方,守方调治二个月,阳痿早泄已除,其余诸症若失,三个月后随访无复发。

按:平素操持过度,以致心脾两虚,气不摄精,加之肾虚精关不固,精微下泄,故阳痿早泄并至,归入先后天同病之途。治从后天入手,参亦固摄,用归脾汤后天养先天,游越收敛,魂魄入室,浮阳得潜,脾气固摄,阳物能兴,精无早泄。"诸脏腑百骸受气于脾胃,而后能强",故言功归于脾。

案 7:患者李某,33 岁,近来性欲亢进,行房即泄,咽干口苦,小便黄赤淋浊,阴囊潮湿、瘙痒、淋浊,舌红、苔黄腻,脉弦滑数。追问病史,一月前有冶游史,辨为湿热下注。治以清利湿热。方选柴胡渗湿汤加减。常用药:柴胡 5g、黄芩 6g、当归 10g、生地 12g、泽泻 10g、木通 5g、车前子(包)10g、甘草 3g、黄柏 6g、山栀 10g。七剂后小便清,无淋浊,性交时间延长,再进七剂,恢复如初。

按:该例病由房事不洁,外感湿热,下注肝经,肝火偏旺,故性欲亢进,交则早泄。方中柴胡疏利肝胆,以调郁火;山栀、黄芩清肝胆实火,泻肝经湿热;泽泻、木通、车前子清利下焦湿热,使湿热从小便而出;当归、生地养血益阴以和肝,防止苦燥伤阴。

案 8:王某,32 岁,性交射精过快 5 年,2010 年 4 月 5 日初诊。婚后 5 年,性交射精过快,约 1 分钟左右,阴茎勃起一般,尚能完成性交,性欲较亢,腰酸,阴囊潮湿,睡眠一般,大便偏溏。舌红,苔腻,脉弦滑。体检:正常男性第二性征,阴茎、阴囊极其内容物未及异常。诊断为早泄。湿热内蕴,下注肝经,肝火偏旺,故性欲亢进,交则早泄。拟清热化湿。方选温胆汤。制半夏 10g,茯苓神 10g,竹茹 10g,黄芩 10g,天竺黄 10g,广郁金 10g,石菖蒲 6g,泽兰泻(各)10g,木香

10g,白茅根30g,远志10g,甘草3g。14剂,水煎服。

心得体会:早泄实证者,当治标以清利为主,该例病由素体湿热,下注肝经,肝火偏旺,故性欲亢进,交则早泄。方选温胆汤化湿清热,治邪实为主。

二诊(2010年4月22日):期间曾尝试2次性交,诉第2次性交时射精时间在2~3分钟,阴囊潮湿、大便溏等症状好转明显,睡眠欠佳,舌质红,苔黄腻,脉弦滑,治疗大法不变,上方化裁。制半夏10g,茯苓神10g,竹茹10g,黄芩10g,天竺黄10g,广郁金10g,石菖蒲6g,泽兰泻(各)10g,木香10g,白茅根30g,远志10g,川连3g。14剂,水煎服。

心得体会:患者服药后症状好转,药症相符,故只需对症微调,守方继续治疗。

三诊(2010年5月10日):诉性交时射精时间约在2~4分钟左右,阴囊潮湿、大便溏等症状好转明显,睡眠亦有好转,舌质红,苔黄腻,脉弦滑,治疗大法不变,上方化裁。制半夏10g,茯苓神(各)10g,竹茹10g,黄芩10g,天竺黄10g,广郁金10g,石菖蒲6g,泽兰泻(各)10g,木香10g,白茅根30g,远志10g,川连3g。14剂,水煎服。

按:徐福松教授认为:治早泄,切勿滥用固涩法。当今世人治早泄,动则固肾涩精,其对肾虚精关不固所致的遗精早泄确有效。但目前虚证早泄少见,实证早泄或虚实夹杂者多见,若不分虚实,补涩杂投,易犯"虚虚实实"之戒,反使病情复杂难愈。

# 第七章　二地鳖甲煎与临床

　　"勃起功能障碍"是现代医学病名,中医学与之相对应的病名是"阳痿"。《素问·痿论》云中称"筋痿",《灵枢·邪气脏腑病形篇》云记载了影响后世医家的"阴痿"病名,《神农本草经》云亦以"阴痿"为其名称。明代临床大家张景岳首次在《景岳全书》中确立"阳痿"病名,并立《阳痿》云篇专门论述。清代《杂证治要秘录》明确指出"阴痿即阳痿"。

　　对病因病机的认识方面,祖国医学主要有以下一些记载:

　　《素问·痿论》曰:"思想无穷,所愿不得,意淫于外,入房太甚,宗筋弛纵,发为筋痿,及为白淫。"认为"情志因素"和"房室过度"是产生勃起功能障碍的两大因素。

　　《素问·五常政大论》把病因归之于人体的虚衰和邪热。"气火衰而不起用";《灵枢·经筋篇》亦指出:"热则筋弛纵不收,阴痿不用。"《素问·痿论》提出"筋痿者,生于肝使内也。""阳明虚则宗筋纵。"认为勃起功能障碍的形成与人体的虚衰、肝、脾胃有密切关系。

　　隋·巢元方、唐·王焘认为是虚劳、肾亏所致。《诸病源候论》曰:"劳伤于肾,肾虚不能荣于阴器,故痿弱也。"唐·王焘《外台秘要》云:"五劳七伤阴痿,中年阳不起,皆由少小房多损阳"、宋·严用和责之于命门火衰,《济生方》"五劳七伤,真阳衰备……阳事不潜"。明·王伦在《明医杂著》提出"郁火致痿说","男子阴痿不起……然亦有郁火甚而致痿者"。

　　明·张景岳在《景岳全书·阳痿》篇中较全面地论述了勃起功能障碍的病因病机,他指出:"男子阳痿不起,多由命门火衰,精气虚冷,或七情劳倦损伤生阳之气,多致此证"。他将勃起功能障碍的成因归纳为四类:一曰命门火衰;二曰湿热炽盛;三曰忧郁太过;四曰大卒惊恐。特别要指出的是,张景岳提出"凡惊恐不释者,亦致阳痿……又或于阳旺之时,忽有惊恐,则阳道立痿,亦其验也",认识到心理性因素(惊恐)可以导致勃起功能障碍。

　　清·沈金鳌提出了情志不遂、肝郁气滞的成因,指出"失志之人,抑郁伤肝,肝木不能疏达,亦致阳痿不起。"同样认识到心理性因素(抑郁)可以导致勃起功能障碍。王清任从"血瘀论治",林佩琴强调"先天精弱……阴痿而作"。

　　清·韩善徵所著的《阳痿论》云,是最早的阳痿专著。认为阳痿"因于阳虚者少,因于阴虚者多","真阳伤者固有,而真阴伤者实多。何得谓阳痿是真火衰乎?",提出"阴虚致痿"的学术思想,治疗上偏重于养阴。在此基础上强调辨证论治,其内容为:肾阴虚者,治宜壮水制阳,参以填精补髓,方用二至丸、聚精丸、填充精海方、三才封髓丹、摄固下真方;肝阴虚者,治宜滋肾凉肝,方用养肝和阴方;胃阴虚者,治宜清补甘润,方用麦冬汤;心阴虚者,治宜安神养荣,方用远志丸;痰凝气阻者,治宜行气化痰,方用清气化痰丸;暑热蕴蒸者,治宜清热养阴,方用黄连解毒汤;血瘀窍阻者,治宜通瘀利窍,方用通瘀利窍方。

徐福松教授以传统中医的"取类比象"思维方法来认识勃起功能的生理。肾藏精,寓元阴元阳。肾精又称"肾阴",或称"元阴"、"真阴"。肾阴,对各脏腑器官起滋润、濡养作用,是推动人体生殖、生长发育,构成人体精血形质,维持生命活动的物质基础。肾阳,鼓动、兴奋、蒸腾化气,是温暖机体腠理肌肤、推动五脏气化功能,保持生命活动的原动力。肾中精气是元气的主要生成来源,肾精充足,则肾气旺;肾精不足,则肾气随之衰。肾中所藏精气是男性生殖和性活动的物质基础。肾精发挥作用,与肾气分不开,只有肾阴、肾阳调和平衡,协同作用才能维持正常的性功能,反之,肾中阴精亏虚或肾中气阳不足,均可导致性功能失常,而出现勃起功能障碍。

中医将阴茎称之为"宗筋",中医经络学说认为:足厥阴之脉过"阴器",足厥阴、足少阴经筋均"结于阴器"。徐福松教授指出:足厥阴系肝所主,肝五行属木,以"天人相应"的中医整体观提出著名的"禾苗理论":禾苗得水则挺直强劲,阳光曝晒则萎弱干枯。而勃起功能障碍犹如缺水之禾苗,萎而不振,若以雨水滋润,则可重新挺立,若复以阳光曝晒,则萎情更重,甚至干枯。阴茎的勃起功能反映了人体阴精的盛衰,说明肾精是性功能的基础,肾气的兴奋鼓动和温煦推动作用,是勃起功能正常的必备条件。

徐福松教授多年的临床实践体会到:当代阳痿患者以阴虚为主,当今全球气候变暖,环境污染,人口的增多,水源枯竭,水分蒸发加快,此自然界"阴亏"之一;太平盛世,生活方式的改变,社交活动的增多,性事过频,夜生活过多,膏粱厚味,辛辣炙煿,此生活方式"阴亏"之二;社会变革,竞争激烈,工作压力加大,人际关系家庭关系的紧张,此心因性"阴亏"之三;温肾壮阳药充斥市场,医患滥用成风,此医源性、药源性"阴亏"之四。综上所述,现代人阴虚体质更加明显,阴虚火旺较之以往任何时候都严重,并最终导致勃起功能障碍的发生。

滋阴学说是在《内经》"阴阳学说"和"虚者补之、损者益之"的理论基础之上发展起来的。张仲景在《伤寒论》中创立"急下存阴"、"釜底抽薪"等疗法,作了初步的发挥;金元时刘完素力斥滥用温补,倡用寒凉,朱丹溪承其余绪,提出"阳常有余,阴常不足"和"相火论"丰富发展了滋阴学说的理论;此外,李东垣论"养脾阴",张介宾、赵养葵论"命门"、"真阴不足",李中梓论"乙癸同源,肝肾同治",叶天士论"养胃阴",对滋阴学说的理论作出了有益的补充。清·韩善徵所著的《阳痿论》,是最早的阳痿专著。认为阳痿"因于阳虚者少,因于阴

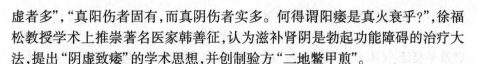

虚者多"，"真阳伤者固有，而真阴伤者实多。何得谓阳痿是真火衰乎？"，徐福松教授学术上推崇著名医家韩善征，认为滋补肾阴是勃起功能障碍的治疗大法，提出"阴虚致痿"的学术思想，并创制验方"二地鳖甲煎"。

二地鳖甲煎方药如下：生地、熟地、菟丝子、茯苓、枸杞子、五味子、金樱子、丹皮、丹参、天花粉、川断、桑寄生、鳖甲、牡蛎。

生地黄味甘、苦，性寒，归心、肝、肾经。功能清热凉血，养阴生津。用于热入营血，舌绛烦渴、斑疹吐衄；阴虚内热，骨蒸劳热；津伤口渴，内热消渴，肠燥便秘。《神农本草经》云："主折跌绝筋，伤中，逐血痹，填骨髓，长肌肉，作汤除寒热积聚，除痹。生者尤良。"《珍珠囊》云："凉血，生血，补肾水真阴。"《本经逢原》云："干地黄，内专凉血滋阴，外润皮肤荣泽，病人虚而有热者宜加用之。戴元礼曰，阴微阳盛，相火炽强，来乘阴位，日渐煎熬，阴虚火旺之症，宜生地黄以滋阴退阳。

熟地黄味甘，性微温，归肝、肾经，功能补血养阴，填精益髓。用于血虚诸证；肝肾阴虚诸证。本品质润入肾，善滋补肾阴，填精益髓，为补肾阴之要药。古人谓之"大补五脏真阴"，"大补真水"。《医学启源》云："熟地黄……补血虚不足，虚损血衰之人须用，善黑须发。"《本草纲目》云："填骨髓，长肌肉，生精血，补五脏内伤不足，通血脉，利耳目，黑须发，男子五劳七伤，女子伤中胞漏，经候不调，胎产百病。"《药品化义》云："熟地，藉酒蒸熟，味苦化甘，性凉变温，专入肝脏补血。因肝苦急，用甘缓之，兼主温胆，能益心血，更补肾水。凡内伤不足，苦志劳神，忧患伤血，纵欲耗精，调经胎产，皆宜用此。安五脏，和血脉，润肌肤，养心神，宁魂魄，滋补真阴，封填骨髓，为圣药也。"

菟丝子味辛、甘，性平。归肾、肝、脾经。功能补肾益精，养肝明目，止泻安胎。用于肾虚腰痛、阳痿遗精、尿频及宫冷不孕；肝肾不足，目暗不明；脾肾阳虚，便溏泄泻；肾虚胎动不安；亦可治肾虚消渴。《神农本草经》云："主续绝伤，补不足，益气力肥健。""久服明目，轻身延年。"《本草经疏》云："五味之中，惟辛通四气，复兼四味，《经》曰肾苦燥，急食辛以润之。菟丝子之属是也，与辛香燥热之辛，迥乎不同矣，学者不以辞害义可也。"《本经逢原》云："菟丝子，祛风明目，肝肾气分也。其性味辛温质粘，与杜仲之壮筋暖腰膝无异。其功专于益精髓，坚筋骨，止遗泄，主茎寒精出，溺有余沥，去膝胫酸软，老人肝肾气虚，腰痛膝冷，合补骨脂、杜仲用之，诸筋膜皆属之肝也。气虚瞳子无神者，以麦门冬佐之，蜜丸服，效。凡阳强不痿，大便燥结，小水赤涩者勿用，以其性偏助阳也。"

茯苓味甘、淡，性平。归心、脾、肾经。功能利水消肿，渗湿，健脾，宁心。用于水肿；痰饮；脾虚泄泻；心悸，失眠。《神农本草经》云："主胸胁逆气，忧患惊邪恐悸，心下结痛，寒热，烦满，咳逆，口焦舌干，利小便。久服安魂、养神、不饥、延年。"《世补斋医书》云："茯苓一味，为治痰主药，痰之本，水也，茯苓可以行水。痰之动,湿也,茯苓又可行湿。"

枸杞子味甘,性平。归肝、肾经。功能滋补肝肾,益精明目。用于肝肾阴虚及早衰证。《本草经集注》云:"补益精气,强盛阴道"。《药性论》云:"补益精,诸不足,易颜色,变白,明目……令人长寿"。《本草经疏》云:"为肝肾真阴不足,劳乏内热补益之要药……故服食家为益精明目之上品"。

五味子味酸、甘,性温。归肺、心、肾经。功能收敛固涩,益气生津,补肾宁心。用于自汗,盗汗;遗精,滑精;久泻不止;津伤口渴,消渴;心悸,失眠,多梦。《神农本草经》云:"主益气,咳逆上气,劳伤羸瘦,补不足,强阴,益男子精"。《本草备要》云:"性温,五味俱全,酸咸为多,故专收敛肺气而滋肾水,益气生津,补虚明目,强阴涩精,退热敛汗,止呕住泻,宁嗽定喘,除烦渴"。《医林纂要》云:"宁神,除烦渴,止吐衄,安梦寐"。

金樱子味酸、涩,性平。归肾、膀胱、大肠经。功能固精缩尿止带,涩肠止泻。用于遗精滑精、遗尿尿频、带下;久泻、久痢;还可用于崩漏,脱肛,子宫脱垂等证。《蜀本草》:"主治脾泄下痢,止小便利,涩精气"。《本草备要》:"固精秘气,治梦泄遗精,泄痢便数"。《本草求真》:"生者酸涩,熟者甘涩,当用其将熟之际,得微酸甘涩之妙,取其涩可止脱,甘可补中,酸可收阴,故能善理梦遗崩带遗尿"。

丹皮味苦、甘,性微寒。归心、肝、肾经。功能清热凉血,活血祛瘀。用于温毒发斑,血热吐衄;温病伤阴,阴虚发热,夜热早凉、无汗骨蒸;血滞经闭、痛经、跌打伤痛;痈肿疮毒。《神农本草经》云:"主寒热,中风瘛疭、痉、惊痫邪气,除坚癥瘀血留舍肠间,安五脏,疗痈疮。"《名医别录》云:"下水,止烦渴,散颈下核,痈肿"。《本草纲目》云:"滋阴降火,解斑毒,利咽喉,通小便血滞。"

丹参味苦,性微寒。归心、心包、肝经。功能活血调经,祛瘀止痛,凉血消痈,除烦安神。用于月经不调,闭经痛经,产后瘀滞腹痛;血瘀心痛、脘腹疼痛、癥瘕积聚、跌打损伤及风湿痹证;疮痈肿毒;热病烦躁神昏及心悸失眠。《日华子本草》云:"养血定志,通理关节,治冷热劳,骨节烦痛,四肢不遂;排脓止痛,生肌长肉;破宿血,补新生血;安生胎,落死胎;止血崩带下,调妇人经脉不匀,血邪心烦;恶疮疥癣,瘿赘肿毒,丹毒、头痛、赤眼;热病犯闷。"《滇南本草》云:"补心定志,安神宁心。治健忘怔忡,惊悸不寐。"《本草便读》云:"丹参,功同四物,能祛瘀以生新,善疗风而散结,性平而走血……味甘苦以调经,不过专通营分。丹参虽有参名,但补血之力不足,活血之力有余,为调理血分之首药。其所以疗风痹去结积者,亦血行风自灭,血行则积自行耳。"

天花粉味甘、微苦,性微寒。归肺、胃经。功能清热泻火,生津止渴,消肿排脓。用于热病烦渴;肺热燥咳;内热消渴;疮疡肿毒。《神农本草经》云:"主消渴,身热,烦满大热,补虚,安中,续绝伤。"《日华子本草》云:"通小肠,排脓,消肿毒,生肌长肉,消扑损瘀血。治热狂时疾,乳痈,发背,痔瘘疮疖。"《本草汇言》云:"天花粉,退五脏郁热,如心火盛而舌干口燥,肺火盛而咽肿喉痹,脾火盛而口舌齿肿,痰火盛而咳嗽不宁。若肝火之胁胀走注,肾火之骨蒸烦热,或痈疽已溃未溃,而热毒不散,或五疸身目俱黄,而小水若淋若涩,是皆火热郁结所致,惟此剂能开郁结,降痰火,并能治之。又其性甘寒,善能治渴,从补药而治虚渴,从凉药而治火渴,从气药而治郁渴,从血药而治烦渴,乃治渴之要药也。"

续断味苦、辛,性微温。归肝、肾经。功能补益肝肾,强筋健骨,止血安胎,疗伤续折。用于阳痿不举,遗精遗尿;腰膝酸痛,寒湿痹痛;崩漏下血,胎动不安;跌打损伤,筋伤骨折。《神农本草经》云:"主伤寒,补不足,金疮痈伤。折跌,续筋骨,妇人乳难。"《名医别录》云:"妇人崩中漏血,金疮血内漏,止痛生肌肉,及腕伤恶血腰痛,关节缓急。"《本草经疏》云:"为治胎产、续绝伤、补不足、疗金疮、理腰肾之要药也。"

桑寄生味苦、甘,性平。归肝、肾经。功能祛风湿,补肝肾,强筋骨,安胎。用于风湿痹证;崩漏经多,妊娠漏血,胎动不安;尚能降血压,可用于高血压病。《神农本草经》云:"主腰痛,小儿背强,痈肿,安胎,充肌肤,坚发齿,长须眉。"《名医别录》云:"主金疮,去痹,女子崩中,内伤不足,产后余疾,下乳汁。"《本草蒙筌》云:"凡风湿作痛之症,古方每用独活寄生汤煎调。川续断与桑寄生气味略异,主治颇同,不得寄生,即加续断。"

鳖甲味甘、咸,性寒。归肝、肾经。功能滋阴潜阳,退热除蒸,软坚散结。用于肝肾阴虚证;癥瘕积聚。《神农本草经》云:"主心腹癥瘕坚积,寒热,去痞息肉……"。《本草汇言》云:"除阴虚热疟,解劳热骨蒸之药也。厥阴血闭邪结,渐至寒热,为癥瘕。"

牡蛎味咸,性微寒。归肝、胆、肾经。功能重镇安神,潜阳补阴,软坚散结。用于心神不安,惊悸失眠;肝阳上亢,头晕目眩;痰核、瘰疬、瘿瘤,癥瘕积聚;滑脱诸证;制酸止痛作用。《神农本草经》云:"惊恚怒气,除拘缓,鼠瘘,女子带下赤白。"《海药本草》云:"主男子遗精,虚劳乏损,补肾正气,止盗汗,去烦热,治伤寒热痰,能补养安神,治孩子惊痫。"《本草备要》云:"咸以软坚化痰,消瘰疬结核,老血疝瘕。涩以收脱,治遗精崩带,止嗽敛汗,固大小肠。"

丹溪有云:"主闭藏者肾也,司疏泄者肝也。二脏皆有相火,而其系上属于心。心君火也,为物所感则易动,心动则相火亦动,动则精自走,相火然而起,虽不交会,亦暗流而疏泄矣。"方中以生熟地、鳖甲、牡蛎、丹皮、天花粉、金樱子填精充髓、滋阴降火,而不用龙胆草、黄柏等清泄相火之泻阳药,并配桑寄生、川断以补肾壮腰,再于大队滋阴降火药中少佐枸杞子、菟丝子等补肾温阳之品,而不用阳起石、锁阳等纯阳无阴之壮阳药,并佐五味子、辰茯苓以宁心安神,冀其心肾相交,使机体整体状态得到调整,则阴助阳以兴,阳得阴而举,阳痿之症可愈。

徐福松教授认为:肾中阴精与气阳虽然均与勃起功能障碍的发病密切相关,推究疾病本质,肾中阴精的盛衰实为最主要的因素。所以临床治疗勃起功能障碍应重在滋阴,不可滥用壮阳。2000年以来徐福松教授指导研究生完成多项课题,临床观察结果表明,二地鳖甲煎治疗勃起功能障碍肾阴虚证,疗效确切;二地鳖甲煎可以调节患者不良心理状态;二地鳖甲煎可以调节下丘脑—垂体—睾丸性腺轴;二地鳖甲煎可以调节大鼠阴茎海绵体平滑肌。

**验案举例**

案1:龚某,47岁,2010年2月6日初诊。阴茎勃起困难3年。2007年以来阴茎勃起困难,软而不坚,举而不久,伴随遗精梦泄,腰膝酸软,口干,溲黄便干。否认糖尿病、高血压等病史。体检:正常男性第二性征,阴茎、阴囊及其内容物未及异常舌质红,苔剥,脉细数。患者相火偏旺,阴精耗损,宗筋失养而成阳痿。拟滋阴降火。方选二地鳖甲煎加减。生地黄10g,熟地黄10g,菟丝子10g,茯苓10g,枸杞子10g,五味子6g,金樱子10g,生鳖甲20g,牡蛎20g,丹皮10g,天花粉6g,川断10g,桑寄生10g。

按:徐福松教授认为在临床上阳痿病人阴虚者居多,阳虚者偏少。所以不要一见阳痿,便妄用壮阳之品,临床每见越壮阳越阳痿病例,尤禾苗缺水(阴虚)则萎软(阳痿),宜添水(滋阴)不宜烈日曝晒(壮阳)一样,治疗时要注重滋阴益肾。

二诊(2010年2月23日):服药14剂期间曾尝试2次性交,诉第2次已经能够勃起完成性交,大便通畅,口干亦有减轻,唯觉勃起硬度欠佳。治疗大法不变,上方化裁。生地黄10g,熟地黄10g,菟丝子10g,茯苓10g,枸杞子10g,五味子6g,金樱子10g,生鳖甲20g,牡蛎20g,丹皮6g,川断10g,桑寄生10g。14剂,水煎服。

三诊(2010年4月3日):诉勃起功能好转明显,性交完成率达75%,觉勃起硬度略欠满意,口干、大便干等症状均明显好转,舌质红,苔薄,脉弦。生地黄10g,熟地黄10g,菟丝子10g,茯苓10g,枸杞子10g,五味子6g,金樱子10g,生鳖甲20g,牡蛎20g,丹皮6g,巴戟天10g,桑寄生10g。14剂,水煎服。

按:阴茎勃起与五脏密切相关,若五脏功能失调,气血经络失和,则非有阳痿不可。故治疗阳痿应分清虚实,虚者有阴虚、阳虚之分,徐教授认为,随着社会的变迁,至现代临床虚证中以阴虚尤其多见。

案2:胡某,30岁,未婚。马鞍山钢厂运输部,1982年8月5日初诊。近3年来,阴茎勃起较差,时短,易泄精。过往有手淫及遗精史,曾在当地治疗,迭进龟龄集、鹿茸精等益肾壮阳之品,症情有增无减,近正恋爱,恐婚后阳痿,特来宁求治。刻诊患者神萎,口干不欲饮,纳食二便尚调。近每有欲念,阴茎即有勃起,但硬度不坚。且时间不长即有泄精。腰酸乏力,疲倦不堪。舌红苔白,脉平。查外生殖器正常。肾阴亏损,精关不固,今以养阴益肾涩精为治。方用二地鳖甲煎加减。生鳖甲 20g,煅龙骨 15g,五味子 6g,生地黄 12g,白芍 10g,枸杞子 10g,生首乌 12g,沙苑子 10g,菟丝子 10g,金樱子 10g。

二诊(1982 年 9 月 30 日):上药连服月余,阴茎勃起较前为佳,时间延长,泄精已止。但遗精仍作,多为无梦而遗,遗后腰酸无力更甚,舌苔薄白,脉细。"夫精者,五脏六腑皆有……下元虚败,精不梦而遗者,乃肾虚精滑故也。(《古今医鉴·遗精》)"阴虚火旺精关不固,原方既效,再从前治。生地黄 10g,白芍 10g,茯苓 10g,淮山药 10g,丹皮 6g,莲须 10g,芡实 10g,牡蛎 20g,鹿衔草 10g。嘱其服上方 1 个月后,接服六味地黄丸,每次 6g,每日 2 次。

三诊(1983 年 2 月 3 日):经治以来,症情大为好转,以往每月遗精七、八次,甚者每夜两次。现遗精仅每月一次,阳事亦兴,精神好转,面色亦华,脉平,舌淡苔薄白。效不更方。

六味地黄丸照前再服 1 个月,即停。建议结婚。

按:此案年少气血壮盛,复加壮阳亢烈阴虚更甚,"肾元虚弱,故精伤也。见闻感触,则动肾气,肾藏精,今虚弱,不能制于精,又因见闻精漏失。"(《诸病源候论·虚劳病诸候》)久则阳器举而无力且时间不长,治宜益肾养阴涩精,标本兼顾,益阴配阳而达阴平阳秘,精神乃治。

案 3:患者田某,35 岁,已婚,工人,1981 年 3 月 9 日初诊。患者 2 年前先有阴茎外伤史,后出现阳痿,屡服温肾补阳、活血化瘀等中药年余,未见好转,乃来就诊。诊得患者阳事不举,举而不坚,旋即萎软,不能行房。同时伴有午后潮热,口干喜饮,两下肢酸软乏力,脉平,舌质偏红略紫。辨证为阴虚火旺,兼有血脉淤滞,致使宗筋失养,而成此症。治拟滋阴降火为主,以验方二地鳖甲煎治之。生熟地(各)10g,菟丝子 10g,茯苓 10g,枸杞子 10g,金樱子 10g,丹皮参(各)10g,天花粉 10g,川断 10g,桑寄生 10g,鳖甲(先煎)20g,牡蛎先煎 20g。

进服 10 剂,阳事渐兴渐坚,潮热告退,精神转振,唯牙龈易肿,原方加地骨皮 12g。再服 10 剂,诸恙悉愈,每次性交达 10 分钟之久。再以原法续施,以资巩固疗效。

按:阳化气,阴成形。阴为阳之基,阳为阴之使。阴精亏损,阳无所依,阴虚及阳,"水去而火亦去",此阴虚成痿必然之理。自制验方二地鳖甲煎,用生熟地、鳖甲、牡蛎、丹皮、天花粉、金樱子以滋阴降火,而不用龙胆草、黄柏等清泄相火之泻阳药,并配桑寄生、川断以补肾壮腰,再于大队滋阴降火药中少佐杞子、菟丝子等补肾温阳之品,而不用阳起石、锁阳等纯阳无阴之壮阳药,并佐五味子、辰茯苓以宁心安神,冀其心肾相交,如此,则阴助阳以兴,阳得阴而举,阳痿之症可愈。诚如张景岳说:"善补阳者,必于阴中求阳,则阳得阴助而生化无穷;善补阴者,必于阳中求阴,则阴得阳升而源泉不竭。"再者,本方非但对阴虚阳痿有效,而且对糖尿病性 ED 和药物性阳痿(如高血压长期服用降压药)亦有效。此异病同治之理也。

案 4:夏某,39 岁。2006 年 5 月 29 日初诊。附睾结节 3 月。附睾结节伴午后潮热,心胸烦闷,头晕口干,寐差盗汗,舌质红、苔薄少,脉细弦。有高血压病史 15 年。证属肝肾阴虚。方选二地鳖甲煎加减。生地、熟地、山萸肉、鳖甲、淮牛膝、稽豆衣、枸杞子、茯苓、茯神、川贝、金樱子各 10g,牡蛎 30g,石决明20g。此方连服 2 个月,阴虚阳亢症状缓解,结节亦小。续服 2 月,结节全消。后予归芍地黄丸以图巩固。

按:年老体弱或羔延日久、过用戕伐之品而疾未得除者,多见脾肾阳虚与肝肾阴虚两证。前者见附睾结节伴性欲淡漠,腰酸怕冷,大便溏薄等证。熟地、山萸肉、杜仲、巴戟天、楮实子、益肾壮阳,寓阴中求阳之意;炒甲片、小茴香温阳散结。后者见附睾结节伴腰酸腿软,口干盗汗,午后潮热,舌质红、苔薄、脉细等症。生熟地、枸杞子、菟丝子、金樱子、山萸肉滋阴补肾,设阳中求阴之味;鳖甲、丹参、川贝、牡蛎滋阴活血、软坚散结。

# 第八章　二至地黄汤与临床

　　二至地黄汤是由二至丸和六味地黄丸组成,处方:女贞子10g、旱莲草10g、生地12g、丹皮6g、茯苓10g、山药10g、山萸肉10g、泽泻6g。功效:滋阴降火、凉血止血。男科用于肾阴不足、阴虚火旺、性交或梦交之时欲火更旺、精室被扰、血络损伤、血从内溢。

　　二至丸同名方约有6首,一般意义上说的二至丸是选《医方集解》补养之剂方。组成:女贞子、旱莲草各等分。女贞子冬至时采,阴干,蜜酒拌蒸,过一夜,粗袋擦去皮,晒干为末,旱莲草夏至时采,捣汁,熬膏,和前药为丸。功用是补虚损,暖腰膝,壮筋骨,明眼目;补益肝肾,滋阴止血。用于肝肾阴虚,眩晕耳鸣,咽干鼻燥,腰膝酸痛,月经量多。主要有增强免疫,降血脂,抗血栓,抗氧化,耐缺氧,护肝及镇静等作用。两药成于冬夏二至,故以二至为名,药味虽少,补而不腻,实为妙方。

　　女贞子为木犀科植物女贞的成熟果实。主产于浙江、江苏、湖南等地。冬季果实成熟时采收,稍蒸或置沸水中略烫后,干燥,生用或酒制用。性甘、苦,凉,肝、肾经。功效:滋补肝肾,乌须明目。用于肝肾阴虚证。本品性偏寒凉,能补益肝肾之阴,适用于肝肾阴虚所致的目暗不明、视力减退、须发早白、眩晕耳鸣、失眠多梦、腰膝酸软、遗精、消渴及阴虚内热之潮热、心烦等证。常与墨旱莲配伍,即二至丸(《医方集解》)。阴虚有热,目微红羞明,眼珠作痛者,宜与生地黄、石决明、谷精草等滋阴清肝明目之品同用。肾阴亏虚消渴者,宜与生地、天冬、山药等滋阴补肾之品同用。阴虚内热之潮热心烦者,宜与生地、知母、地骨皮等养阴、清虚热之品同用。常用剂量:煎服,6～12g。本品以黄酒拌后蒸制,可增强滋补肝肾作用,并使苦寒之性减弱,避免滑肠。《本草纲目》:"强阴,健腰膝,变白发,明目"。《本草备要》:"益肝肾,安五脏,强腰膝,明耳目,乌须发,补风虚,除百病"。现代药理研究认为:女贞子可增强非特异性免疫功能,对异常的免疫功能具有双向调节作用;对化疗和放疗所致的白细胞减少有升高作用;可降低实验动物的血清胆固醇,有预防和消减动脉粥样硬化斑块和减轻斑块厚度的作用,能减少冠状动脉粥样硬化病变数并减轻其阻塞程度;能明显降低高龄鼠脑、肝中丙二醛含量,提高超氧化物歧化酶(SOD)活性,具一定抗衰老应用价值;有强心、利尿、降血糖及保肝作用;并有止咳、缓泻、抗菌、抗肿瘤作用。

　　墨旱莲为菊科植物鳢肠的地上部分。主产于江苏、江西、浙江等地。花开时采割,晒干,切段生用。性甘、酸,寒。归肝、肾经。功效:滋补肝肾,凉血止血。常用于:①肝肾阴虚证。本品甘寒,能补益肝肾之阴,适用于肝肾阴虚或阴虚内热所致须发早白、头晕目眩、失眠多梦、腰膝酸软、遗精耳鸣等症。单用或与滋养肝肾之品配伍。如旱莲膏(《医灯续焰》)单用本品熬膏服;二至丸(《医方集解》)以之与女贞子同用;亦常与熟地、枸杞子等配伍。②阴虚血热的失血证。本品长于补益肝肾之阴,又能凉血止血,故尤宜于阴虚血热的出血证。可单用或与生地黄、阿胶等滋阴凉血止血之品同用。常用剂量:煎服,6~12g。《新修本草》:"洪血不可止者,傅之立已。汁涂发眉,生速而繁"。《本草正义》:"入肾补阴而生长毛发,又能入血,为凉血止血之品"。现代药理研究:本品具有提高机体非特异性免疫功能,消除氧自由基以抑制5-脂氧酶,保护染色体,保肝,促进肝细胞的再生,增加冠状动脉流量,延长小鼠在常压缺氧下的生命,提高在减压缺氧情况下小鼠的存活率,并有镇静、镇痛、促进毛发生长、使头发变黑、止血、抗菌、抗阿米巴原虫、抗癌等作用。

　　六味地黄丸见于《小儿药证直诀》,系宋·钱乙从《金匮要略》的肾气丸减去桂枝、附子而成,原名"地黄丸",用治肾怯诸证。组成:熟地黄八钱(24g)、山萸肉、干山药各四钱(各20g)、泽泻、牡丹皮、茯苓去皮,各三钱(9g)。功用:滋补肝肾。主治:肝肾阴虚证。腰膝酸软,头晕目眩,耳鸣耳聋,盗汗,遗精,消渴,骨蒸潮热,手足心热,口燥咽干,牙齿动摇,足跟作痛,小便淋沥,以及小儿囟门不合,舌红少苔,脉沉细数。肾藏精,为先天之本,肝为藏血之脏,精血互可转化,肝肾阴血不足又常可相互影响。腰为肾之府,膝为筋之府,肾主骨生髓,齿为骨之余,肾阴不足则骨髓不充,故腰膝酸软无力、牙齿动摇、小儿囟门不合;脑为髓海,肾阴不足,不能生髓充脑,肝血不足,不能上荣头目,故头晕目眩;肾开窍于耳,肾阴不足,精不上承,或虚热生内热,甚者虚火上炎,故骨蒸潮热、消渴、盗汗、小便淋沥、舌红少苔、脉沉细数。治宜滋补肝肾为主,适当配伍清虚热、泻湿浊之品。方中重用熟地黄滋阴补肾,填精益髓,为君药。山茱萸补养肝肾,并能涩精,取"肝肾同源"之意;山药补益脾阴,亦能固肾,共为臣药。三药配合,肾肝脾三阴并补,是为"三补",但熟地黄用量是山萸肉与山药之和,故仍以补肾为主。泽泻利湿而泄肾浊,并能减熟地黄之滋腻;茯苓淡渗脾湿,并助山药之健运,与泽泻共泻肾浊,助真阴得复其位;丹皮清泄虚热,并制山萸肉之温涩。三药称为"三泻",均为佐药。六味合用,三补三泻,其中补药用量重于"泻药",是以补为主;肝、脾、肾三阴并补,以补肾阴为主,这是本方的配伍特点。本方是治疗肝肾阴虚证的基础方。临床应用以腰膝酸软,头晕目眩,口燥咽干,舌红少苔,脉沉细数为辨证要点。费伯雄《医方论》卷1:"此方非但治肝肾不足,实三阴并治之剂。有熟地之腻补肾水,即有泽泻之宣泄肾浊以济之;有萸肉之温涩肝经,即有丹皮之清泻肝火以佐之;有山药

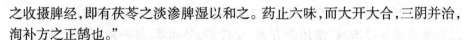

之收摄脾经,即有茯苓之淡渗脾湿以和之。药止六味,而大开大合,三阴并治,洵补方之正鹄也。"

徐福松教授常运用二至地黄汤治疗血精、尿血等病症。

血精是较常见的男科疾病,其原因不明,多数人认为与精囊炎、前列腺炎关系密切,也有认为出血来自精囊腺而不是前列腺。

徐福松教授认为:精囊炎的主要特征是"血精"。血精即是男子精液中混有血液,它既是病名,又是症状,中西医共有其名。因其属于"隐疾",不易发现,加之受传统观念"男子血贵"、"一滴精、十滴血"的影响,所以一旦见到血精,患者及家属都十分恐惧,谈血精而色变。血精最常见于精囊炎患者,精囊炎的发生,常伴有前列腺炎或继发之后,或为血行感染,病原菌多为葡萄球菌、链球菌、大肠杆菌,细菌从尿道上行而至精道。此外,尚有不少疾病可以导致血精,如前列腺结石、精囊结石;有的原因不明;个别的有潜在性危险疾病存在,如前列腺癌、精囊癌,或血液病、血管疾病等。血精几乎皆发生于性高潮。无论性交、手淫或梦遗,精囊腺、前列腺等副性腺分泌旺盛,平滑肌猛然收缩,小血管破裂,均可出现血精,似与过度充血、摩擦、挤压有关。

中医认为,房劳过度是血精的主要病因,肾虚是血精的主要病理。盖"虚劳精血出"、"劳则必伤其精血"(《诸病源候论》),房劳过度则伤肾,肾阴不足,虚火自炎,梦交或性交之时,欲火更旺,精室被扰,迫血妄行,血从内溢,乃成血精;或青年人相火旺盛,手淫排精,或强力入房,或强忍精出,精血之血络受损,血随精流,每可导致血精。部分血精患者,则因包皮过长,或遗精频繁,或性交不洁等原因,湿热之邪从尿道口袭入,循经上沿,熏蒸精室,血热妄行而成。病延日久者,或可出现面色㿠白,头昏乏力,心悸失眠等全身虚弱症状。

血精有轻重之分。重者肉眼可见精中有血,称为肉眼血精;轻者需借助显微镜检查,发现精液中有红细胞,称为镜下血精。中医书中所称的血精,多指肉眼血精。重证血精的见证是:排精(包括遗精、滑精、手淫或性交排精)时看到血性精液,其色鲜红、淡红、暗红不等,其量或多或少,少者精中偶见血丝或血迹;多者每次排精都见血液,有的夹有血块。

血精的治疗,古来可供借鉴的方法甚少。徐福松教授根据审证求因、审因求治的原则,认为本病多属虚证。阴虚火旺是其本,湿热下注是其标,气血两虚是失精失血之果。据此辨治,虽不中,亦不远矣。

滋阴降火是治血精之常。根据历代文献记载及目前临床观察,本病属阴虚火旺,血热妄行者最为多见。大凡病程较长,年龄偏大,体质较弱,追溯病史有房劳过度的血精患者,常可见到此证。症见:血精鲜红量少,午后潮热,腰酸足弱,头昏眼花,夜寐盗汗,心烦口干,小便黄赤,脉来细数,舌红少苔,或有龟裂,或有花剥苔。治宜滋阴降火,凉血止血,方用二至地黄汤加减。二至地黄汤为补益肝肾、滋阴降火之对症良方,徐福松教授结合自己的经验对二至地黄汤灵活增减,常用处方为:女贞子、旱莲草、炒丹皮、茯苓、泽泻、藕节炭各10g,生地12g,糯稻根须20g,龟甲(先煎)15g,苎麻根30g,知母、黄柏各6g。

随症加减:盗汗加煅牡蛎、煅龙骨;腰酸加川断、杜仲、桑寄生;头晕加杞子、沙苑、甘菊。舌有龟裂或剥苔者,参入大补阴丸、花粉、阿胶等。并嘱佐食鳖鱼、龟肉、银耳、海参等食物,以增强养阴补肾之功;肾阴既充,虚火既平,不用或少用止血之品,而血精自止。如每次排精均有肉眼血精,量多色红,则参以凉血止血之品治其标,如苎麻根、小蓟、侧柏炭、血余炭、藕节炭等,血遇凉则凝而不妄行,其中苎麻根甘寒无毒,尤为凉血热,安精室之要品,一般宜重用至30g。如强力行房,或手淫排精,以致血精而夹有血块,排精时尿道疼痛者,又宜加入茜草、紫草等凉血止血而兼活血化瘀的药物,或用参三七、失笑散、琥珀等亦可。血精患者常常兼有男生殖系的其他感染,需兼顾这些夹杂病症,在滋阴降火的基础上需加入清热化湿之品,如四妙丸、碧玉散、土茯苓、车前草、荔枝草等,每能缩短疗程,提高疗效。如合并睾丸、附睾炎者,宜参入《全生集》枸橘汤(全枸橘、川楝子、秦艽、陈皮、防风、泽泻、赤芍、甘草);合并慢性前列腺炎者,宜参入杨氏萆薢分清饮(萆薢、菖蒲、甘草梢、益智仁、乌药、茯苓);前列腺炎有急性发作征象者,宜参入龙胆泻肝汤;如合并尿道炎者,宜参以钱乙导赤散(生地、木通、生草梢、竹叶)。血精日久可致心脾气血两虚,可兼以归脾汤、圣愈汤、人参养荣汤、补中益气汤等。芡实一味,每多加入,取其甘平无毒,益脾固肾。他如麦芽、神曲、鸡内金等健脾助运之品,亦宜佐用,使补气血而不腻,养心脾而不滞,如此,气血生化有源,血归脾统而安,则血精自愈矣。

治疗同时需注意防护:一、急性期禁忌精道检查和前列腺精囊按摩。二、禁欲。避免性冲动,暂时中断性生活,尤忌不洁性交。三、注意生殖器卫生,包皮过长者宜作包皮环切术。四、清淡饮食,忌烟酒辛辣刺激之品。五、注意劳逸结合,避免久坐,禁忌骑自行车、骑马,减少对会阴部的压迫。

尿血即尿中有血液,并超出正常生理范围。又有溺血、溲血、小便血等名称,可见于泌尿生殖系统的多种疾病。无痛者,中医称为"尿血";伴有尿频、尿痛或肾绞痛者,中医称为"血淋"。朱丹溪云:"痛者谓之淋,不痛者谓之溺血"。刚排出的尿液呈血红色或淡红色,或有血块,为"肉眼血尿";如仅在显微镜下发现较多的红细胞,为"镜下血尿";古代所云尿血都是指"肉眼血尿"。

西医认为:由于感染、结石、损伤、药物、肿瘤等直接损伤,或梗阻尿路的血管壁破裂,或代谢障碍、免疫损伤、中毒、凝血障碍、心血管病变及尿路邻近器官病变,均可引起不同程度的血尿。主要分为:①泌尿生殖系统的多种疾病;

②尿路邻近器官疾病的影响；③全身性疾病；④功能性血尿。

尿血属中医血症范围，病变部位在肾与膀胱。常见证型有：膀胱蕴结证、阴虚火旺证、中气虚弱证等。徐福松教授常用二至地黄汤加减治疗阴虚火旺型尿血，其症候特点是病程较长，或有慢性病史。多为先尿后血血少鲜红，时作时止，伴有腰酸乏力，潮热颧红，头昏耳鸣，咽干口燥，夜寐盗汗。舌红苔少，脉来细数。常用处方为：女贞子、旱莲草、炒丹皮、茯苓、泽泻、藕节炭各10g，生地12g，糯稻根须20g，龟甲（先煎）15g，苎麻根30g，知母、黄柏各6g。如阴虚明显可加阿胶珠；如火旺明显可加玄参、煅人中白；出如血明显可加仙鹤草、苎麻根、槐花炭等。

**病案举例：**

案1：张某，28岁，工人。1980年1月5日初诊。血精2年，反复发作。入夏即发。近日工作辛苦，又进辛热之品，血精发作约一周。经治无明显效果。刻诊患者神情紧张，口干，腰酸，少腹发胀，尿黄，大便干结。近日同房见血精。房事后口干更甚，舌红，苔薄白，脉细数。阴虚火旺，扰乱精室，血络受损。拟滋阴降火，凉血止血。方用二至地黄汤加减。女贞子10g，旱莲草10g，生地10g，丹皮6g，淮山药10g，茯苓10g，泽泻6g，白芍6g，血余炭5g，苎麻根20g。

二诊（1980年1月12日）：自服上药，昨日同房未见血精，但精液常规尚有红细胞（+），伴腰酸，少腹发胀，大便日行两次，不成形。四肢乏力。舌脉同前。原方加川断10g，芡实10g，川楝子10g。

三诊（1980年2月9日）：服药月余，未发血精，精神转佳，少腹胀痛消失，腰酸减轻，舌红苔薄白，脉细。阴精匮乏。原方加龟甲10g。

嘱上药服20剂后，接服六味地黄丸5g，一日两次。直至立夏。

9月10日随诊，未再犯血精。

按：血精本多阴虚，此案入夏必发，诚如经云："阳盛则身热，腠理闭，喘促为之俯仰，汗不出而热，齿干以烦冤腹满死，能冬不能夏。"今冬季过于辛劳，复加辛热壮阳，血精作矣。今用二至地黄汤滋阴降火，凉血止血，复加龟甲填补真阴，使多年痼疾终得复原。

1982年，徐教授根据现代医学将血尿分为肉眼血尿和镜下血尿的诊断标准，首次将血精分为"肉眼血精"和"镜下血精"两类。并指出早在隋·巢元方《诸病源候论》中就有关于血精的记载，以及血精的病因病机，辨证论治要点，奠定了中医认识和治疗血精的基本框架，得到同行专家的认可和广泛应用。

案2：吴某，35岁，司机。1979年5月19日初诊。血精7、8年。患者于1969年结婚，有一女一子。1971年夏腰痛，性交后肉眼血精。当地医院诊为"精囊结核,前列腺炎"。经中西医治疗,症情反复,严重时性交血精,后尿道出血如妇女月经来潮,且鲜血中夹有血块。喜饮酒、葱、蒜、肥肉等。刻诊患者神可,形瘦颧红,口干,平时腰酸,夜寐盗汗,尿黄。舌红苔薄黄而糙,脉细弦带数。肾阴不足,君相火旺,血络受损。治宜滋阴降火,凉血止血。方用二至地黄汤加减。女贞子10g,旱莲草10g,生地10g,白芍10g,茯苓10g,淮山药10g,丹皮6g,泽泻6g,血余炭2g,苎麻根10g,浮小麦20g,煅牡蛎15g。并嘱少食辛辣之品。

10月6日来信称,自连服上方约50剂,今夏血精未犯。形体稍胖,精神好。求冬令调养之法。予大补阴丸方,服至立春。

按:该案血精7、8年,反复发作,症势凶险,迭经治疗罔效,究其因乃"火不盛气不逆而血动不止者乃元阴受损,营气失守,病在根本而然。""经日起居不节,用力过度则络脉伤,阳络伤则血外溢,血外溢则吐衄,阴络伤则内溢,血内溢则后血。此二言者最得损失失血之源。故凡治损失元火元气而血不止者,最不宜用寒凉以伐生气,有不宜妄用辛燥以动阳气。盖此二者大非真阴亏损者所宜。而治此之法,但宜纯甘至静之品培之养之,以完固损失,则营气自将宁谧,不待治血而安矣。"仿前贤法度,用二至地黄汤培养肾阴;并宗"不远热则热至,血溢血泄之病生矣",力戒炙酒辛热。治病求本,多年痼疾竟得以瘥。

案3:高某,50岁,已婚,大学教师。1978年6月20日初诊。血精2月余,经治未愈。患者于今年4月12日患急性尿路感染伴高热,经抗菌治疗缓解,但有血精,或于尿末,或于排尿时,或于遗精时,均为淡红色肉眼血精。多方治疗无明显疗效。刻诊:患者神疲乏力,口干,纳食不香,夜寐欠佳,会阴部疼痛,近日遗精仍为淡红色肉眼血精,舌红苔薄白根中黄,前半有剥苔,脉细。肝肾不足,阴虚火旺,复加湿热循经熏蒸精室,血络受损,而成血精。急拟滋阴降火,清热利湿。方用二至丸合知柏地黄丸加减。女贞子10g,旱莲草10g,生地12g,丹皮10g,山药10g,茯苓10g,泽泻10g,黄柏5g,白芍6g,乌药5g,草薢10g。

二诊(1978年6月27日):药进7剂,口干尿黄好转,会阴部胀痛减轻,近日未遗精,也未同房,舌脉同前。细问病史,1972年曾患急性黄疸型肝炎。1973年又因支气管扩张而咯血。显然病非一日之寒。故守原方。并戒怒节劳以绝反复。

三诊(1978年7月9日):近因酷暑,又出现血色精斑。余症同前。拟于前方中入止血之剂。原方去乌药,加小蓟10g,苎麻根20g。

四诊(1978年7月29日):换方后,病情稳定,精神转佳,面色有华,舌中剥苔再生,脉平。原方加潼蒺藜10g。

五诊(1978年8月10日):近日一直未见血精,曾同房一次亦无碍。会阴部偶有不适。舌脉同前。原方加炙龟甲12g。

六诊(1978年8月28日):同房两次,均未见血精,会阴部不适渐除,偶有尿黄。舌红苔薄白,脉平。予方10剂,后接服六味地黄丸6g,一日两次。

按:本案肝肾不足,湿热下扰,精室血络受损,而成血精,即使不是遗精或同房时也可发生,可见病之深,虚火之盛。经云:"实火可泻,虚火可补。且龙雷之火,不宜直折,脉细数,阴分大伤,急当峻补真阴,兼介类潜阳,俾龙雷之火归窟而外患方得无虑。"血精虽非外患,但其病因同一,理法亦必无二,其效可见。

案4:陈某,26岁,已婚,1987年8月22日初诊。血精1个半月。外院诊断为"前列腺炎、精囊炎"。经中西医治疗无效。刻诊患者神情焦虑,口干发黏,腰酸乏力,尿黄,血精鲜红色,舌红苔黄腻,脉细弦。外生殖器正常。肛门指检:前列腺约栗子大小,边缘清楚,表明光滑,轻度压痛,两侧精囊未触及。前列腺液常规:pH7.4,卵磷脂小体(+++),脓细胞(++)。阴虚体质,湿热下扰精室,血络受损而血精,又经迁延,烦躁更致相火炽盛。急拟滋阴降火,清热利湿。方用二至地黄汤加减。女贞子10g,旱莲草10g,生地15g,丹皮10g,茯苓10g,泽泻10g,苎麻根30g,小蓟15g,血余炭6g,黄柏6g,煅牡蛎30g,川断10g,川朴花5g。另服前列康片3片,一日三次。

复诊(1987年8月28日):经服上药,近日同房,未见血精,尿黄,口黏。舌脉同前。阴不骤生,湿热不易速去。原方加减。

三诊(1987年10月4日):连服中药半月,多次同房未见血精。口不黏。尿黄,舌脉同前。服六味地黄丸6g,一日两次。

按:此案阴虚兼夹湿热而致血精。中西药欠效。情绪不宁。"相火内寄于肝,听命于心肾。"相火有加,血精难止,故用二至地黄汤加清肝之品,并用川朴花引诸药入精室。药证相符,其效易得。男科病实从内发,但毕竟以局部病患为主,治疗中引经药必不可少。

案5:薛某,32岁,2009年10月6日初诊。血精3年。近3年来,每次性交时均为肉眼血精,色红质稠。伴少腹及睾丸隐痛,溲黄口干,性情急躁,夜寐盗汗,曾经使用抗生素及维生素K等药物治疗效果不明显。舌质红,苔薄微黄,脉细弦。查体:外生殖器未见明显异常。尿常规:正常;B超:两侧精囊增大,前列腺未见明显异常。血精,证属阴虚火旺。治从滋阴降火,凉血止血。大生地12g,茯苓各12g,女贞子10g,旱莲草10g,白芍10g,车前子10g,泽泻10g,丹皮6g,糯稻根须15g,干石斛15g,苎麻根30g,蒲黄炭10g。14剂,水煎服。

按:本例血精,病机以阴虚火旺为主,治以养阴清热止血为要。二至地黄汤由二至丸与六味地黄汤合方而成。方中女贞子味甘苦平,补肝肾,泻相火;

旱莲草味甘酸凉,滋肝肾,凉血热,药物补而不腻。六味地黄汤三补三泻,专治肝肾阴虚,兼夹虚火上炎。

二诊(2009年10月20日):服药14剂后好转,诉药后血色精液明显变淡,全身症状改善,唯小便仍黄。治疗大法不变,上方化裁。大生地12g,茯苓12g,女贞子10g,旱莲草10g,白芍10g,车前子10g,泽泻10g,丹皮6g,糯稻根须15g,干石斛15g,苎麻根30g,白茅根30g。14剂,水煎服。

三诊(2009年11月3日):肉眼血精已消失,小溲不黄,无盗汗。舌质红,苔薄,脉细弦。大生地12g,茯苓12g,女贞子10g,旱莲草10g,白芍10g,车前子10g,泽泻兰(各)10g,丹皮6g,糯稻根须15g,干石斛15g,淮山药20g,白茅根30g。14剂,水煎服。二至地黄丸8粒,1日2次。

按:本例患者,肾虚是血精的主要病理。肾阴不足,虚火自炎,梦交或性交之时,欲火更旺,精室被扰,迫血妄行,血从内溢,乃成血精。徐福松教授总结临床经验,提出治疗本病时可酌情加入精室引经药疗效更加,药物有:烧裆灰、两头尖、竹茹、天花粉、薤白、滑石、白薇、槐花、野菊花、川楝子、绿豆、生草梢、土茯苓等。

案6:洪某,37岁,已婚,工人。1977年2月26日初诊。患者婚后3年不育,性交时所射之精为血性,色红质稠,近2~3个月来症状加重,每次性交时均为肉眼血精,同时伴有少腹及睾丸隐痛,溲黄口干,性情急躁,夜寐盗汗等。迭经西医治疗无效。检查:外阴无异常,两侧睾丸等大,附睾不肿硬,左侧精索静脉曲张,前列腺(-)。精液常规:脓细胞(4+),红细胞(4+),精子计数0.58亿/ml,活动率15%,畸形率20%,血蚴检查(-),血沉正常,脉细弦,苔薄微黄。诊断:血精(慢性精囊炎)。中医辨证:阴虚火旺,精室被扰,血热妄行。治拟滋阴降火,佐以凉血止血。处方:大生地12g,大白芍10g,女贞子10g,墨旱莲10g,云茯苓10g,车前子(包)10g,建泽泻10g,粉丹皮6g,糯稻根须15g,台乌药6g。5剂。

二诊(1977年2月30日):药后血色精液明显变淡,全身症状改善,惟小溲仍黄,原方加川黄柏6g。5剂。

三诊(1977年3月8日):肉眼血精已消失,小溲亦不黄,除左侧精索静脉仍曲张外,余无不适,复查精液常规未见脓细胞及红细胞。病已基本痊愈,再予原方巩固。之后女方妊娠,足月顺产一女。

按:血精一症,临床以阴虚火旺兼湿热下注者居多,治疗以滋阴降火、清利湿热为原则。二至地黄汤为主方。按六味功专滋阴降火、二至更兼凉血止血,正与本病病机相合。或云湿热一层,尚未顾及,其实六味即为标本同治之方。如清·尤在泾所说:"六味治肾间湿热"(《静香楼医案》)。本例肾经偏虚,故筛山药;又因萸肉缺货,故易白芍之酸寒,以助地黄之药力;熟地改生地,重在滋养肾阴;糯稻根须味甘苦平,有退虚火、敛盗汗之功;台乌药走少腹,入肝肾之经,行气止痛;二诊时因其小溲仍黄,湿热未清,再加黄柏以清下焦湿热,方中止血药虽不多,而血精迅速消失,全赖二至地黄汤滋肾阴、凉血热之功。

案7:郭某,42岁,干部。1982年1月5日初诊。因颠簸致血尿1次。患者10年前曾因剧跑后血尿,经治而愈。10天前因坐车剧颠后又发血尿,当地治疗无效。刻下患者神萎,周身乏力,无腰酸腰痛,肉眼血尿,舌淡边有齿痕,苔中根部黄腻,脉细滑带数。尿常规:白细胞(+++),红细胞(++++)。剧颠导致气血逆乱,血出既久其气必虚。先予补中益气,兼以凉血止血。炙黄芪15g,党参10g,当归10g,白术12g,生地15g,女贞子12g,旱莲草12g,桑螵蛸10g,侧柏炭15g,小蓟炭15g,血余炭6g,炒蒲黄10g。7剂,水煎服。

二诊(1982年1月12日):第2剂服后见一筷长红色黏液状物从尿道排出,当时不痛,后即现肉眼血尿停止,仍口干乏力,腰酸,舌淡红苔薄黄,脉数。尿常规:蛋白微量,红细胞(++)。补气止血已效,再以滋阴凉血。二至地黄汤加减。女贞子12g,旱莲草12g,生地20g,白芍10g,茯苓10g,泽泻10g,白茅根30g,侧柏炭12g,小蓟炭12g,血余炭6g,炒蒲黄6g,车前子12g。

三诊(1982年1月19日):药进7剂,尿色渐清,有时腰部酸痛,舌脉同前。尿常规:蛋白微量,白细胞0~1个/HP,红细胞0~1个/HP,黏液丝极少。方证合拍,再添清利,以逐全功。生地15g,白芍10g,茯苓10g,泽泻10g,苍术5g,黄柏5g,女贞子10g,旱莲草15g,小蓟15g,苎麻根30g,天花粉10g。

四诊(1982年2月2日):尽剂而愈。查尿常规两次均为阴性。体无不适。嘱服六味地黄丸巩固。

按:此案尿血及旬,当地治疗无效,又神疲,舌胖脉细气虚也,今以益气,一为摄血,二为"运血者即是气。"血得行而瘀自祛,排除红色黏液丝后,尿血自止。"瘀血踞住,则新血不能安行无恙,终必妄行而吐溢矣。"后则滋阴养血固其根本。

案8:孟某,男,56岁,干部,1982年3月18日初诊。患者去年2月起小溲黄赤,尿检时发现镜下血尿,曾在外院服中西药年余未效,腹部平片、静脉肾盂造影、逆行肾盂造影等检查无阳性特征。肛门指检:前列腺肥大(+)。刻诊患者神可,尿前踌躇,排尿不畅。尿常规:红细胞(++),蛋白少许,苔薄白边有齿印,脉细弦,湿热下注,虚热妄行,治以养阴利湿止血,方用二至地黄汤加减。女贞子10g,旱莲草12g,小蓟15g,苎麻根30g,碧玉散12g,川牛膝10g,茯苓10g,泽泻10g,白芍10g,炒丹皮6g,车前草12g。

二诊(1982年3月23日):排尿稍通畅,尿黄依然,镜下血尿已改善。尿常规:色淡黄,蛋白(-),红细胞少许,脉弦滑,苔薄白,左侧有瘀斑,再以清利。原方加黄柏6g,土大黄10g。

三诊(1982年4月1日):排尿畅通,尿色转清,劳累后仍黄,镜下血尿基本消失。尿常规:红细胞0~1个/HP,两下肢乏力,脉平,苔薄白质紫少淡,再宗原意。原方7剂。六味地黄丸5g,1日2次。续服半年。

1983年追访,未复发。

按:《景岳全书·癃闭》:"若肝肾实火不清或遗浊或见血者,大都清去其火,水必自通。"故方用二至地黄丸养阴利湿,后加黄柏、土大黄清利下焦湿热,小水得畅,尿检红细胞随之下降。再用六味地黄丸巩固,防其阴虚再作。

案9:缪某,30岁,已婚,工程师。1988年2月13日初诊。婚后2年未育。血精1年多,病起于过度劳累且醉以入房,叠经治疗,时好时坏。刻诊患者神可,口干,尿黄,不耐疲劳,血精多在劳累或饮酒较多时发作,发作一次则需月余甚至更长时间才能消失。舌红苔薄黄,脉细弦。精液常规:精子计数0.12亿/ml,活率80%,活力Ⅱ~Ⅲ。脓细胞(+),红细胞2~4个/HP。阴虚复加湿热下注,精室之络脉受损。治从滋阴清热,活血止血。方用二至地黄汤加减。女贞子10g,旱莲草10g,生地12g,炙鳖甲10g,煅牡蛎30g,马鞭草10g,猫爪草15g,赤芍15g,白芍15g,土牛膝10g,血余炭6g,丹皮6g,黑山栀10g。

复诊(1988年8月25日):上药服10剂,血精即止。又服10余剂巩固。精液常规正常。近日天气酷热,复加疲劳,血精又作。舌脉同前。原方加丝瓜络10g引药入精室兼清暑热。

三诊(1989年2月18日):上药服7剂后血精即止。又间断服药50余剂。一直未见血精。春节烦劳,血精又作,会阴部钝痛,不发热。3日前精囊CT检查:左侧精囊未显影,右侧精囊肿大。肛门指检:前列腺有外上可触及2.5cm×3.0cm结节,质硬,表面光滑。诊断为双侧精囊炎,右侧精囊囊肿。阴虚暑热交结,瘀滞痰饮为患,血精迁延不愈。今以养阴利湿,活血化痰。女贞子12g,旱莲草12g,生地12g,荔枝草15g,赤芍10g,丹皮10g,碧玉散15g,黑山栀10g,大青叶15g,车前子10g,海藻12g,昆布12g。

四诊(1989年3月28日):会阴部钝痛减轻,血精时发。精液常规:2小时不液化。舌脉同前。久用利湿祛瘀不应。今重用养阴化痰,酸敛收摄。女贞子10g,旱莲草10g,丹皮12g,白芍10g,赤芍10g,黑山栀10g,碧玉散10g,茯苓10g,芦根30g,白茅根30g,海藻12g,昆布12g,诃子肉10g,乌梅12g。

五诊(1989年4月26日):连服上药,会阴部钝痛已除。常易感冒。舌脉同前。原方加益肾固精,泌浊分清之品。原方加鸡苏散15g,苎麻根30g。另服保精片6片,一日三次。

六诊(1989年6月6日):诸症悉除。精液常规正常。舌红苔薄黄,脉细。原方巩固。

七诊(1990年7月31日):精液常规正常,血精未再发生。去年8月底女方受孕,今春顺产一子。近日房事较频,腰酸乏力,恐血精再作,特求根治之法。嘱长期服用六味地黄丸善后。

　　按:此案血精、不育,多方治疗,历时年余,最后养阴化痰而效,诚如前贤所谓:"天下无倒流之水,而有时倒流者,风激之也。人身无逆行之血,而有时逆行者,火迫之也。血从精窍而上出,形式上非不是上逆,实是火邪逼迫,精室之络破损者为多也。"

# 第九章　二海地黄汤与临床

二海地黄汤乃徐福松教授自创方,首见于《男科纲目》,药物组成:生熟地各 12g、沙苑子 15g、茯苓 10g、怀牛膝 10g、泽泻 10g、海藻 10g、昆布 10g、丹皮 10g、鬼箭羽 15g、车前草 15g(或车前子 10g 包)、杜仲 10g、碧玉散 20g(包)。功可滋阴降火,软坚散结,通窍利水。常用于治疗阴虚火旺,痰瘀互结所致的前列腺增生症,亦可化裁用于阴虚火旺型阴茎硬结症。方中生熟地养阴益肾,海藻、昆布清热散结,共为君药。茯苓、泽泻、车前草、碧玉散利水渗湿,丹皮、鬼箭羽、牛膝活血通窍,杜仲补益肝肾,兼为引经之药。诸药共用,养阴清热,利水通窍,攻补兼施,补阴而不滋腻,祛邪而不伤正,达益肾、清热、利水、活血、散结、通窍之功。

## 一、二海地黄汤与前列腺增生

前列腺增生属中医学"癃闭"范畴。前列腺增生是一种良性增生。此病起病缓慢,病程长,是影响老年人身心健康的顽固疾病。目前其病因尚不完全清楚,一般认为与年龄的增加、性激素分泌平衡失调有密切关系。40 岁以后可出现增生,但多在 50 岁后才出现明显症状。中医学认为,其病位主要在膀胱,但与三焦、肺、肝、脾、肾均有密切联系。根据老年人的生理病理特点来分析,老年前列腺增生的病因病机有两个方面。随着年龄的增大,老年人肾气渐虚,中气渐弱,气化无力,升降失常,膀胱开合失司是主要原因。由于肾气亏虚,中气虚衰,不能运行气血、升清降浊,致使脉络郁滞,痰浊阻滞下焦,引起前列腺增生,尿流梗阻。前列腺增生证属虚实夹杂,肾亏中虚是本,瘀浊阻滞是标,故治疗要攻补兼施,标本并治,既要"塞因塞用",补中益肾,又要逐瘀排浊,散结消肿,而不能单纯清利。鹿氏认为治疗本病当以一补(补肾益气健脾)、二利(利小便)、三温(温补命门和脾阳)、四调(调脾胃)、五消(消炎)为法。据此,创制了老人癃闭汤方。

徐福松教授常用本方用于阴虚湿热之患者,多见患病日久,或素体阴虚,或伴高血压、糖尿病等。

**病案举例:**

案 1:党某,60 岁,干部,1982 年 11 月 2 日初诊。患者 10 个月前血尿,2 个月前尿路感染,经外院 B 超检查:前列腺 4.8cm×2.4cm,边缘光整,光点分布不均匀,见散在增强光点,最大 1.3cm×1.1cm。肛门指检:前列腺左叶达结节较固定,质地较硬。肾图:右肾功能曲线形成分泌段正常,排泄段迟缓;左肾功能曲线,形成分泌排泄延缓。

刻诊患者精神尚可,小溲正常无临床症状,有头昏,口干苦,脉细弦,舌淡红舌边有瘀斑,中有裂纹。证为肾亏血瘀痰凝,肝阳上亢。治宜滋阴益肾,化痰软坚。生地 12g,白芍 10g,丹皮 10g,丹参 10g,六一散 15g,茯苓 10g,山药 10g,桑寄生 10g,菟丝子 15g,海藻 12g,昆布 12g,川断 10g,车前子 10g。

二诊(1982 年 11 月 9 日):药后有欲便之感,肛门下坠,舌脉同前。原方加木香 3g,三棱 6g,莪术 6g,乌药 6g。另服二至丸 5g,一日两次。

三诊(1982 年 11 月 16 日):外院 B 超复查见增强光团较前略小,约 0.7cm×1.1cm。药证相符。原方再进。

四诊(1982 年 12 月 13 日):B 超显示前列腺 4.4cm×3.2cm。边缘光整,增强光团大小无改变。指检前列腺略缩小,质地较硬,中央沟变浅,未触及明显肿块。前方续进。

上药连服至 1983 年 2 月初,于 2 月 7 日再查 B 超,前列腺约 3.8cm×3.0cm,光点分布不均匀,左叶仍见 0.8cm×0.5cm 致密光团,再与二陈丸和二至丸,每次 5g,一日两次。至 1983 年 3 月 24 日 B 超再次复查,前列腺大小如常,结节消失。

按:肥人本是痰凝血瘀,而前列腺更为痰瘀之证。《医碥·痰饮》谓:"痰本吾身之津液,随气运行,气若和平,津液流布,百骸受其滋润,何致成痰为病?苟气夫其清肃而过于热,则津液受火煎熬,转为稠浊,或失于温和而过于寒则津液因寒积滞,渐致凝结,斯痰成矣。"治用二海地黄汤出入。六味地黄丸滋阴,海藻、昆布化痰软坚,更加川断散积,乌药引药入下焦。治逾 1 年而愈。

案 2:华某某,男,72 岁,干部。2003 年 6 月 10 日初诊。患者有高血压病、糖尿病史 10 余年,用降压药及降糖药维持。6 年前因排尿费力,滴沥不畅,他院诊断为前列腺增生症,服用哈乐、保列治,症状时发时止。刻诊:排尿无力,尿少尿频,尿后溺管灼热感明显,伴腰膝酸软,心烦失眠,夜间口干,大便不畅。舌红苔少,脉细带数。直肠指检:前列腺Ⅱ度增大,质地较硬,节结感明显,中央沟消失。尿常规正常。最大尿流率为 13ml/s。彩色 B 超示膀胱残余尿 40ml。证属:肝肾阴虚,痰浊阻滞。治以:补益肝肾,软坚散结。方选:二海地黄汤加减。药用:海藻 15g,昆布 20g,三棱 10g,莪术 10g,煅乌贼骨(先煎)30g,生地黄 15g,丹皮 10g,知母 10g,天花粉 15g,川续断 10g,怀牛膝 15g,荔枝草 15g。服 14 剂后,尿渐通畅,灼热感减轻。继服前方 10 剂,另加服杞菊地黄丸,以善其功。

按:按:年高病久,天癸竭,肾精亏损,阴阳失和,肾阳无以化,膀胱气化无权;相火妄动,煎熬津血,致痰凝瘀阻;肝阴不足,疏泄失常,经道受阻,水道不

111

畅,出现上述诸症。故以生地黄、川断、怀牛膝、荔枝草、知母、天花粉、丹皮佐少阴之水以利气化,潜厥阴之阳以疏经道,使肝有疏泄之用,肾有气化之功;以海藻、昆布、三棱、莪术、煅乌贼骨软坚散结,活血开闭,则水道自通也。然本病病程较长,恐一时难愈,需耐心守方,可获良效。

案3:黄某,男,60岁。患者1年前自觉排尿不畅,尿等待,有分叉,排尿时间明显延长,尿滴沥不尽,夜尿4次左右。近日症状加剧,来院后作前列腺B超检查示:前列腺肥大Ⅲ°,残余尿105ml。刻下:排尿不尽,午后潮热升火,手足心烦热,头晕耳鸣,腰酸乏力,口干欲饮,皮肤干燥无华,大便干燥不畅,苔少舌质红,有裂纹,脉细而数。证属阴虚火旺之癃闭,治拟滋阴降火。用二海地黄汤加减:生熟地、山萸肉、云茯苓、天花粉、怀牛膝、泽兰叶、海藻、丹参、昆布、车前子(包)各10g。服药2周,小便症状明显改善,夜尿2次左右。继续服药1月,小便不畅改善,夜尿1次。作前列腺B超复查示:前列腺Ⅰ度肥大,残余尿10ml,患者腰酸乏力、潮热升火、头晕耳鸣等主诉消失。

按:徐福松教授认为,前列腺增生症可分两大类型,一者为膀胱湿热型,二者为阴虚火旺型。老年患者气血津液不足,津液生成输布失调,所以阴虚火旺型较为常见。徐福松教授根据辨证自创酸甘化阴法,自拟二海地黄汤加减,治疗阴虚火旺型前列腺增生症,临床疗效明显。在组方过程中,徐福松教授尤为喜用海藻、昆布二药,配合酸甘化阴散积消肿,以望缩小前列腺增生,可谓别具巧思。《本草从新》云:"海藻,苦能泄结,咸能软坚,寒能泻热,消瘰疬结核、瘿瘤阴溃之坚聚;昆布,多服令人瘦消"。

案4:李某,63岁,退休工人。病人因排尿不畅1年,急性尿潴留1周而入某医院。入院后B超诊为BPH(良性前列腺增生)Ⅱ度,并发尿潴留。予保留导尿,口服雌二醇,注射抗生素等18天。多次试拔导尿管,小便不能自解,只得重行保留导尿,院方通知手术摘除前列腺,病人不愿,暗中来本科门诊。诊得病人小便不通,少腹胀痛,口中干渴,舌红苔少,脉细带数,断为阴虚火旺证,经服验方二海地黄汤3剂,即有尿液从导尿管旁渗出,乃要求拔除导尿管,拔管后能自行排尿,乃自动出院。出院后继续门诊中药治疗BPH,观察4年,未再发生尿潴留。1996年7月死于脑溢血。

案5:吴某某,男,67岁。尿频、尿急、余沥不尽8年,曾在鼓楼医院确诊为前列腺增生症,近月余症情加重,小便频数,夜尿3~4次,滴沥不爽,口干欲饮,头晕耳鸣,大便干燥,舌红少津,脉细数。治以滋阴降火为要,方选二海地黄汤加减:生熟地、海藻、昆布乌梅各12g,山茱萸、碧玉散各15g,茯苓、泽泻、丹皮、怀牛膝各10g,天花粉20g,生甘草5g。上方进20剂,患者小便已通畅,夜尿1~2次,无口干,头晕耳鸣好转,大便调,舌质淡红,脉细。乃以前列康、六味地黄丸等成药善后,随访1年,症情稳定。

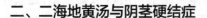

## 二、二海地黄汤与阴茎硬结症

阴茎硬结症是阴茎海绵体白膜与阴茎筋膜之间发生纤维硬结的一种病变,故又称阴茎纤维性海绵体炎。1943 年法国医师 Peyronie 首先报道此病,故又名 Peyronie 病。以阴茎背侧出现单个或数个斑块为主症。相当于中医所称的"阴茎痰核"、"阴茎疽"、"玉茎结疽"等病症。本病临床不多见。平时无明显症状,严重者有痛性勃起,影响性生活,没有恶变倾向。治疗方法虽多,但效果均不肯定。中医治疗重在消散,但须耐心治疗,缓慢取效。

本病发现已近 250 年,迄今病因仍未确定,亦未寻找到最有效疗法。一向认为疾病发生与维生素 E 缺乏、轻度创伤、硬化性炎症、退行性变等有关,看来与感染及免疫更为密切。多发于中年人,在阴茎背侧 Buck 氏筋膜处,纤维增厚,形成斑块,状似瘢痕疙瘩,与 Dupuyfrentren 氏挛缩相像,使阴茎侧曲,勃起时牵拉疼痛。在 Buck 氏筋膜及深筋膜之间发生纤维性病变,并波及阴茎海绵体内及海绵体间质中,病变与 Buck 氏筋膜相联系。早期在结缔组织内血管周围有淋巴细胞和浆细胞浸润,继而在阴茎背侧形成以胶原细胞为主的斑块,久则局限钙化或骨化。徐福松教授认为,本病多责之于肝、脾、肾三经。或由饮食不节,过食肥甘,脾虚不运,生湿生痰,痰浊凝聚于宗筋。或有所郁怒,气机不畅;或有所损伤,血脉瘀滞,经络阻隔;或手淫频繁,房劳过度,损伤肾精;或病延日久,伤及肝肾,败精留滞于玉茎,皆可形成阴茎痰核。局部辨证或为痰浊凝聚证,或为血脉瘀滞证;间有全身呈现阴虚火旺之证者,病程缓慢,久治方消,徐福松教授常将辨证为阴虚痰凝之患者用二海地黄汤治疗,每获良效。

**病案举例:**

案 1:蒋某,32 岁。2011 年 3 月 11 日初诊。发现阴茎左侧结节并疼痛 1 周余,具体得病时间不详。无明显局部感染及外伤史。伴易汗,烦躁易怒,口干不欲喜饮,腰膝酸软,两目干涩,溲黄便干,脉细带数,舌红有剥苔。检查:阴茎海绵体左侧近冠状沟处有 0.5cm×0.5cm×1.5cm 之结节,质较硬,轻度触痛,无红热,周围淋巴结不肿大。根据病史及检查,诊断为阴茎痰核(阴茎海绵体硬结症)。证属肾阴不足,痰浊凝聚,治以养阴化痰软坚。方选二海地黄汤化裁:生熟地(各)12g、沙苑子 15g、茯苓 10g、怀牛膝 10g、泽泻 10g、海藻 10g、昆布 10g、丹皮 10g、天花粉 15g、白芥子 10g、鳖甲 10g。服 14 剂,疼痛消失,硬结渐渐缩小(0.3cm×0.5cm×0.3cm),仍以原法进服。至 49 剂,结节基本消失。

按:本例患者,阴虚与痰瘀热互结,交结成病。治疗最为棘手,养阴而助邪,祛邪而伤正。唯标本兼治,忌用药力迅猛之品,徐徐图之,方可收效。徐福松教授遣方用药老到之处可见一斑。

案 2:解某,54 岁,干部。阴茎发现硬结疼痛半年,勃起时明显向右侧弯。

曾在某医院泌尿外科诊断为"阴茎海绵体硬结症",治后未见变化,建议中医治疗。检查:龟头部右侧可扪及小指末节大小之结节,质较硬,边缘欠光滑,活动度欠差,轻度触痛,舌红,苔根腻,中剥,脉细。认证为肾阴亏虚,兼痰浊凝聚于宗筋而成阴茎痰核。拟补养肾阴,化痰散结,缓缓图治。生熟地10g,茯苓10g,青陈皮(各)6g,甘草梢3g,白芥子5g,牡蛎(先煎)20g,砂仁3g,牛膝10g,川贝6g,陈胆星5g。

二诊:服上药近1月,阴茎右侧之硬结质地转软,但无明显缩小,苔脉如常,转以益肾养阴化痰化瘀兼顾,上方加棱莪术(各)10g,制没药3g。

三诊:阴茎痰核疼痛有减,质地亦转软转小,举阳时阴茎侧弯亦略好转,续服原方。

按:徐福松教授治疗本案,先予养阴益肾化痰散结,少有松动,故进而加用活血化瘀法消之。若纯投活血散瘀之品,恐攻伐太过,至犯虚虚实实之戒,难以速效。

# 第十章 转阴系列方与临床

男子不育症的病因甚多,精子免疫便是其中之一。在血液或精浆及精子表面存在抗精子抗体,是引起男子免疫性不育症的精子自身免疫现象。大约10%不育男子发现有抗精子抗体,其发病率占所有不育夫妇病因的3%。

精子免疫的危害较大,治疗亦较困难。有相当一部分病人久久不育,却无临床症状及体征,因此常常被忽略。又因其为自身免疫反应,故治疗起来较女子有更大的难度。

男性免疫性不育病因复杂,发病机制至今尚未完全明了。一般认为引起本病的原因有感染、损伤、遗传、生殖道畸形等。抗精子抗体来源于血清和精浆。分别与系统和局部免疫系统有关。精子抗原透过血睾屏障与血液系统接触后激活免疫系统,经过复杂的反应过程,最终产生抗精子抗体。这类抗体在免疫性不育中的作用处于次要地位。在免疫性不育中占主导地位的是精浆的抗精子抗体。除了极少部分属血清抗体漏入到生殖道以外,绝大部分是由局部黏膜系统产生的抗体,其病理基础是免疫功能紊乱,其中细胞免疫低下为主,体液免疫亢进为次。

中医学无相应病名,大致属于"无子"、"求嗣"等范畴。中医对本症病源认识十分贫乏。徐福松教授根据审证求因的原则,初步认为本症病位首在肝肾,次在肺脾;病因之本为体虚,病因之标为损伤或感染;病机为正虚邪恋。正虚者,肝肾肺脾之虚也,邪恋者,湿热瘀血之恋也。或由肝肾阴虚,湿热内蕴,气血不和,精道瘀滞所致;或由肺脾气虚,平时容易感冒腹泻便秘,邪热入于营血,归于精室,阻滞精道而成。并于1986年率先提出"本虚标实"的辨证思路,并在此基础上创制了转阴系列方应用于临床,疗效满意。徐福松教授根据临床抗精子抗体阳性患者,最常见有二,一为口干,溲黄,便秘,盗汗,五心烦热等"阴虚火旺"症状;二为容易感冒,鼻塞,咽痛,咳嗽等上呼吸道感染的症状;也有见纳差,便溏等消化系统症状,即所谓"肺脾气虚"之候,据此,徐福松教授分别创制了治疗抗精子抗体阳性的处方。

肝肾阴虚湿热者,多有房劳过度史,或有慢性生殖道损伤、感染史。症见午后潮热,五心烦热,口渴喜饮,腰膝酸软,尿黄便秘,夜寐盗汗,脉细带数,舌红苔少。治宜滋阴降火,清利湿热。常用六味二碧散加减。处方:生地10g,泽泻10g,丹皮6g,碧桃干10g,碧玉散20g,知母6g,茯苓10g,鳖甲20g,牡蛎30g,枸杞子10g,车前子10g,白芍10g。

肺脾气虚易感者,多见上呼吸道感染及肠道感染史。平时容易感冒鼻塞,咽痛咳嗽,或有纳少便溏,腹胀腹痛,恶心欲吐,头昏自汗,面色少华,脉细而弱,舌淡苔薄白,边有齿印。治宜补肺健脾,理气清肠。常用参苓香连汤加减。处方:人参 10g,白术 10g,茯苓、黄芪各 12g,淮山药 10g,广木香 6g,黄连 2g,薏米仁 15g,鸡内金 6g,益元散 15g,芡实 10g,菟丝子 10g。

肾虚瘀热者补益肝肾,化瘀解毒,常用"精泰来"方,药物组成:生地,桑寄生,泽泻,生蒲黄,益母草,生鳖甲,粉丹皮,白花蛇舌草等。临床及实验研究提示,精泰来颗粒对不同证型及无症状的精子免疫均有活血化瘀功能,对体液免疫和细胞免疫均有明显调节作用。后经男女免疫性不孕症的对比性研究,证实本品对不同性别的抗精子抗体具有同样的有效性和安全性。

**病案举例:**

案 1:毕某某,男,28 岁。初诊主诉:婚后 3 年不育。患者于 3 年前婚后,夫妇同居,性生活正常,其配偶不孕。多次查精液示精子活力偏低,精浆抗精子抗体阳性。来诊时见患者形体偏瘦,口渴喜饮,夜寐盗汗,腰酸乏力,头昏耳鸣,尿后余沥不尽,大便干结,其配偶在妇科就诊未见明显异常,否认其他病史。精子密度 $19.5 \times 10^6$/ml,活力 a+b=16.7%+16.2%,精浆 AsAb 阳性。体检:正常男性第二性征,睾丸及附睾未见异常。舌红苔少根微腻,脉细弦带数。诊断为不育,病机为阴虚火旺。治以滋阴降火,兼清湿热。方药:生地 10g,泽泻 10g,丹皮 6g,碧桃干 10g,碧玉散 20g,知母 6g,猪苓 10g,牡蛎 30g,枸杞子 10g,天花粉 10g,白芍 10g,白花蛇舌草 15g。

二诊:服用上方 14 剂后,患者觉全身症状减轻,夜寐盗汗消失,腰酸乏力,头昏耳鸣亦减轻,大便通畅,上方去猪苓,加桑椹子 10g。

三诊:继续治疗 4 周后,患者复诊诉全身症状好转明显,复查精液常规示:精子密度 $28 \times 10^6$/ml,活力 a+b=23.2%+17.2%,精浆 AsAb 阴性。

按:本例免疫性不育患者,病机重在肝肾阴虚火旺,热甚而湿微。故治以滋阴降火为主,清利湿热为辅,方药取自徐福松教授验方六味二碧散,药症相符,故治疗效果甚佳。精子免疫的治疗,目前尚缺乏特效药物。西医多取小剂量激素疗法,疗效不够满意,且副作用大;中医按本虚标实、虚实夹杂论治,每能收到较好效果。治疗免疫性不育,驱邪同时,应加些补益活精之药,避免抗精子抗体消失了,而精子活力亦下降之尴尬局面。

案 2:陶某,男,25 岁。初诊主诉:婚后 2 年不育。患者于 2 年前婚后,夫妇同居,性生活正常,其配偶不孕。多次查精液示精子活力偏低,精浆抗精子抗体阳性,在外院曾予口服温阳益肾之中药及地塞米松等不效。来诊时见腰酸不适,耳鸣,夜寐盗汗,大便偏干,否认其他病史。查精液常规见精子密度 $17.3 \times 10^6$/ml,活力 a+b=13.5%+19.2%,精浆 AsAb 阳性。体检:正常男性第二性征,包皮过长,龟头未见异常,睾丸及附睾未见异常。舌淡苔少津有裂纹,脉细弦数。诊断:免疫性不育(肾阴不足,相火偏旺),治以滋阴降火,兼清湿热。方药:生地黄10g,淮山药15g,丹皮6g,碧桃干10g,知母6g,猪苓10g,牡蛎30g,枸杞子10g,天花粉10g,白芍10g,白花蛇舌草15g,煅牡蛎20g。

二诊:服用上方14剂后,患者觉全身症状减轻,夜寐盗汗消失,腰酸乏力、耳鸣亦减轻,大便通畅,上方加桑椹子10g。

三诊:继续治疗4周后,患者复诊诉全身症状好转明显,复查精液常规示密度$19.4 \times 10^6$/ml,活力a+b=18.4%+14.3%,精浆AsAb阴性。

按:本例患者,病机由阴虚内热,故在外院予补阳治疗不效,缘方不对证。徐福松教授用其验方男转阴方,由六味二碧汤化裁而来,方证相符,故治之甚效。方中以六味地黄汤养阴清热,配以白花蛇舌草清热解毒,并予枸杞子等平补,使在治疗抗精子抗体同时,不致使精子活力降低。精子免疫可能根源于生殖道、呼吸道、消化道感染,与局部黏膜免疫系统有关,病理基础是免疫功能紊乱,其中以细胞免疫低下为主,体液免疫亢进为次,与中医"本虚标实"——肝肾肺脾之本虚,湿热瘀血之标实——这一病机认识是不谋而合的。血清和精浆都可产生精子免疫,根据中医"精血同源"理论,在辨证论治中酌加四物汤及生蒲黄、鸡血藤、仙鹤草、土茯苓、白花蛇舌草等入血分、走精道的中药,以增强扶正祛邪的功效是十分必要的。

案3:俞某,男,36岁。初诊主诉:婚后6年不育。患者婚后6年,夫妇同居,性生活正常,未避孕4年,其配偶不孕。在外院多次查精液常规示精子活力低,抗精子抗体阳性,曾予激素治疗未成功。平时容易感冒,大便溏薄,小溲常黄,形体较胖,腰酸乏力,左少腹隐痛。否认其他病史,否认过敏史。来我院查精液常规见:量2.3ml,30分钟完全液化,精子密度$29.58 \times 10^6$/ml,活动率a+b=11%+13%,精子畸形率67%,精浆AsAb阳性。查体:正常男性第二性征,阴囊及其内容物未见异常,脉细而弱,舌质较红,苔薄白微黄。诊断:免疫性不育症,病机为肺脾两虚,兼有湿热,治以补肺健脾,清肠泄热,方用参苓香连散加减。方药:潞党参12g,白术10g,茯苓10g,黄芪12g,淮山药10g,广木香10g,黄连2g,薏米仁15g,炙内金6g,六一散20g,芡实10g,菟丝子10g。

二诊:上药服14剂后,全身症状减轻明显,诉大便溏薄症状减轻,小便渐变清,舌质红,苔薄白微黄,脉细弱。再予上方去六一散,加木香继续治疗。

三诊:原方略有增损,连续治疗45天后,来诊诉症状进一步改善,现二便通调,乏力不明显,近1个多月来无感冒,复查精液常规示精浆AsAb转为阴性,其余指标均在正常范围之内。

按:徐福松教授认为本病病因复杂,发病机制至今尚未完全明了。中医对本症病源认识十分贫乏。根据审证求因的原则,初步认为本症病位首在肝肾,次在肺脾;病因之本为体虚,病因之标为损伤或感染;病机为正虚邪恋。正虚者,肝肾肺脾之虚也,邪恋者,湿热瘀血之恋。或由肝肾阴虚,湿热内蕴,气血不和,精道瘀滞所致;或由肺脾气虚,平时容易感冒腹泻便秘,邪热入于营血,归于精室,阻滞精道而成。小儿气虚易感,成人亦不少见。所异者,男子"二八肾气盛,天癸至,精气溢泻,阴阳和,故能有子。"本患者已 36 岁,肺脾素虚,藩篱不固,邪易外侵,由气入血,达于精道,正虚邪恋,难望育嗣。故以肺脾肾同治,消补兼施,正胜邪却,邪去正安。

案 4:王某,27 岁,1992 年 6 月 27 日初诊。婚后年余未育。检查精液,抗精子抗体阳性。经治无效。刻诊患者神可,口干而黏,纳食不香。交替性鼻塞,时轻时重,流稀涕,遇寒加重,头部微胀不适。尿黄,便溏,舌红苔薄白而腻,脉细弦。精液常规:精子计数 0.6 亿 /ml,活率 50%,液化时间 30 分钟,畸形率 <20%,精液量 3ml,灰白色,精浆抗精子抗体阴性。脾肺气虚湿盛下扰精室,精子生化失常。治宜燥湿健脾益气,养血益肾。方用参苓白术散加减。苍术 10g,白术 10g,薏仁 30g,茯苓 10g,川朴花 6g,车前子 10g,辛夷 10g,苏叶 6g,山药 10g,鸡内金 6g,牡蛎 20g,广藿香 10g,桑寄生 10g,生蒲黄 10g,鸡血藤 10g。

二诊(1992 年 7 月 14 日):连进上药,便溏未见明显好转,苔腻已化,湿邪仍盛,再加温肾之品。原方煎服。另服纯阳正气丸 6g,一日两次。

三诊(1992 年 7 月 21 日):近日大便正常,舌红苔薄白微黄渐正常,口干黏好转,脉细弦。湿邪虽去,继续健脾益肾。原方再进。停服纯阳正气丸。

四诊(1992 年 7 月 28 日):症情,舌脉同前。时值暑湿之令。原方加土茯苓 30g,以清下焦,防止湿热下扰精室。

五诊(1992 年 8 月 4 日):精室转好,口干已除,大便正常,舌脉同前。原方加陈皮 10g。

六诊(1992 年 8 月 31 日):症情已愈,精液常规:精子计数 0.8 亿 /ml,活率 65%,液化时间正常。精浆抗精子抗体阴性,血抗精子抗体阴性。原方续进。

按:此案"脾失健运,谷食入胃,不能生化精微,而变为败浊;肺气失宣,清气不续。"何以滋养肾精、健脾益气,故用"参苓白术散加味,扶胃土而助命门,譬之釜底添薪,则釜中之水,自能化气上行,斯旁受其滋溉,则少火充足,胃纳增加,即真阴自生,而湿自化,虚热不治自平矣。"徐福松教授常用补肺健脾法或补益肝肾方来治疗血或精浆抗精子抗体阳性患者,疗效甚佳。

案 5:张某某,32 岁,结婚 2 年未育。1987 年 8 月 11 日初诊。夫妻同居,性生活正常。精液常规正常,血及精浆抗精子抗体阳性。患者平时腰酸乏力,大便溏薄,会阴部不适,射精时则刺痛不适,有时左侧睾丸疼痛。伴有鼻塞,流鼻涕,太阳穴痛,嗅觉差,可通气知味,舌淡,苔薄白微黄,脉沉缓。经云:"下焦如渎。"下焦之病多与湿滞有关,再参便溏腰酸,多由脾肾不足而致,先拟补脾益肾,再观进退。

1. 参苓白术散合水陆二仙丹加减。太子参10g,茯苓10g,白术6g,扁豆10g,陈皮6g,山药10g,莲须3g,砂仁3g,薏仁15g,芡实10g,生甘草2g。

2. 另服健脾丸6g,一日两次。

3. 辛夷9g,细辛3g,檀香3g,藁本9g,白芷9g,川芎9g,鲜松针3g。水煎。每日一剂。药气熏蒸鼻窍法:汤药煎成后,取药液置碗中,利用热气熏蒸鼻窍2分钟。

二诊(8月18日):药后无明显变化。原方加鸡内金6g。10剂。余法同前。

三诊(9月8日):上药连服15剂。便溏,且时有心悸,脉细。舌淡红苔薄白。原方加五味子6g。服纯阳正气丸3g,一日两次。余法同前。

四诊(11月10日):连服上药,腰酸便溏已愈,精神振。精液常规:指标改善,抗精子抗体转阴。原方巩固。继续避孕至元旦。

按:血清中抗精子抗体有碍精子活动,是男性不育的原因之一。徐福松教授发现血或精浆抗精子抗体多与湿热有关。经言:"饮入于胃,游溢精气上输于脾,脾气散精,上归于肺,通调水道,下输膀胱。水精四布,五经并行"。通过补益脾肺而使水湿运行正常,不致湿滞生变。由于抗精子抗体能引起女性生殖道也产生抗原抗体反应,故嘱病员治疗期间及治疗痊愈后一段时间采用避孕套避孕,一般时间为半年左右。

案6:王某,27岁。1992年6月27日初诊。婚后年余未育。检查精液,抗精子抗体阳性。经治无效。刻诊患者神可,口干而黏,纳食不香。交替性鼻塞,时轻时重,流稀涕,遇寒加重,头部微胀不适。尿黄,便溏,舌红苔薄白而腻,脉细弦。精液常规:精子计数0.6亿/ml,活率50%,液化时间30分钟,畸形率<20%,精液量3ml,灰白色,精浆抗精子抗体阴性。证属脾肺气虚湿盛下扰精室,精子生化失常。治宜燥湿健脾益气,养血益肾。方用参苓白术散加减。苍术10g,白术10g,薏仁30g,茯苓10g,川朴花6g,车前子10g,辛夷10g,苏叶6g,山药10g,鸡内金6g,牡蛎20g,广藿香10g,桑寄生10g,生蒲黄10g,鸡血藤10g。

二诊(1992年7月14日):连进上药,便溏未见明显好转,苔腻已化,湿邪仍盛,再加温肾之品。原方煎服。另服纯阳正气丸6g,一日两次。

三诊(1992年7月21日):近日大便正常,舌红苔薄白微黄渐正常,口干黏好转,脉细弦。湿邪虽去,继续健脾益肾。原方再进。停服纯阳正气丸。

四诊(1992年7月28日):症情、舌脉同前。时值暑湿之令。原方加土茯苓30g,以清下焦,防止湿热下扰精室。

五诊(1992年8月4日):精室转好,口干已除,大便正常,舌脉同前。原方

119

加陈皮 10g。

六诊(1992 年 8 月 31 日):症情已愈,精液常规:精子计数 0.8 亿 /ml,活率 65%,液化时间正常。精浆抗精子抗体阴性,血抗精子抗体阴性。原方续进。

按:此案"脾失健运,谷食入胃,不能生化精微,而变为败浊;肺气失宣,清气不续。"何以滋养肾精、健脾益气,故用"参苓白术散加味,扶胃土而助命门,譬之釜底添薪,则釜中之水,自能化气上行,斯旁受其滋溉,则少火充足,胃纳增加,即真阴自生,而湿自化,虚热不治自平矣。"徐福松教授常用补肺健脾法或补益肝肾方来治疗血或精浆抗精子抗体阳性患者,疗效甚佳。

案7:史某,28 岁,江苏省公安厅交通管理局干部。1988 年 9 月 30 日初诊。婚后年余未育。夫妻同居,性生活正常。女方妇检无不适。精液常规发现精浆抗精子抗体阳性。刻诊患者神可,平素晨起或变天则出现鼻塞,流清涕,鼻痒,喉部不适,咳嗽等症状。余无明显不适,外生殖器正常,左脉细,右脉滑而弦紧,舌淡红苔薄黄微腻。精液常规:精子计数 2.92 亿 /ml,活率 80%,活力良好。顶体完整率 90%,精浆果糖 480u/ml,精浆抗精子抗体阳性。属阴虚湿热夹杂之证。滋阴必碍湿,利湿恐伤阴。今拟滋阴利湿并进。方用知柏地黄丸出入。知母 6g,生地 12g,泽泻 10g,丹皮 10g,茯苓 6g,制鳖甲 20g,煅牡蛎 30g,碧桃干 10g,枸杞子 10g,车前子 10g,白芍 10g,碧玉散 15g,辛夷 10g,白芷 10g,荔枝草 15g,椿根皮 20g。嘱服药期间使用避孕套。另服千柏鼻炎片,每次 6 片,一日三次;藿胆丸 5g,一日三次。

二诊(1988 年 9 月 3 日):工作较忙,间断服药并避孕 3 个月。自感精神转佳,苔黄腻已化。复查精液,抗精子抗体转阴。原方巩固,不需避孕。

1989 年 1 月 3 日陪他人来诊,报喜称,其妻已孕 3 个月。

按:精浆中抗精子抗体阳性,中医认为多由湿热而起。叶天士谓:"热从湿中而起,湿不去则热不除也。"徐福松教授恐祛湿清热而伤及阴精,故清利滋阴并重,并去酸敛碍湿之山萸肉、淮山药等。方中介类深得吴鞠通"……不能直入阴分,有鳖甲领之入也……"之旨。椿根皮则从王孟英之说,有引药入精室之用也。

案8:陆某,39 岁。2000 年 8 月 22 日初诊。婚后 8 年不育,夫妻同居,性生活正常,未避孕。女方习惯性流产达 4 次之多,妇科检查及生殖免疫学检查未见异常。男方精液常规基本正常。血抗精子抗体(-),精浆抗精子抗体阳性(1:200)。既往嗜酒,有慢性前列腺炎病史、慢性牙周炎病史。近 4 年中西药物治疗无效,乃来诊。诊得患者尿频(每夜 5 次),尿后余沥,咽喉干痛,口渴喜冷饮,屡犯牙龈肿痛,口气较重,腰酸膝软,大便稍干,1~2 日一行,脉涩滞,舌红有淡紫气,苔薄白微黄。认证为下焦蕴有瘀热,治拟清理下焦瘀热。患者经常出差,信心不足,要求中成药治疗。遂单给精泰来颗粒,每次 10g,1 日 3 次。

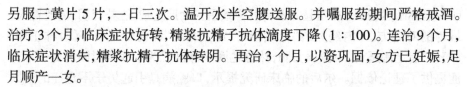

另服三黄片5片,一日三次。温开水半空腹送服。并嘱服药期间严格戒酒。治疗3个月,临床症状好转,精浆抗精子抗体滴度下降(1:100)。连治9个月,临床症状消失,精浆抗精子抗体转阴。再治3个月,以资巩固,女方已妊娠,足月顺产一女。

按:久病多瘀,穷必及肾,精血与瘀热搏结,与之相伴有牙周炎,治之更费周折。所投精泰来,宏观辨证,微观辨病;双管齐下,一药中的;八年顽疾,一载消息。幸甚幸甚。

案9:严某,28岁。1988年4月6日初诊。婚后2年不育,夫妻同居,性生活正常。女方妇科检查未见异常。精液常规检查亦在正常范围,血清抗精子抗体阳性(1:16)。诊得患者形体消瘦,口渴喜饮,夜寐盗汗,腰酸乏力,头昏耳鸣,尿后余沥不尽,大便干结。右上侧切牙冷热刺激痛26个月,颊侧有粟粒大小脓肿,于1988年3月在乡下口腔科根管治疗,颊侧肿消失不痛,根充。一月后又有反复至今。舌红苔少,脉细弦带数,辨证为肝肾阴虚湿热。治从滋阴降火,清利湿热。处方:生地10g,泽泻10g,丹皮6g,碧桃干10g,碧玉散20g,知母6g,茯苓10g,鳖甲20g,牡蛎30g,枸杞子10g,车前子10g,白芍10g。另嘱到口腔科作根治治疗。治疗3个月后,复查血清抗精子抗体已转阴,精液常规正常,复以原法巩固2月,其妻妊娠,足月顺产一子。

按:本案重在肝肾阴虚火旺,热甚而湿微。证之脉舌,脉细苔少为阴虚,舌红脉弦数已化火,故治以滋阴降火为主,清利湿热为辅,自制验方六味二碧散为对症良方,故投之甚效。本案细微之处在于,病人有牙病伴随,必须彻底治疗,可以事半功倍。

案10:陆某,男,35岁,1989年5月19日初诊。婚后四年不育,夫妻同居,性生活正常,未避孕,女方妇科检查异常,男方精液常规检查精子数量、质量正常,曾在南京各医院泌尿外科及男性专科门诊中西医药物治疗2年余未效,遂至江苏省计划生育研究所检查血清抗精子抗体,结果女方阴性,男方阳性(1:16)。经用强的松及中药治疗2个疗程(半年),仍未奏效,乃来就诊。

诊得患者腰酸膝软,五心烦热,口干口臭,牙齿松动,时或齿痛、齿衄,口腔溃疡,舌红绛苔少,脉细弦带数。认证为肾阴亏损、胃火炽盛。治拟补肾阴、清胃热,以聚精散合玉女煎化裁。处方:熟地黄12g,枸杞子12g,生首乌12g,紫河车10g,制黄精10g,山萸肉10g,生石膏20g,知母6g,牛膝10g,淡竹叶10g,连翘10g,天花粉10g。

上方连服3个月,临床症状消失,复查血清ASA(抗精子抗体)转为阴性,嘱服原方2个月,女方妊娠,后足月顺产一女。

按:男子不育症,大都从肾论治,鲜有肾胃同治者,本例婚后4年不育,腰膝酸软,五心烦热,少阴不足显而易见,然齿摇、齿痛、齿衄、口臭、口腔溃疡,阳明火盛亦昭然若揭。故用验方聚精散合景岳玉女煎化裁,滋补肾阴,清泄胃火,最为的对之方。《内经》云:"肾藏精"、"肾主骨"、"齿为骨之余",《医林正印》亦云:"齿上龈属胃,下龈属大肠,然总之属于肾也。"为中医肾胃同治男子不育症提供了理论依据。尔后的临床研究提示,口腔病是引起男子不育症的原因之一。"肾"与免疫功能存在着密切关系,男子不育症合并口腔病患者的细胞免疫功能低下,表现为"病久正虚",体液免疫亢进,局部免疫反应表现为"邪恋邪实",其基本病理特点为肾虚胃热,上实下虚,正虚邪恋,虚实夹杂。通过"补肾",可以改善和加强机体的免疫功能,"驱邪"在免疫反应中每起抑制作用,如清热除湿、清泄胃火可抑制免疫反应。因此,"补肾清胃"法对免疫功能有双相调节作用,可以增强机体免疫力,维持免疫的自稳功能,从而使先天得充,后天得养,充分发挥肾主生殖的功能。

# 第十一章　活精汤与临床

　　精液检查显示精子的成活率为0,称为死精子症。一般镜检诊断的死精子并不一定都是真正的死亡精子,需要进行特殊的染色分析才能判断。死精子症的临床表现颇不一致,有的伴有睾丸炎、附睾炎、前列腺炎、精囊炎,有的则无任何临床症状,所以本症多在婚后不育进行精液检查时发现。死精子症是造成男性不育症的重要原因之一,据统计,死精子症约占男子不育症的1% ~ 2%。

　　西医学认为与生精功能缺陷、内分泌异常、精索静脉曲张、隐睾、精囊、前列腺、睾丸和附睾炎症,以及全身营养状况欠佳、维生素 A 缺乏等因素有关。这些致病因素都可以引起精子的生长发育不良而出现死精症。除了精子生长发育不良,下列原因引起的精浆异常也可导致死精子症的发生:①精液中精子存活必需的某些营养物质缺乏。如果糖就是一种极为重要的精子存活与活动的能量来源,当输精道存在炎症时,正常精液中所含果糖就会减少。同时,细菌及白细胞等的浸润,也是营养物质减少的原因。②精液酸碱度异常。死精子症时 pH 往往低于 7.2,说明精液的酸性程度增高可能是造成精子死亡的因素;精液 pH 值的降低,多因生殖器官炎症时,细菌代谢产物的增加所致。③供氧不足。由于局部充血、水肿及血液瘀滞、循环减慢,结果导致供氧不足,精子可因缺氧而死亡。④微量元素锌含量降低。前列腺炎症时,会造成精液含锌量下降,精子活力下降,容易死亡。⑤自身免疫因素。自身抗精子抗体的存在也是造成死精子症的重要原因。抗精子抗体增加精子凝集,减少精子活力和活动率,妨碍精子在附睾内成熟,影响精子的受精能力。⑥生殖道感染。各种生殖道感染可以导致男性精子活率降低,并对精子数量和形态也产生不良影响。

　　中医典籍未见"死精子症"病名,相当于"肾虚"、"精寒"、"精热"、"精浊"等症。中医学认为本症多由禀赋素弱,先天不足,或后天失调,早婚房事不节,频繁手淫,致伤肾气,肾气虚致命门火衰,阴寒内生,则为肾阳虚。肾为生精藏精之所,肾气不足,肾阳虚衰,其生养精精功能失常,致使死精子增多。若素体阴血不足或房劳所伤,或久病入肾,或过用温燥劫阴之品,或情志内伤,阴精暗耗等引起肾阴不足,阴虚火旺,热灼肾精,也可致死精增多。脾阳根于肾阳,肾阳虚可致脾阳亦虚,故脾肾阳虚往往同时并见,也有脾阳虚而致肾阳虚者。若素体脾胃虚弱,或饮食不节,或劳倦、忧思伤脾,脾胃受纳运化功能失职,气血精生化之源不足,肾精失养而致死精过多。还有素嗜辛辣酒醇厚味,湿热内生,熏蒸精宫,肾精伤残;或精神抑郁,肝失疏泄,木郁化火,反侮肾水,肾精受损等,也可引起死精症。一般来说,属生殖道炎症者,以阴虚火旺,湿热下注,肝郁气滞者居多;健康状况欠佳,生精功能缺陷者,以肾气不足,肾阳虚衰或阴阳两虚者居多。

本症如治疗护理得当,一般预后尚可。临床上100%死精得以"起死回生"者并不罕见。

## 一、活精汤证治

方源于《男科纲目》,适用于肾阳不足型的死精子症。

方药组成:巴戟天10g,枸杞子10g,覆盆子10g,菟丝子10g,熟地10g,车前子10g,淫羊藿10g,淮山药10g,黄芪10g,川芎10g,龟甲10g,紫丹参10g。

中医学认为肾藏精,主生殖。男性不育症,重在调肾。补肾法的作用机制有三大方面:一是调整人体内分泌尤其是异常的下丘脑 - 垂体 - 睾丸性腺轴的功能,作用部位既可在靶腺(睾丸)以上,又可在靶腺,对中枢神经系统呈双相调节作用,能降低血液中催乳素浓度及血浆雌二醇与血浆睾酮的比值,提高血中睾酮浓度。二是改善睾丸、附睾血液循环,增强造精功能,促进精子的产生与成熟。三是改善生精内环境,提高精子密度、精子活动率、精子前向运动能力,改善或消除精液、精子凝集状态。

活精汤中干地黄、枸杞子、巴戟天、菟丝子、龟甲、淫羊藿补肾阴阳,填精益髓,以达阴阳互济,生化无穷,为精血提供物质基础,精血同出一源;丹参、川芎共具活血祛瘀,行气养血之功;黄芪、淮山药健脾益气、养血生精,能气血互化,精血互生;车前子泄肾浊,补而不滞。纵观全方,寒温并进,补泄兼施,从而益肾生精,行气活血,使精血旺盛。

在精子发生过程中,精子细胞内与DNA结合的体细胞类型组蛋白,逐渐被鱼精蛋白取代,晚期长形核精子细胞和精子内的核蛋白主要为鱼精蛋白。在精子成熟过程中,精子核DNA与鱼精蛋白的结合越来越紧密,最终形成高度浓缩的精子特异性染色质。精子在附睾内的转运和成熟,在女性生殖器道内的转运、获能和顶体反应等一系列环节,精子基因在鱼精蛋白的特殊保护下,紧密浓集,无任何DNA转录,这种取代反应的发生对精子的正常发育和能否受精,无疑具有重要的生理意义。

睾丸精子的核蛋白主要是鱼精蛋白,鱼精蛋白又称精核蛋白。在精子发生过程中,如生精细胞内的核蛋白组型转换异常或受阻可导致男性不育。其可能机制为精子DNA不稳定,易受损伤而不能受孕。

相关活精汤临床研究显示,核蛋白组型转换半定量值分别与精子密度、a

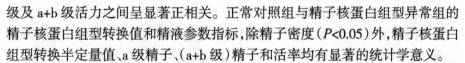

级及 a+b 级活力之间呈显著正相关。正常对照组与精子核蛋白组型异常组的精子核蛋白组型转换值和精液参数指标,除精子密度($P<0.05$)外,精子核蛋白组型转换半定量值、a 级精子、(a+b 级)精子和活率均有显著的统计学意义。

活精汤还能促进核蛋白组型异常男性不育症患者的精子核蛋白组型转换半定量值下降,提高生育力和改善精液质量。总有效率达 83.05%,且部分患者服药后自觉体力明显增强,精力较以前良好,睾丸及阴囊不适有明显好转,未见明显的不良反应,因此具有确切的有效性和良好的安全性。

## 二、病案举例

案 1:高某,30 岁。1986 年 2 月 17 日初诊。婚后 4 年未育。查外生殖器检无异常,爱人无妇科疾患。精子计数 0.2 亿／ml,精子活力为 0。素日喜静,时有遗精,头晕失眠腰酸溺清长。查:舌质淡红有紫气,苔薄白,脉细。证属肾阳虚。治以温阳益气。方用:熟地 12g,菟丝子 15g,枸杞子 10g,淫羊藿 10g,巴戟天 10g,龟甲 10g,当归 10g,丹参 10g,黄芪 10g,山药 10g,泽泻 10g,茯苓 9g,牛膝 10g。水煎服,每日 1 剂。服药 10 剂,诸症减轻,精液有少量活动精子,守方继服 20 剂,精液化验:精子计数 0.35 亿／ml,成活率 20%,活动度一般。更服 20 剂,精子成活率达 60%。前方加首乌 15g,又服 10 剂,精液化验:精子计数 1.12 亿／ml,成活率 70%,运动活跃。嘱服聚精丸,每次 1 丸,一日 3 次。以资巩固。

按:死精子症,临床治疗最为棘手。补阳之中加以活血清利,非单纯温补可比。

案 2:刘某,28 岁。婚后 5 年未育。1982 年 4 月 14 日来诊。腰酸下坠,神疲乏力,性欲低下,时有阳痿,舌质胖嫩,舌苔薄白,脉沉无力而尺脉尤甚。查睾丸、附睾、精索均正常。精液检查,全部死精子。曾治疗 2 年未收效。精液检查:量 2ml,精子计数 0.41 亿／ml,死精率 100%。证属肾阳虚弱。处方:菟丝子 12g,炒韭子 12g,淫羊藿 15g,肉苁蓉 12g,枸杞子 9g,生地 12g,车前子 10g,熟地 12g,制首乌 15g,紫河车 12g(冲),鹿胶 6g,巴戟天 10g。服药 12 剂,再查精液:量 2.5ml,灰白色,精子计数 1.2 亿／ml,活动率 75%。

按:补阳之时,仍不忘顾护阴气。与八味丸"阴中求阳,阳中求阴"相仿。

案 3:刘某,33 岁婚后 3 年未育,性生活及女方生理正常,在外院治疗无效,于 1978 年 5 月来院就诊。患者无附睾结核及睾丸肿痛之病史。现两腰酸痛,溺白,脉细弦,大便溏薄。苔薄白质淡。精液常规:精子计数 0.019 亿／ml,死精子占 100%。证属脾肾阳虚。治宜脾肾双补。处方:黄芪 15g,党参 10g,菟丝子 10g,泽泻 10g,茯苓 10g,当归 10g,仙灵脾 10g,生熟地(各)15g,仙茅 10g,巴戟天 10g。服上药 2 个月,腰酸已减,苔薄白微黄,质淡红、脉弦。复查精液常规:精子计数为 0.24 亿／ml,活动精子占 30％,形态畸形占 4％。后转温清并进而偏于清之法,连服 9 个月,腰酸已除,苔转薄白,脉细弦,复查精液恢复正常。

按:汪机认为"阴不足便是血不足,阳不足便是气不足,补阴以益血,温阳以养气,使气血无所偏倚,则气血调和,邪不为害。"所以汪氏临证主张采用"固本培元"之法,常用人参、黄芪,是因其"味甘能生血,气温能补阳。"而且党参、黄芪又是调补脾胃的圣药。脾胃气旺,元气有所资助,邪可不治自除,病可不治而愈。即所谓固后天之本以培先天之元。

案 4:李某,27 岁,1984 年 5 月诊。婚后 4 年,其妻不孕,精液化验为死精虫,经多方治疗无效。阴囊时有隐痛,少腹时胀,膝软无力,舌淡红,有瘀点,脉弦细,为肝经郁滞。处方:柴胡 9g,乌药 9g,沉香 3g,荔枝核 9g,白芍 12g,当归 12g,黄芪 10g,紫丹参 10g,仙茅 15g,淫羊藿 10g,香附 10g,川芎 10g,甘草 5g。日服 1 剂。24 剂后精液化验精子活动良好。

按:精室位于肝经所过之处,其气机不畅,直接影响精液化生。与血瘀多配行气导滞之品类似。且方中加用温化之品,以推动气机运行。

# 第十二章 老人癃闭汤与临床

老人癃闭汤系山东省郓城县人民医院鹿品三老中医治疗前列腺增生症的验方,药物组成:党参24g,黄芪30g,茯苓、萆薢、王不留行各12g,莲子20g,车前子15g,肉桂6g,附子10g,吴茱萸5g,穿山甲10g,皂角刺10g,甘草9g。功能益气健脾,温肾补阳,涩利同用。主治老年前列腺增生病。症见排尿困难、或尿潴留、神疲懒言、气短不续、便溏或便虚、小便清白。方中黄芪、党参补中益气,使清阳得升,浊阴得降;附子、肉桂、吴茱萸温阳补肾,使气化得司,膀胱开合有度;穿山甲、王不留行、皂角刺逐瘀散结,利尿排浊,使瘀肿得消;茯苓、车前子渗利水湿;甘草调和药物。此方由诸药配伍。共奏补中益气,升清降浊,活血祛瘀,温肾利水之功效。

徐福松教授常将本方用于前列腺增生见脾气虚弱者,症见:时欲小便,而欲解不得,或量少而不爽利,腹重肛坠,似欲大便,神疲气短,身体倦怠,舌质淡,脉缓弱。治以益气健脾。常用药物有:潞党参15g、炙黄芪15g、茯苓10g、莲子3g、萆薢10g、车前子(包)10g、王不留行12g、吴茱萸3g、肉桂(后下)3g、甘草5g。

**病案举例:**

案1:马某,71岁,退休工人,1981年8月20日初诊。前列腺增生年余,排尿滴沥不爽,少腹及尿道刺痛,遗尿4~5次。口不干,平时怕冷,面色少华,脉细沉,舌淡红苔薄白。证属高年肾气亏虚,膀胱气化不利之证,治从益肾收敛温化下元,方用老人癃闭汤。党参15g,黄芪15g,茯苓10g,车前子15g,萆薢12g,莲子肉15g,吴茱萸5g,王不留行12g,肉桂3g,甘草3g。

二诊(1981年8月27日):药后排尿渐通畅,夜尿减少,每夜2次,少腹及尿道刺痛明显缓解,舌脉同前。原方续进。

三诊(1981年9月24日):上药又服20余剂,夜尿1次,脉细有歇止,里湿沉寒痼疾,原方再加制附片3g。另服金匮肾气丸5g,一日两次。

四诊(1981年10月8日):上药服用10剂,脉象自律,夜尿一次,偶有尿道刺痛。原方去甘草,加甘草梢5g。金匮肾气丸续服。

按:排尿滴沥不爽,少腹及尿道刺痛,夜尿频多年余。尿清口不干,怕冷面色少华,脉象沉,舌淡红苔薄白均为阳气虚衰之象,治用参芪补气,桂萸温化下元,茯苓甘草王不留行通利,莲子肉收敛兼清心火,集温补通敛于一方,相反相成。正如《临证指南医案》:"治淋之法,有通有塞,要当分别,有瘀血积塞住溺

127

管者宜先通利,无瘀积而虚滑者峻补。"

案2:张某,男,67岁,工人。2002年3月9日初诊。患者自10年前经常出现夜尿频多,尿线变细或中断,曾在多家医院求治,诊为前列腺增生症,但疗效欠佳。1周前因过度劳累而致排尿无力,尿量少,滴沥不尽,夜尿达7~8次,夜不能寐;伴神疲乏力,形寒肢冷,腰膝酸软,纳少腹胀,大便不实。舌苔白腻,脉细。证属脾肾气虚,膀胱开阖失司。治以健脾温肾,化气行水。方选老人癃闭汤加减。药用:炒党参20g,黄芪20g,吴茱萸3g,肉桂(后下)6g,川续断10g,菟丝子15g,苍白术(各)10g,陈皮10g,炙鸡内金10g,草薢10g,海藻10g,昆布10g,王不留行10g,川牛膝15g。并嘱其注意保暖,忌食生冷。服药14剂。复诊:夜尿减为3~4次,精神渐振,唯食后脘腹稍胀。按前方加煨木香10g、焦山楂15g,继服7剂后,小便自利。

按:本例病逾10年,病久及肾,肾虚不能蒸化,阳不胜其阴,则五脏争气,九窍不通;加之过劳伤中,脾虚不能升运,中气不足,溲便为之变。脾肾同病,故以党参、黄芪、苍术、白术、陈皮、吴茱萸、木香、焦山楂、炙鸡内金运脾化湿;以肉桂、川断、菟丝子、吴茱萸温肾通阳;脾肾两虚,痰瘀互结,以海藻、昆布、王不留行、川牛膝软坚散结,通利溺窍;草薢分清泌浊,消补并施。此例虽为脾肾同治,而治疗重点在脾,使得枢机运转,膀胱得以气化,气化则水行矣。

案3:王某,男,68岁。2010年3月19日初诊。夜尿6~7次,伴小便滴沥不尽、尿细,反复发作1年。排尿时有间歇性。伴有气虚乏力,纳食少,小腹坠胀,烦躁不安。舌黯红有紫气,苔淡白,脉沉细。直肠指诊:前列腺大如鸡蛋,中央沟变浅,前列腺两侧不对称,表面光滑无节结,轻度压痛。B超示:膀胱中度充盈,残余尿>80ml,前列腺大小52mm×36mm×34mm,边界欠清,回声欠均。证属脾肾阳虚兼瘀。治宜健脾益肾兼活血。药用癃闭汤加柴胡、香附、郁金各10g,元胡、穿山甲、王不留行、皂角刺各10g。12剂后,小便通畅,气虚乏力、纳食少、小腹坠胀、烦躁症状明显减轻,精神好转。前方加减调理3个疗程,诸症消失,直肠指诊前列腺明显减小,前列腺两侧对称,轻度压痛;B超示:前列腺大小45mm×33mm×28mm,残余尿<20ml。随访至今未复发。

按:此病起病缓慢,病程长,是影响老年人身心健康的顽固疾病。目前其病因尚不完全清楚,一般认为与年龄的增加、性激素分泌平衡失调有密切关系。40岁以后可出现增生,但多在50岁后才出现明显症状。本病属于祖国医学"癃闭"范畴。中医学认为,其病位主要在膀胱,但与三焦、肺、肝、脾、肾均有密切联系。随着年龄的增大,老年人肾气渐虚,中气渐弱,气化无力,升降失常,膀胱开合失司是主要原因。由于肾气亏虚,中气虚衰,不能运行气血、升清降浊,致使脉络郁滞,痰浊阻滞下焦,引起前列腺增生,尿流梗阻。前列腺增生证属虚实夹杂,肾亏中虚是本,瘀浊阻滞是标,故治疗要攻补兼施,标本并治,既要"塞因塞用",补中益肾,又要逐瘀排浊,散结消肿,而不能单纯清利。癃闭汤中黄芪、党参补中益气,使清阳得升,浊阴得降;附子、肉桂、吴茱萸温阳补肾,使气化得司,膀胱开合有度;穿山甲、王不留行、皂角刺逐瘀散结,利尿排浊,使瘀肿得消;茯苓、车前子渗利水湿;甘草调和药物。诸药合用,既能取得近期疗效,又能巩固远期效果,有扶正固本、温养疏导、化瘀通络、化痰利浊、迅速恢复下焦之气化功能作用,故收效满意。

案4:张某,65岁。2009年10月11日初诊。排尿困难10年余。间断服用中药治疗后病情稍有好转。近两个月来排尿困难加重,治疗两月,病情无好转,且尿等待、尿滴沥症状逐渐加重,有形成尿潴留的危险。刻诊:精神可,小腹发冷,大便不成形。舌质黯,苔薄白。脉细弦。证属脾肾两虚。治疗用癃闭汤加炮姜6g、小茴香6g。水煎服,日一剂,35剂后症状明显减轻。续用前方2个疗程后症状消失,随诊至今疾病未复发。

按:前列腺增生属于中医的"精癃"、"癃闭"。小便不利,点滴而短少,病势缓者称为"癃";小便闭塞不通,欲解不能,病势较急者称为"闭",二者均为小便排出不畅,故合称"癃闭"。病因多因年老体虚,浊瘀内停。病位在膀胱与肾,与三焦气化和肺脾肾肝的通调、转输、蒸化、疏泄有密切关系。上焦之气不化,责之于肺,肺失其职,则不能通调水道,下输膀胱;中焦之气不化,责之于脾,脾气虚弱,则不能升清降浊;下焦之气不化,责之于肾,肾气亏虚,气化不利,皆可导致"癃闭",此皆虚也。肝失疏泄,气机不利,气滞血瘀,或年老体虚,帅血无力而至瘀血败精注于下焦,尿道不通而发"癃闭",此为实也。故本病病理性质为虚实夹杂,本虚标实,且虚与实,互为因果。治疗上谨记"急则治其标,缓则治其本"的原则,进行辨证施治。补其脾肾不足以治其本,攻其瘀血败精之实以治其标,标本同治,攻补兼施。癃闭汤中的附子、肉桂、山茱萸、黄芪、党参、云苓,温肾助阳,补脾利湿;泽兰、炮山甲、王不留行、丹参、牛膝,活血通络,祛瘀消肿;甘草调和诸药,全方共奏温肾阳、补脾气、祛瘀血、消肿胀之功,使小便通畅而病自愈。治疗本病时需要注意以下情况:①汤药治疗病情缓解稳定后,给予服金匮肾气丸以巩固疗效。②鼓励患者多饮水,忌辛辣,免久坐,不憋尿以减少疾病复发。③注意锻炼身体,增强体质,此"正气存内,邪不可干也"之意。

案5:章某,57岁。2012年3月19日初诊。出现夜尿频多11年。当地医院诊为前列腺增生症。曾在多家医院求治,但疗效欠佳。1周前因过度劳累而致排尿无力,尿线变细或中断,尿量少,滴沥不尽,夜尿达7~9次,夜不能寐;伴神疲乏力,四肢肢冷,腰膝酸软,纳少腹胀,大便不成形。舌淡胖白腻苔。脉细濡。证属脾肾气虚,膀胱开阖失司。治以健脾温肾,化气行水。方选老人癃闭汤加减。药用:潞党参15g,黄芪15g,吴茱萸3g,肉桂6g,川续断10g,菟丝子 12g,苍白术(各)10g,炙鸡内金 10g,草薢 10g,海藻 10g,昆布 10g,王不留行15g。服药 14 剂。

二诊:夜尿减为 2~4 次,精神渐好,脘腹稍胀。前方加煨木香 10g、焦山楂15g,继服 25 剂后,诸症悉除。

按:病逾 10 年,病久及肾,肾虚不能蒸化,"阳不胜其阴,则五脏争气,九窍不通"是也;加之过劳伤中,脾虚不能升运,"中气不足,溲便为之变"。脾肾同病,故以党参、黄芪、苍术、白术、吴茱萸、木香、焦山楂、炙鸡内金运脾化湿;以肉桂、川断、菟丝子、吴茱萸温肾通阳;脾肾两虚,痰瘀互结,以海藻、昆布、王不留行软坚散结,通利溺窍;草薢分清泌浊,消补并施。此例虽为脾肾同治,而治疗重点在脾,使得枢机运转,膀胱得以气化,气化则水行矣。

案 6:孙某,62 岁。1995 年 11 月 24 日初诊。近 2 月先觉小便次数增多(夜尿 3~4 次),尿前踌躇,尿线分叉,射程不远,尿后余沥不尽,其他医院诊为前列腺增生症,服用中西药物效不显著。近 10 日夜尿频至 5~6 次,伴有腰酸膝软,倦怠乏力,头昏头晕。纳食不香。直肠指诊前列腺Ⅱ度肿大,中央沟变浅,光滑柔韧,边界清楚,微有压痛。舌质黯红带紫,苔中黄白根腻。脉沉。有慢性支气管炎病史。证属脾肾不足,痰湿浊阻。拟补脾肺助肾气,化痰祛瘀。方选炙黄芪 15g,山萸肉 10g,当归、茯苓、穿山甲、莪术、丹参、川牛膝、制半夏、益母草、泽泻、车前子、汉防己各 10g,蜈蚣 2 条。水煎服,每日 1 剂。以此方加减服用 20 余剂,诸症消失。

按:"癃闭"病因病机较为复杂,多认为本病及年高体衰,阴阳俱损,脾肺肝肾功能不足或失调,气滞、血瘀、痰阻、浊湿等病理产物凝聚于前列腺而增生。属实邪阻滞经络,正气虚弱,州都膀胱气化失宣而癃闭不通。其病位在尿道、膀胱。治以"六腑以通为用"的原则,着眼于通。临床表现寒热错杂,虚实兼见,故将攻补、寒温于一体。方中以穿山甲、蜈蚣活血化瘀,通络消癥,走窜利窍,《本草从新》记载穿山甲:"善窜,专能行散、通经络、达病所;《医学衷中参西录》:"至癥瘕积聚疼痛麻痹,二便闭塞诸证,用药治不效者,可加山甲作向导。"张锡纯又谓:"蜈蚣走窜之力最速,内而脏腑,外而经络,凡气血凝聚之处皆能开之。"又以丹参、三棱、莪术、川牛膝活血破癥通经络,引药下行补肝肾;半夏、茯苓、泽泻、车前子、汉防己、柴胡健脾化痰。黄芪配伍茯苓、当归、山茱萸补脾肺、滋肝肾、益气生血。诸药合用使虚者补,实者除。标本兼施之治也。

# 第十三章 水陆二仙汤与临床

水陆二仙丹出自《洪氏经验集》,本方由芡实末、金樱子膏制为小丸,盐汤送服。用于治疗肾虚所致的男子遗精白浊、女子带下,以及小便频数、遗尿等症。有益肾滋阴、收敛固摄之功。"水陆",指两药生长环境,芡实生长在水中,而金樱子则长于山上,一在水而一在陆。"仙",谓本方之功效神奇。方中芡实甘涩,能固肾涩精;金樱子酸涩,能固精缩尿。两药配伍,能使肾气得补,精关自固,从而遗精、遗尿、带下蠲除。虽然本方药仅二味,但配伍合法有制,用之于临床,其疗效一如仙方,故称之为"水陆二仙丹"。《医方经验汇编》有水陆三仙膏,由鲜荷叶、鲜菊叶、赤小豆组成,蜜和调涂局部,治疗重症大头瘟、头面焮肿等病。

徐福松教授多年男科临床治疗方面崇尚辨证论治,大凡病发于肝、膀胱、心者,以实证居多;病发于肾、脾、肺者,以虚证居多。故确立男科病的内治法则是:实则治肝,治膀胱,治心为主;虚则治肾,治脾,治肺为主。擅长以脾肾同治之水陆二仙丹治疗男科疾病,如男子不育症、男子遗精等等。

## 一、水陆二仙汤与男子不育症

男性不育多无明显临床症状,只是在因不育就医时,检查精液常规提示精子数量低于正常而被诊断。特发性少精子症是指生育期男性具备正常的性功能和射精功能,在禁欲3~7日后,2~3次以上精液化验,精子计数均低于0.2亿/ml,无其他可适用的诊断,可列入此诊断。由精子减少而致男性不育的发病率较高,约占男性不育的20%~30%。

中医学有"精少无子"的记载,"精少"、"精清"、"精薄",与少精子症相类似。临床有如下特点:在男性不育中最为常见;属相对不育之范畴;在生育力低下范围内,蕴藏着量与质的关系,过去常为临床医家所忽略;精子计数并非恒定不变,必须全面考虑,前后互参,方能作出正确的判断;中医治疗本症有相当满意的疗效。

男子不育症虽以肾虚为轴心,当以补肾为主,如熟地、鱼鳔、杞子、紫河车等;但先天之精的充养,有赖于后天之精;后天之精的化生,有赖于先天之精,故特别推崇"先天生后天""后天养先天"之说,临证中多定位肾、脾二脏,立脾肾同治大法,又于法外兼理气血寓有静中有动之机。赵彦辉先生云:补精必用浓厚之品,然总须胃化脾传,方能徐徐变精归肾,不过以浓厚之品较清淡之品

徐福松男科临证实践录

者,变精为易耳。断不能入口之后,辄变精而藏诸肾也。须补脾胃化源者,饮食增则津液旺,自能充血生精也。常用药物有生熟地、太子参、芡实、金樱子、续断、益母草、枸杞子、沙苑子、茯苓、皂角刺等,并随症加减。脾肾双补立法,与以补肾生精为主的传统方法相异。脾肾双补法更有利于精子的发育,成熟和获能。徐福松教授以水陆二仙丹为代表的脾肾同治立法治疗男子不育证案例众多,包括少弱精子症、精子自身免疫性不育、甚至无精子症。

**病案举例:**

案1:陈某,30岁,1982年9月8日初诊。婚后4年未育,曾先后同、两次检查精液,精子计数低于正常,性生活正常,略有腰困。有大便不调已数年,每日1~4次,不成形,时有脐周痛,但查无虫卵,喉中常有痰,味臭白黏,舌淡苔浊,脉沉弦细缓。拟方:潞党参、土白术、炒薏米、炒山药各15g,云茯苓、广陈皮、芡实、金樱子、炒扁豆、建曲、半夏曲、炒苍术各10g,白蔻仁、山楂肉、苦桔梗、甘草各6g。9剂,水煎服。

二诊:大便成形,每日1次,腹痛未作,舌苔已薄,前方即效,当变其制,改拟益肾补髓,蓄养真精之剂:枸杞子、菟丝子、淫羊藿各60g,五味子、覆盆子、楮实子、益智仁、西洋参各30g,车前子15g,黄鱼鳔180g。上药共制蜜丸,每用9g,每日服2次,淡盐水送下。

三诊:上药服完,查精子数恢复正常,活力正常。为固其本,照上方再制一料,服法同前。次年其妻足月产一男婴。

按:肾主五脏六腑之精而藏之,脏腑之精又赖中土运化以养之,脾失肾煦,肾失脾养,先后天失济,不复往来,故可见此脾肾两虚之候,此当培后天以养先天,使水有其源,木有其根。

案2:肖某,1970年出生,已婚,江苏南京市人,2002年11月6日初诊。患者2000年4月8日因"右阴囊内肿大伴疼痛三月余"于江苏省人民医院住院治疗。查体阴囊内右侧触及10cm×5cm×4cm大小包块,质韧界清,有沉重感;左侧未及异常。B超提示右睾丸肿瘤伴鞘膜积液。腹部CT示腹膜后淋巴结未见肿大。术前精液检测:精液量2.5ml,pH7.6,液化正常,精子计数0.22亿/ml,活动率为48%,其中a级12%、b级24%,精子畸形率30%,果糖(Fru)1.8g/L,a-葡萄糖苷酶(a-GLU)53U/ml。术前诊断:右睾丸肿瘤伴鞘膜积液。2000年4月11日行"右睾丸切除术",术中见右睾丸体积为10cm×5.5cm×5cm,剖开切面有一肿瘤,8cm×5cm×5cm,切面灰白、灰红相间,有灰黄结节,直径0.5cm,在肿瘤一端见残存组织,3.5cm×1.5cm。术后病理提示"右睾丸精原细胞瘤,精索切缘未见肿瘤残留"。术后患者于2000年5月至6月在江苏省肿瘤医院共2次住院放疗,腹主动脉旁淋巴结照射。

2002年11月6日,因"右睾丸精原细胞瘤切除术及放疗后2年,多次精

132

液检查无精子"就诊。夫妇同居,性生活正常,未采取避孕措施,女方各项检查无异常。体格检查:左侧睾丸约20ml,弹性可,左侧精索静脉无曲张,附睾及输精管正常可及。实验室检查:肝肾功能及血、尿、大便常规检查未见异常。精液常规:精液量3ml,pH7.4,液化正常,Fru2.0g/L,a-GLU43U/ml。多次检查精液离心沉淀后显微镜下未见精子。性激素检查:睾酮(T)11.86nmol/L,雌二醇(E2)172.02pmol/L,黄体生成素(LH)3.87U/L,卵泡刺激素(FSH)9.19U/L,泌乳素(PRL)0.48nmol/L。抗原(AFP,HCG)正常范围。无肝肾疾病及其他传染疾病史,无腮腺炎病史。

治疗经过:患者肥胖,面色五华,自感疲劳乏力,腹泻,大便2~3次,舌质淡红,苔薄白,脉细。治以燥脾化湿,固涩止泻,以加味水陆二仙丹化裁,药用:金樱子10g,芡实10g,鸡内金10g,炒麦芽10g,怀山药30g,猪苓10g,茯苓10g,广木香10g,车前子10g,桑寄生10g,青皮10g,陈皮10g,苍术10g,川朴10g,白术10g,白芍10g,龙骨(先煎)20g,牡蛎(先煎)20g,薏苡仁30g。每日1剂,水煎早晚两次服。此方加减调整3次,共服21剂,肠胃功能康复。继而治以健脾补肾,益气生精,补后天之源以充先天之本,并辅以清热解毒之品。仍用加味水陆二仙丹为主方,参以参苓白术散加减,辅以白花蛇舌草20g,蛇莓草20g;并服聚精丸、六味地黄丸。患者服药后,身体转佳,精力旺盛,性功能恢复到手术前水平。但多次复查精液仍无精子。

患者一直坚持服药,仍以前方加减,从未中断。终于2005年3月12日检查精液,偶见精子,精子计数为0.02亿/ml,活动率为18%,a级4%,b级8%,精子畸形率为70%。方药在前方基础上,加用黄精、川断、紫河车、沙苑子、何首乌、制水蛭、荔枝核等补肾活血;继续服用聚精丸、六味地黄丸。

妻子于2005年10月6日在江苏省人民医院生殖中心行ICSI治疗,并于2006年6月15日剖宫产一男婴。

按:本症有虚有实。虚为肾虚精竭,实为邪阻精窍;前者难以逆转,后者或有生机。

本例无精的主要原因在于辐射的影响。生精细胞对其特别敏感,而间质细胞相对耐受,单次照射600rad以下,引起睾丸生精细胞可逆性损害,超过这个剂量则可造成永久损害。单次接受剂量200rad,恢复生精功能需要2~3年,血清FSH值增高反映了精子生成障碍,一旦睾丸功能恢复,精子生成将正常化,FSH亦可逆转至正常。该患而立之年,不幸罹患子岩(睾丸精原细胞瘤)迭经手术、放疗,而致无精不育。大便常溏,查无精虫,凸显脾肾两虚,先后天匮竭,故用水陆二仙丹加味以治。药证相合,其临床症状完全消失。水陆二仙丹系《洪氏集验方》,由金樱子、芡实组成。名曰"水陆"者,是指方中二味药品的生长环境。芡实,是水生草木植物芡的成熟种仁,是芡禀水土之气以生,故可补脾益肾,金樱子生于山林,是常绿攀缘灌木植物金樱子的成熟的假仁,有固精缩尿之功效。其二药,一生于水,一生于陆,脾肾双补,二天互生,配伍精当。连治三载,重启生精,其功力神奇,效似仙方,故名"水陆二仙丹"。

## 二、水陆二仙汤与遗精

遗精是指成年男性非性活动时精液自行泄出。中医认为有梦而遗为梦遗,无梦而遗为滑精。严格说来,梦遗亦是一种性活动。西医虽也称遗精,但认为仅是某些疾病的临床症状,故不专列讨论。

遗精有生理、病理之分。大部分成年未婚男子偶然出现"梦遗",是"精满自溢",属生理现象,无需治疗。只有小部分未婚青年男子频繁出现遗精,甚至"见色流精",并有神经衰弱,心理障碍等,便属病理性遗精,当称为"遗精症"。男科临床主要针对病理性遗精。本病及时医治,一般预后良好。

现代医学认为:缺乏正确的性知识,精神过度紧张或剧烈的体力、脑力劳动后,睡眠深沉,皮质下中枢活动加强均可诱发遗精。此外,外生殖器或下尿路疾病,如包茎、包皮过长、前列腺炎、精囊炎、尿道炎等亦常可引起遗精。

本病在临床首先应区别遗精属生理性或病理性。若成人未婚,或婚后久疏,偶有遗精(每月一两次),遗精后并无不适,此乃生理现象,无须治疗。有时病人自称遗精,实际并非遗精,而是性兴奋时的尿道球腺分泌物,或是无性兴奋下的前列腺分泌液,不作病论;若视为病态,必徒增精神负担。

其次应正确认识精液的本质,走出传统"一滴精十滴血"的误区,既病之后,不要过分紧张,亦不要专恃药物,"补涩杂投"。遗精时切勿中途忍精,或用手按住阴茎,以免败精流注,致生他变。遗精后不要受凉,更不要用冷水洗涤,以防寒邪乘虚而入。

再次应消除恐惧心理及有关异性杂念。不看色情书画、电影、电视。节制性生活,戒除手淫,适当参加体育活动、体力劳动和文娱活动,增强体质,调节情操。

最后应注意生活起居,少进烟、酒、浓茶、辣椒、葱、蒜、生姜等刺激性食物。不用烫水洗澡,睡时应取屈膝侧卧位,被褥不可过厚过暖,内裤不宜过紧。

遗精发生后,应在医生指导下,进行有关检查。如有包皮过长,应作包皮环切术;如有阴茎头包皮炎、前列腺炎、精囊炎等,应及时到男科就诊,积极治疗原发病和并发症,以控制病情加重和反复。

**病案举例:**

患者奚某,江阴县人,18岁,未婚。1978年10月8日初诊。无梦滑精半年。病前屡犯手淫。现在每1~2夜即无梦滑精一次,白天腰酸如折,头晕头痛,口干不欲饮,面色灰滞,心悸少寐,脉来弦大,舌苔薄白。谅由心肾两亏,精关不固所致。拟心肾同治、补涩并投。

（1）内服：莲须 7g，潼白蒺藜（各）10g，金樱子 10g，芡实 10g，煅牡蛎（先煎）20g，煅龙骨（先煎）12g，北五味 2g，杜仲 10g，炙远志 3g，茯神 10g，鱼鳔胶一条。

（2）外用：五倍子 3g，每晚临卧以冷开水调和做丸，置子脐上，以胶布固定，二日换药一次。

二诊（1979 年 11 月 13 日）：内外并治一月，滑精减少（约每周一次），并且大多有梦，尿后余沥不尽，阳事举而不坚，脉转和缓。再从原意扩充。

（1）内服：原方加制首乌 10g、菟丝子 10g。

（2）外用同上。

上药又服两月，滑精全愈。随访八年，疗效巩固，据说已经完婚云。

按：金锁固精丸、水陆二仙丹，为治无梦滑精之正方。蒺藜补肾益精，莲子交通心肾，牡蛎清热补水，芡实固肾补脾，合之龙骨、莲须，皆涩精秘气之品，以止滑泄也，故名"金锁固精丸"。金樱、芡实，补脾益肾，润能滋阴，涩能止脱，一生于水，一生于陆，故名"水陆二仙丹"。两方合用，相得益彰，景岳云："精之藏制在肾，而精之主宰则在心"，故复入五味、茯神、远志宁心安神，即"苟欲惜精，先宜净心"之意也。又五倍子酸涩能敛精，咸寒能降火，降火敛精亦治遗滑之妙方，贴于脐眼，直取精宫，故奏效更捷。本例药后，无梦滑精转为有梦遗精，病情由重转轻，由深出浅，渐次向愈。

# 第十四章 加味失笑散与临床

失笑散始载于《近效方》，该书已经失佚，无从考证。但该方被《经史证类备急本草》引用，记载:"治妇人心痛,血气,刺不可忍。"后又被《苏沈良方》所引用,并被更名为"断弓弦散",记载:"疗妇人血气尤验。曾有妇人,病心腹痛欲死,十余日百药不验,服此顿愈。"在《太平惠民和剂局方》中道:"治产后心腹痛欲死,百药不效,服此顿愈。"南宋《妇人大全良方》中失笑散由于用法不同而被列为两首方,分别为"失笑散"和"紫金丸"。用失笑散("……先用酽醋调二钱熬膏,入水一盏,煎至7分……")治疗"心腹痛欲死,百药不效。"用紫金丸("……五灵脂末,慢火熬成膏子次以蒲黄米搜和丸如樱桃大……")治疗"产后恶露不快,腰痛,小腹为刺,时做寒热,头痛,不思饮食。亦治久有瘀血,月经不调,黄瘦不思饮食,并能治之。亦可疗心痛"。此后,《古今名医方论》《医方简义》《医方集解》等书均用该方治疗妇科诸证,如心腹剧痛、产后恶露不行、胞衣不下,或月经不调、少腹急痛等。

古代文献记载失笑散的用法、用量,主要有以下几种:《证类本草·卷二十二》记载:"五灵脂净好者,蒲黄等分,为末,每服二钱,用好醋一杓熬成膏,在入水一盏同煎至七分,热服。"《太平惠民和剂局方·卷九》记载:"蒲黄(炒香)五灵脂(酒研,淘去砂土,各等分,为末)。上先用酽醋调二钱熬成膏,入水一盏,煎七分,食前热服。"《妇人大全良方》记载:"五灵脂水淘去石,培干,称、炒为末;真蒲黄。上以米醋调五灵脂末,慢火熬成膏子次以蒲黄米搜和丸如樱桃大。每服一丸,水与童子尿各半盏,煎至七分,令药化,温服之。少顷再一服,恶露即下。久有瘀血成块,月信不利者,并用酒磨下。"《医学心悟》记载:"五灵脂(去土炒)、蒲黄(炒)等分。共为末,醋糊丸,如桐子大,每服二三钱,淡醋调下。"《古今名医方论·卷九》记载:"五灵脂、蒲黄(等分)每服三钱,酒煎服。"《医方简义·卷三之厥证》记载:"生蒲黄、五灵脂(醋炒各等分)为末。每服三钱。温酒调服。"《医方集解·经产之剂第二十一》记载:"蒲黄、五灵脂等分,为末,煎膏,醋调服。"《血证论·卷七》记载:"蒲黄(三钱)五灵脂(五钱)。"2005年版《中华人民共和国药典》记载:"蒲黄250g(炒),蒲黄250g(生),五灵脂500g(醋炒)。"

五灵脂,据2010年版《中国药典》附示中收载为鼯鼠科动物复齿鼯鼠的干燥粪便。五灵脂的药材分为两种:①灵脂块,呈现不规则的块状,大小不一,表面黑棕色,灰棕色,凹凸不平。有油润性光泽,粘附的颗粒呈长椭圆状,表面常裂碎,显纤维性,质硬,断面黄棕色和棕褐色,不平坦,间或有黄棕色树脂状物质,气微腥,现较少见。②灵脂米,为长椭圆形颗粒,长5～15mm,直径3～6mm,表面黑棕色,灰棕色,较平滑或较粗糙.常可见淡黄色纤维痕迹,有的略具光泽,体轻、质松、易折断,断面黄绿色或黄褐色,不平坦,纤维性,现市场上较多见的是灵脂米。五灵脂的药材资源较少,所以出现了多种类似五灵脂的其他动物粪便,主要是有鼯鼠科动物飞鼠的干燥粪便,本品为粪尿粘结干燥而成的不规则团块,大小不一,表面黑褐色,凹凸不平,质硬不易破碎,长0.3～0.4cm,直径0.1～0.2cm,淡黄色,纤维性,气微、味苦涩,还有一种为鼠兔科动物达呼尔鼠兔,藏鼠兔、红耳鼠兔的干燥粪便,本品呈圆球形,或略呈长圆型,直径0.3～0.5cm,个头较正品小,表面灰褐色或棕褐色,断面淡黄色,纤维性、气微。

蒲黄,据2010版《中国药典》收载为香蒲科植物水烛香蒲。东方香蒲,或同属植物的干燥花粉,夏季采收蒲棒上部的黄色雄花花序,晒干后,碾轧,筛取花粉,剪取雄花后,晒干,成为带有雄花的花粉,即为草蒲黄,本品呈黄色粉末,体轻,手捻有滑腻感,易附于手上,气微、味淡,放入水中则漂浮水面,草蒲黄为花粉、花丝、花药的混合物,品质较次。本品在水装片显微镜下观察,花粉类圆形或椭圆形,直径17～29μm,表面有网状,雕纹,周边轮廓线光滑,呈凸波状或齿轮状,具单孔,不甚明显,伪品多掺入石粉或淀粉,镜下可见淀粉粒的不规则块状。综上所述,要使失笑散取得好的疗效,一定要保证药材的质量,只有地道的药材,才能取得地道的疗效。

蒲黄中主要含有黄酮类物质,结构类似,较难分离,而五灵脂中除了含有双黄酮外,还含有一些萜类物质,与黄酮类极性差别较大,对流动相的选择具有一定的难度。有研究采用甲醇-水系统、乙腈-水系统、乙腈-水(0.1％三氟乙酸)分别进行梯度洗脱,结果以乙腈-水(0.1％三氟乙酸)系统洗脱效果最佳。在uV检测器下,分别对254nm,265nm,310nm,360nm4个波长下进行检测,结果以在360nm波长下,出峰较多,峰面积较大,基线较平稳,最终选择在360nm波长下进行检测。通过对照品定位对照及uV的光谱功能分析,鉴定5个主要特征峰,包括香蒲新苷,异鼠李素-3-0-新橙皮苷,异鼠李素,槲皮素,穗花杉双黄酮。通过失笑散与各单味药进行定位对照及uV光谱分析,结果绝大多数特征峰归属明确,极性大的部位主要为蒲黄中成分,极性小的主要源于五灵脂。指纹图谱中5,7,9,11号峰与蒲黄有明显归属性,12号峰与失笑散有明显归属性。中药复方成分极为复杂,仅仅使用定性鉴别和指标成分的含量测定方法很难准确地判断其内在的质量,更不用说找出其中引起药效的物质基础;而对其进行指纹图谱测定,可提供多成分群的特征。按照国家药典委员会关于"中药注射剂指纹图谱研究的技术要求(暂行)的通知",以HPLC梯度洗脱法对复方失笑散进行指纹图谱研究,实验证明,该方法可操作性强、重复性好,可作为复方失笑散指纹图谱研究。

有人采用动物实验方法,验证了失笑散可使缺血再灌注家兔模型动物血清中的 SOD 活力明显增高,MDA 和 CK 活力显著降低,且呈明显的剂量依赖性。对失笑散及其不同提取部位进行了药效学研究,结果表明,失笑散的石油醚、乙酸乙酯提取部位与失笑散同样具有镇痛、降低高血脂大鼠高切速下全血黏度、降低血浆黏度、降低 RBC 压积值、延长凝血及血栓形成时间的作用,说明失笑散的活血作用是不同提取部位综合作用的结果。还有人对失笑散不同溶剂提取物进行了抗栓、溶栓研究,结果均有一定作用,说明失笑散的活血作用不仅体现在改善血黏度和抗凝血上,在抗血栓形成及溶栓方面也有良好的作用。

在失笑散原处方的基础上,加用川楝子、元胡等行气活血镇痛药,从而进一步扩大男科临床适用范围,提高了疗效。

## 一、用于精索炎

精索炎是指精索中输精管或其他组织(包括血管、淋巴管或结缔组织)的感染,临床分为非特异性感染和特异性感染。这里主要讨论非特异性精索炎。精索炎好发于青壮年,可单侧发病,也可双侧同时受累,绝大部分为急性发作,反复的精索感染或继发于慢性泌尿系感染者也可呈慢性炎症过程,也可继发于某些手术。本病常与附睾炎、睾丸炎同时存在。临床上以精索肿胀,沿精索走向疼痛及放射性疼痛等症状为主,可伴有发热、寒战,病程一般 1~2 周,经治疗可痊愈,若迁延不愈,亦可转为慢性,使精索增粗变硬。

中医学文献中对本病无专门记载,但根据临床表现,可将其归入"疝痛"等范畴,认为肝肾功能失调、肝经湿热、气滞血瘀为本病主要病机,故在治疗上当以调补肝肾、利湿化瘀为原则。临床分四个证型论治:湿热下注、痰湿内阻、气滞血瘀、肝肾阴虚。此处讨论气滞血瘀证。

气滞血瘀证:精索肿胀,或刺痛阵阵,触之粗硬,疼痛固定,或可及肿块;阴部连及少腹走窜胀痛,或牵掣作痛,伴胸胁胀痛,舌黯或有瘀斑,脉弦而涩。

分析:气滞则血瘀,不通则痛,则见精索肿胀,或刺痛阵阵,触之粗硬,疼痛固定,或可及肿块;气滞则见阴部连及少腹走窜胀痛,或牵掣作痛,胸胁胀痛;舌黯或有瘀斑,脉弦而涩乃血瘀之征。

基本治法:行气活血、消肿止痛。

方药运用:加味失笑散。源出于《男科纲目》。由五灵脂 10g,蒲黄 10g,川芎 6g,当归 10g,赤芍 10g,小茴香 6g,元胡索 10g,没药 5g,橘核 10g,川楝子 10g,香附 10g 等组成。若伴湿热清加用龙胆泻肝丸。偏寒加台乌药 10g,大小茴香(各)10g,吴茱萸 3g,细辛 3g。

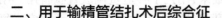

### 二、用于输精管结扎术后综合征

输精管结扎术后综合征是指男子输精管结扎行节育术后所出现的一系列并发症的总称。这些并发症主要有出血形成血肿、感染、痛性结节、附睾郁积、性功能障碍等,一旦形成,给术者带来不小的精神负担,影响生活质量。殷林等报道从 1993～2004 年共做输精管结扎手术 4246 例,通过对并发症自诉者的普查鉴定,确诊为并发症者 33 例,其中痛性结节 9 例占 2.1‰,附睾淤积 12 例占 2.8‰。从调查得知,这些并发症大多痛性结节、附睾淤积的发生率较高。据有关资料报道,国外痛性结节的发生率为 4%～10%。

本综合征是上世纪七十年代男扎术风行后所出现的新病种,其中的痛性结节,附睾郁积症相当于中医文献记载的"子痛"、"肾子痛"、"癥积"等范畴。中医认为肝主宗筋,肝经环绕阴器,睾丸、附睾、阴囊之精气赖肝经气血之滋养,所以中医辨证本病所致痛性结节、附睾郁积症,大多属肝经气血瘀阻所致,部分涉及败精、湿热感染。中医治疗后,可软化局部组织,疏通气血循环,缩小结节,改善症状。总的病因在手术伤正,或有情志紧张;病机是瘀血阻络为主,病位在肝经所过的外肾、附睾和精管,累及脏腑依次为肾及心脾。

1. 痛性结节　手术损伤经筋,正气虚弱、加上经气不畅、气血瘀阻于精道;或手术不洁,感染湿热、菌毒,热毒瘀滞,不通则痛;或术后肝郁气滞,气血不畅,凝聚成积;或败精淤阻,形成痛性结节。其以瘀血和败精、湿热相合居多。输精管结扎 1 个月后,结扎局部结节呈持续性疼痛,触之疼痛明显,则称为痛性结节。疼痛常放射到睾丸、腹股沟、下腹部腰部等处。结节大小与疼痛不成正比,检查局部压痛明显。通常患者本身原有前列腺炎、精索炎、附睾炎等疾病,术前未引起重视,未作治疗势必将炎症扩散,产生痛性结节。

基本治法:行气活血,化瘀散结,消癥止痛。

方药运用:加味失笑散加减:方中蒲黄、五灵脂,延胡索、川楝子散瘀止痛,当归、赤芍、桃仁、红花、川芎、小茴香,行气活血;川牛膝引药下行,柴胡引药入肝。水蛭、炮山甲为强烈的走窜入络消癥散结之品,若结节疼痛甚者加乳香、没药、三棱、莪术;便秘者加生大黄。有寒湿者,痛引少腹,有凉感,加吴茱萸、干姜等。

伴有湿热菌毒感染者,用龙胆泻肝汤加减,加大剂量的金银花、蒲公英、紫花地丁等,以清利湿热。

初期结节较软,偏于气滞者,可用柴胡疏肝散加金铃子散、橘核、荔枝核、沉香等,以理气止痛。结节较硬者加皂角刺、昆布。

其他疗法:中成药茴香橘核丸,每服 6～9g,每日 2～3 次。

乳倍膏(《百病良方·第四集》),该方由乳香、没药、五倍子、大黄各 30g,三棱、莪术各15g所组成。上药共研极细末,用凡士林适量调成膏状备用。用药前先将阴囊皮肤剃毛,清洗阴囊后将药膏涂敷于痛性结节处,并予固定。每日换药1次,7天为1个疗程。连用2~3个疗程。阴囊切口皮肤有感染时不宜使用本法。

针灸治疗:艾灸结节局部阿是穴、气海、血海(双)、随证配穴:气滞配膻中;血瘀加膈俞;气虚加双足三里;阳虚加关元;双肾俞。具体方法是将燃烧艾条置于所选穴位的上方3~5cm处,灸至局部皮肤温热红晕为度,轻者日一次,重者日2次,灸10日为1个疗程,最多3个疗程。

2. 附睾郁积症  输精管结扎术后,精管切断不通,精聚远端,日久瘀阻成积,或继发湿热菌毒感染,附睾吸收障碍或分泌增加,肝经络脉淤阻;或术后过早交媾、性交过频,使附睾中精聚郁积成败精,并超出附睾吸收功能;或术后过早劳动或骑车,血脉不能通畅,致成附睾郁积症,其以瘀血、败精、湿热等因素为主。附睾郁积症分为单纯性附睾郁积与慢性附睾炎并附睾淤积两种。①单纯性附睾郁积:结扎半年以后,有的单侧或双侧附睾逐渐胀大、疼痛,性生活或劳累后症状加重,牵扯精索向下及腰部不适,甚至影响性功能,做附睾检查时可发现附睾呈均匀肿大,表面光滑,质韧有压疼与周围无明显粘连,输精管近睾端增粗,其远端及前列腺均正常。②慢性附睾炎并附睾淤积:在随访中发现,绝大部分受术者在术后2~3个月后感到睾丸坠胀,腰酸疼痛,查附睾都有所胀大,轻度疼痛。经过热敷理疗或未予处理,其症状、体征可逐渐减轻,半年左右大多消失而不发生淤积,但个别病例症状体征持续加重而造成附睾淤积。

基本治法:活血化瘀,理气散结,利湿消肿。

方药运用:加味失笑散出入治疗。该方以五灵脂、蒲黄、乳香、没药、川芎、桃仁活血,辅以改善附睾局部血液循环,以虎杖活血化瘀,清热解毒,选当归活血不伤正,夏枯草、萆薢清热解毒,软坚散结,另加赤芍以加强活血作用,白花蛇舌草清热利湿、化瘀消肿,既防止瘀血化热,又能疏通清利附睾瘀浊,诸药合用共奏解毒活血,软坚散结,化浊利湿之功。现代药理研究表明,蒲黄、五灵脂、乳香、没药有镇痛作用,可减轻患者阴囊部疼痛不适。桃仁、川芎有抗凝作用,可加强附睾局部血液循环。抗菌试验表明,虎杖、夏枯草均有不同程度的抑制金黄色葡萄球菌、大肠杆菌、变形杆菌等作用。

肿胀疼痛显著加元胡、川楝子、青皮、橘核活血消肿。阴囊本为多血少气之处,术后正气更易虚损,以致造成气虚无力引血上行消散,虽经活血化瘀、理气散结治疗,但仍可症见阴囊重坠胀痛、四肢乏力,劳累后症状加重,坐卧休息后减轻。可合用补中益气汤加减(黄芪、白术、甘草、陈皮、升麻、柴胡、党参、当归),以增益气升阳之功。此外,气虚之人,阴囊伤后,攻利不可太过,要注意病减后,即补气扶正,使气复瘀散,病可痊愈。

其他疗法：中成药茴香橘核丸，每服 6～9g，每日 2～3 次。

外治法：用小茴香 60g，大青盐 120g（或用芒硝），炒热，置布袋内热敷患侧阴囊，每日 1～2 次。消肿止痛膏：黄连 20g，红花 20g，大黄 20g，乳香 20g，没药 20g，冰片 5g，共研细末，用松节油调成糊状，敷于患处，用纱布绷带或棉纸包扎好，用于局部肿胀疼痛者。

红外线局部照射，每次 15～20 分钟。每日 1 次，7 天为 1 个疗程。或用灸法，方法同痛性结节。

### 三、用于前列腺痛

前列腺痛是指尿道肌和前列腺肌或盆底肌痉挛性疼痛，并非感染性疾病。临床表现为少腹、会阴、腰骶或睾丸等部位疼痛或不适，伴有尿急，排尿障碍，且前列腺液中无细菌或脓细胞。是西医前列腺炎三种类型中的主要表现之一，占前列腺炎证候群的 1/3 以上，属中医的"精浊"、"淋证"、"腹痛"、"腰痛"等范畴。

前列腺痛作为一组证候群，其病位于前列腺及其邻近组织，神经组织丰富，与周围组织的联系十分密切，易发生充血水肿；受膀胱、直肠、下尿道及性兴奋中枢的影响比较大，容易接受来自邻近组织炎症和各种不良因素的影响。前列腺一旦发生充血水肿，定会刺激神经，并反射到周围组织，加上局部肌肉组织的痉挛性收缩、缺血、缺氧，导致疼痛的发生。

中医认为，引起前列腺痛的各种原因主要有以下几方面：坐卧寒湿之地、寒湿袭于下焦，欲念不遂、素体相火偏旺，外伤、骑车久坐、缺乏锻炼、习惯性憋尿，饮食辛辣、嗜烟酒等刺激性食物，性刺激兴奋过强、性交过频或性交时间过长、禁欲、久旷不交，前列腺液不能及时排出，前列腺炎迁延不愈，久病入络等。以上各种原因使前列腺及其相邻组织器官气血运行不畅，气滞血瘀，充血水肿，且互为因果，恶性循环，使经络之气闭而不通，不通则痛。

气滞血瘀型前列腺痛：会阴部刺痛，痛引阴茎、睾丸和大腿内侧，或耻骨上区刺痛，疼痛时间较久，舌质紫黯，或有瘀斑瘀点，脉弦涩。瘀血阻滞脉络，凝聚不散，肝脉绕阴器而抵少腹，故痛引其所过处，则见会阴部刺痛，痛引阴茎、睾丸和大腿内侧，或耻骨上区刺痛，疼痛时间较久，肝脉绕阴器而抵少腹，故痛引其所过处；舌质紫黯，或有瘀斑瘀点，脉弦涩乃瘀血之象。

基本治法：活血化瘀，缓急止痛。

方药运用：加味失笑散加减。方中五灵脂、蒲黄破血逐瘀，散结消肿；生大黄苦寒泻火清热；川楝子、元胡索善于行散，能通经络而达病所；当归养血活血；丝瓜络、路路通活血通络；甘草调和药味。诸药相合，有清热化瘀，散结消肿之效。

### 四、病案举例

案1:赵某,男,32岁,已婚,2005年6月22日初诊。因尿频、尿分叉、小腹不适及会阴部刺痛、肛门坠胀2年就诊。前列腺液检查提示脓细胞40～50个/HP,卵磷脂小体极少。脉微弦带滑,苔中薄黄边白,舌边有齿痕。病属慢性前列腺炎急性感染、前列腺痛综合征,证属湿热阻络、气滞血瘀,治以疏肝通络、活血化瘀、清热利湿,方以复元活血汤、五草汤(益母草、白花蛇舌草、鱼腥草、败酱草、茜草)合当归贝母苦参丸。处方:益母草、白花蛇舌草、鱼腥草、败酱草、天花粉各15g,柴胡、茜草各12g,当归、桃仁、浙贝母、苦参各10g,炮穿山甲、红花、制大黄、炙甘草各6g,14剂,水煎服,每日2次。

二诊(2005年9月7日):尿频、少腹痛、肛门坠胀感均明显减轻;目前以尿等待为主要症状,同时伴有睡眠不佳,舌淡红,前有朱砂点,脉弦;前列腺液脓细胞3～8个/HP,卵磷脂小体少量。上方去五草汤,加入生蒲黄(布包)、五灵脂、滑石(布包)各10g,夏枯草15g,14剂。

三诊(2005年10月12日):尿时等待症状明显好转,仍有会阴部微痛不适,脉弦,舌淡、苔薄白。仍以复元活血汤和失笑散治疗以巩固疗效。

案2:高某,男,30岁,未婚,2004年9月29日初诊。因双侧睾丸坠胀、发凉,会阴部不适8年余就诊。自感勃起不坚,性欲下降,苔白润,质微黯,脉弦,有慢性前列腺炎病史。病属前列腺痛综合征、勃起障碍,证属肝郁寒凝络阻,治以疏肝和络、缓急兼以温通。处方:柴胡、枳壳各12g,白芍30g,炙甘草10g,丁香6g,蜈蚣2条,苏木10g,刘寄奴15g,细辛3g,五灵脂10g,蒲黄10g。14剂,水煎服,每日2次。

二诊(2004年10月16日):服上方后睾丸痛、坠感较前改善,凉感依然,勃起亦较前好转,舌淡红、苔薄白。拟方用天台乌药散合失笑散化裁。处方:乌药、丁香、小茴香、川楝子、橘核、海藻、昆布、枳壳、延胡索各10g,蜈蚣2条,五灵脂10g,蒲黄10g,荔枝核15g,14剂。

三诊(2004年11月2日):睾丸痛、凉、坠感明显减轻,勃起功能及性欲较前改善,仍从前阴络病论治,继予四逆散、蜈蚣丁香散、天台乌药散、失笑散加减治疗以巩固疗效。

案3:吴某,男,69岁,退休干部,2001年8月9日初诊。患者间断小便混浊3年,否认有丝虫、结核史。曾多次用西药及中药萆薢分清饮出入70余剂疗效不满意,进荤腥油腻食物遂发尿浊。刻诊:小便混浊如米泔水,乏力纳差,腰膝酸软,面白,舌胖紫黯,苔薄白,脉沉细。实验室尿乳糜试验:阳性。证属脾肾两虚,瘀结下焦。治拟活血祛瘀,补益脾肾。方选加味失笑散。处方:生炙黄芪(各)15g,五灵脂、生蒲黄、炒白术各10g,白茯苓、肉苁蓉、桑螵蛸、车前子各 15g、益智仁、粉草薢各 10g,升麻 3g。水煎服。连服 14 剂,自觉症状有所改善,尿液混浊程度减轻。原方加丹参、芡实各 15g,金樱子 10g,继服 20 剂,腰膝酸软、米泔水样小便消失,尿乳糜试验:阴性。原方又进 28 剂以巩固疗效。多次复查尿乳糜试验:阴性,尿常规检查正常。随访 3 年未复发。

按:乳糜尿属祖国医学"尿浊"、"膏淋"范畴,是内科常见病之一。其病机为脾肾两虚、脉络瘀阻、清浊不分而致。正如《巢氏病源》曰:"胞冷肾损,故小便白而浊也。"《景岳全书·淋浊》篇谓:"淋如白浊者,此惟中气下陷及命门不固之证也。"现代医学认为本病的发病机制为淋巴管回流障碍所致。根据其古今对病因病机的阐述,治疗尿浊在补脾肾泌别清浊的同时,活血通瘀至关重要。因此失笑散方中五灵脂、蒲黄二者生用行血破血,加丹参以助其活血通络;黄芪、炒白术、白茯苓、党参补气健脾以渗湿;升麻、草薢、车前子升降相依,泌别清浊;因肾司二便,配芡实、金樱子固肾收涩。全方共用达活血通络、补脾固肾、泌别清浊之能,使脾肾两脏各守其职,以维持人体津液的平衡。

案 4:范某,干部,男,33 岁,2002 年 12 月 13 日初诊。患者近一年来常感两乳胀痛,触之右乳肿块,每因情志不畅症状加重,经西医诊为乳腺增生。刻诊:右乳房按之有黄豆样肿块,推之可动,两乳时有胀痛,性情急躁,纳可,寐安,二便调,舌黯红,脉弦涩。诊为乳癖。证属气滞血瘀。方用失笑散加味。处方:五灵脂、生蒲黄、柴胡、香附、炒枳壳、赤芍各 10g,桃仁、红花、穿山甲、王不留行各 15g。水煎服。连服 30 剂,右乳房肿块完全消失,仍经前乳胀。原方加醋三棱、醋莪术,继用 20 剂而愈。随访 1 年未复发。

按:本例主要病机为肝气郁结,气滞血瘀,乳络阻塞不通而致肿块。故选用失笑散中的五灵脂、生蒲黄,取其活血行瘀,散结止痛之功能;《医学衷中参西录》曰:"穿山甲能贯通经络,透达关窍,凡血凝,血聚为病皆能开之。",伍入穿山甲、王不留行、赤芍、桃仁、红花以增强活血化瘀软坚散结之作用;又根据"气行则血行,气滞则血凝"的古训,用香附、柴胡、炒枳壳、醋三棱行气。

案 5:陈某,男,27 岁,因左侧腰痛 1 月余于 1998 年 4 月 8 日就诊。患者 1 月前在外地务工时突发左腰部剧痛,并伴小便淋漓涩痛。B 超检查诊断为左输尿管上段结石(0.71cm×0.6cm)。治疗 20 天后,又在当地医院作造影检查,诊断为左输尿管中段结石(0.7cm×0.5cm)并伴肾盂积水。就诊时仍感左腰部胀痛,舌质偏红,苔薄黄,脉弦。诊断为石淋,下焦实热证。予自拟消石散合失笑散加味治疗:海金沙、鸡内金、芒硝各 100g,炮穿山甲、元胡(醋炒)、炒蒲黄各 50g,五灵脂、琥珀各 40g,均研极细末混匀并用黄芪、萹蓄、瞿麦、石韦各 30g,白芍 60g,牛膝 15g,甘草梢 10g 煎汤兑服。每次 10g,每日 3 次。连服 3 月后于尿中排出一约 0.7cm×0.5cm 大的结石,病情告愈。整个治疗过程中无明显疼痛发生。

按:疼痛为临床上十分常见的症状表现,其病因非常复杂。临床上对除外感之外的一切疼痛,不论疾病的寒热虚实、病位上下内外,不论病程的长短久暂,均在辨证施治基础上加失笑散及元胡治疗。元胡既能活血又能行气,对各种疼痛均有良效。伴出血的疼痛,蒲黄炒用,五灵脂减量;不伴出血的疼痛,蒲黄生用,并与五灵脂等量。三药合用,研细兑服(不入煎剂),功专止痛,效专力宏,是临床治疗多种疼痛的理想基础方药。

案6:廖某,39岁。2006年3月18日初诊。尿频、尿急、尿痛反复发作4个月。刻下尿道有灼热感。伴发热,口苦口干,小便黄赤,大便干。舌质红,苔黄腻,脉濡数。前列腺或尿道湿热流注精阜,热伤血络,故见血尿,或尿液冲洗精阜而见前段血尿。尿频、尿急、排尿不适,尿道有灼热感,为膀胱湿热下注之症。湿热内蕴,邪热偏盛,可见发热,口苦口干,小便黄赤,大便干等症。舌质红,苔黄腻,脉滑数,系湿热之舌脉。湿热不清,久病入络,瘀阻络伤,故精阜炎迁延不愈,反复发作。拟清利湿热,祛瘀止痛。滑石15g,通草6g,栀子10g,生地10g,蒲黄10g,五灵脂10g,当归10g,虎杖10g,败酱草15g,红藤15g,三七粉2g,天花粉10g。

按:精阜炎轻者仅有尿道刺痒、排尿不畅、尿道口分泌少量黏液等一般尿道炎症状,重者可影响性功能。这是因为精阜处于慢性充血状态,稍有性刺激便会发生激惹现象,而诱发早泄;在射精时精阜与射精管开口处有节律的收缩动作而出现阵阵疼痛,由此产生厌烦及恐惧心理,以致害怕过性生活。中医认为性事不洁,湿热邪毒内侵,或饮食不节,酿生湿热,湿热下注,灼伤精阜血络。亦有久病伤阴,阴虚火旺,虚火灼络,或久病入络,血络瘀阻而为病。临证分清虚实,急性、慢性。急性者,起病急,尿路刺激症状明显,为湿热下注所致,属实证、热证;慢性者,病程迁延,症状不明显,少量血尿,反复发作,有阴虚火之虚热证,亦有虚实夹杂之瘀血证。其后可依法而为。

案7:邬某,39岁,1980年5月6日初诊。绝育术后2个月右侧阴囊内结块硬痛,推之不移,按之温之减轻,大便正常,小便余沥不尽,纳可,寐欠安,舌淡有紫气苔薄白,脉细弦。术后曾发血肿,医师嘱其冷敷局部,血肿渐小,但未完全消失,逐渐形成结块。此为血凝络脉,治宜活血祛瘀,消坚散结。加味失笑散合少腹逐瘀汤加减。处方:干姜3g,延胡索10g,当归10g,川芎6g,官桂(后下)2g,小茴香6g,乌药10g,赤芍10g,蒲黄10g,五灵脂10g,三棱6g,莪术6g,荔枝核草(各)15g。前后守方51剂结块消失。

按:手术不慎,渗血不止,渐成血肿,瘀血日久,聚而难散,致成癥积;血瘀气滞,不通则痛,故有阴部坠胀疼痛,舌紫等瘀血之象。本例化瘀散结时,于行气软化药中加入温化之品,效果更佳。

案8:仝某,36岁,江北某地人。1979年3月10日初诊。已生三胎,计划生育普查中做绝育手术后约 2 个月,局部有结节坚硬,刺痛,拒按不移,得热痛减,阴囊坠胀如带五千钱,劳累、性生活后加重。性欲逐渐减退,阴茎举而不坚。情绪烦躁。舌紫黯,脉沉涩。乡医曾嘱其用三七黄酒磨冲服不成。此瘀血结块已成,治宜行气消瘀,软坚散结。复元活血汤和失笑散加减。处方:柴胡 6g,当归 10g,天花粉 10g,桃仁 10g,红花 5g,炮山甲 5g,酒大黄 10g,赤芍 10g,片姜黄 6g,地鳖虫 10g,青陈皮(各)10g,三棱 10g,五灵脂 10g,蒲黄 10g,莪术 10g,海藻 10g,昆布 10g。15 剂症状减轻。守前方继续加减用药,同时服用活络丹,每日 3 次,每次 1 丸。3 个月症状平复,硬节缩小变软。可正常性生活。

按:痛性结节多为局部炎症扩散或形成肉芽组织所致。本案疼痛较重,当先行气止痛,痛缓则以消磨积块为主。本病治疗不仅要医术得法,也考验病人耐性。

# 第十五章　清肾汤与临床

中医古籍中,可以查到名为清肾汤的方剂不止一个,如:《傅云江方》清肾汤:生地 15g,山药 12g,茯苓 15g,泽泻 12g,连翘 15g,益母草 30g。滋阴,清热,利水。主治肾阴不足,热蕴水停。

《寿世保元·卷八》清肾汤:防风 5 分,天花粉 5 分,贝母 5 分,黄柏 5 分(盐水炒),白茯苓 5 分,玄参 5 分,白芷 5 分,蔓荆子 5 分,天麻 5 分,半夏(泡)5 分,生甘草 2 分半。主治小儿肾火夹痰上炎,耳热出汁作痒。

《杂病源流犀烛·卷十八》清肾汤:焦黄柏、生地、天门冬、茯苓、煅牡蛎、炒山药。主治肾中有火,精得热而妄行,频频精泄,心嘈不寐。

《眼科金镜·卷三》清肾汤:当归 2 钱,川芎 2 钱,枸杞子 2 钱,茯苓 3 钱,木贼 1 钱半,菊花 1 钱半,密蒙花 1 钱半,石决明 2 钱半,知母 2 钱半,黄柏 2 钱半,防风 1 钱。主治阴虚火动,生蟹晴者。

《医学衷中参西录》清肾汤:知母 4 钱,黄柏 4 钱,生龙骨 4 钱(捣细),生牡蛎(炒,捣)3 钱,海螵蛸(捣细)3 钱,茜草 2 钱,生杭芍 4 钱,生山药 4 钱,泽泻 1 钱半。清热通淋,固精止遗。主治小便频数疼涩,遗精白浊,脉洪滑有力,确系实热者。

徐福松教授在男科临床常用的是张锡纯《医学衷中参西录》清肾汤,常用剂量为:知母 10g,黄柏 10g,生龙骨 15g,生牡蛎 15g,海螵蛸 10g,茜草 10g,白芍 10g,生山药 15g,泽泻 10g。

龙骨为古代大型哺乳类动物象类、三趾马类、犀类、鹿类、牛类等骨骼的化石。生用或煅用。性甘、涩,平。归心、肝、肾经。功效:镇惊安神,平肝潜阳,收敛固涩。主治:心神不宁,心悸失眠,惊痫癫狂;肝阳眩晕;滑脱诸证;湿疮痒疹,疮疡久溃不敛。本品味涩能敛,有收敛固涩功效,通过不同配伍可治疗遗精、滑精、尿频、遗尿、崩漏、带下、自汗、盗汗等多种正虚滑脱之证。用于治疗肾虚遗精、滑精,每与芡实、沙苑子、牡蛎等配伍,如金锁固精丸(《医方集解》);治疗心肾两虚,小便频数,遗尿者,常与桑螵蛸、龟甲、茯神等配伍,如桑螵蛸散(《本草衍义》);治疗气虚不摄,冲任不固之崩漏,可与黄芪、乌贼骨、五倍子等配伍,如固冲汤(《医学衷中参西录》);治疗表虚自汗,阴虚盗汗者,常与牡蛎、浮小麦、五味子、生地黄、黄芪等同用;若大汗不止,脉微欲绝的亡阳证,可与牡蛎、人参、附子同用,以回阳救逆固脱。《本草从新》:"龙骨,甘涩平……能收敛浮越之正气,涩肠,益肾,安魂镇惊,辟邪解毒,治多梦纷纭、惊痫、疟、痢、吐衄崩带、滑精、脱肛、大小肠利。固精、止汗、定喘、敛疮，皆涩以止脱之义。"

　　牡蛎为牡蛎科动物长牡蛎、大连湾牡蛎或近江牡蛎的贝壳。生用或煅用。用时打碎。性咸，微寒。归肝、胆、肾经。功效：重镇安神，潜阳补阴，软坚散结。主治：心神不安，惊悸失眠；肝阳上亢，头晕目眩；痰核、瘰疬、瘿瘤、癥瘕积聚；滑脱诸症等。本品通过不同配伍可治疗自汗，盗汗，遗精，滑精，尿频，遗尿，崩漏，带下等滑脱之证。用治自汗，盗汗，常与麻黄根、浮小麦等同用，如牡蛎散（《太平惠民和剂局方》），亦可用牡蛎粉扑撒汗处，有止汗作用；治肾虚遗精，滑精，常与沙苑子、龙骨、芡实等配伍，如金锁固精丸（《医方集解》）；治尿频，遗尿可与桑螵蛸、金樱子、益智仁、龙骨等同用；治疗崩漏，带下证，又常与海螵蛸、山茱萸、山药、龙骨等配伍。《海药本草》："主男子遗精，虚劳乏损，补肾正气，止盗汗，去烦热，治伤寒热痰，能补养安神，治孩子惊痫。"

　　茜草为茜草科植物茜草的干燥根及根茎。生用或炒用。性：苦，寒。归肝经。功效：凉血化瘀止血，通经。主治：出血证；血瘀经闭、跌打损伤，风湿痹痛。本品味苦性寒，善走血分，既能凉血止血，又能活血行血，故可用于血热妄行或血瘀脉络之出血证，对于血热夹瘀的各种出血证，尤为适宜。如《简要济众方》治吐血不止，单用本品为末煎服；若治衄血，可与艾叶、乌梅同用，如茜梅丸（《普济本事方》）；治血热崩漏，常配生地、生蒲黄、侧柏叶等；若与黄芪、白术、山茱萸等同用，也可用于气虚不摄的崩漏下血，如固冲汤（《医学衷中参西录》）；治尿血，常与小蓟、白茅根等同用。《医林纂要》："茜草，色赤入血分，泻肝则血藏不瘀，补心则血用而能行，收散则用而不费，故能剂血气之平，止妄行之血而祛瘀通经，兼治痔瘘疮疡扑损。"

　　海螵蛸为乌鲗科动物无针乌贼或金乌贼的内壳。性咸、涩，微温。归肝、肾经。功效：固精止带，收敛止血，制酸止痛，收湿敛疮。主治遗精，带下；崩漏，吐血，便血及外伤出血；胃痛吐酸；湿疮，湿疹，溃疡不敛。本品温涩收敛，有固精止带之功。治肾失固藏之遗精、滑精，常与山茱萸、菟丝子、沙苑子等药同用；治肾虚带脉不固之带下清稀者，常与山药、芡实等药同用；如为赤白带下，则配伍白芷、血余炭同用，如白芷散（《妇人大全良方》）。《本草品汇精要》："止精滑，去目翳。"《玉楸药解》："收阴囊湿痒，除小便血淋。"

　　总观清肾汤，方中知母、黄柏清热泻火，尤其黄柏长于清肾中相火，退虚热。龙骨、牡蛎敛正气而不敛邪气，凡心气耗散、肺气息贲、肝气浮越、肾气滑脱，用之皆有捷效。海螵蛸固精止遗，白芍、山药益气敛阴，茜草苦寒沉降，泽泻淡渗利水，且性寒能泄肾与膀胱之热，故能收效。

　　关于清肾汤，《医学衷中参西录》原书中还有如下阐述：

　　"或问：龙骨、牡蛎收涩之品也。子治血淋，所拟理血汤中用之，前方治小便频数或兼淋涩用之，此方治小便频数疼涩亦用之，独不虑其收涩之性有碍于疼涩乎？答曰：龙骨、牡蛎敛正气而不敛邪气，凡心气耗散、肺气息贲、肝气浮越、肾气滑脱，用之皆有捷效。即证兼瘀、兼疼或兼外感，放胆用之，毫无妨碍。拙拟补络补管汤、理郁升陷汤、从龙汤、清带汤，诸方中论之甚详，皆可参观。

一叟，年七十余，遗精白浊、小便频数，微觉疼涩。诊其六脉平和，两尺重按有力，知其年虽高，而肾经确有实热也。投以此汤，五剂全愈。

一人，年三十许，遗精白浊，小便时疼如刀，又甚涩数。诊其脉滑而有力，知其系实热之证。为其年少，疑兼花柳毒淋，遂投以此汤，加没药(不去油)三钱、鸭蛋子(去皮)四十粒(药汁送服)，数剂而愈。"

可见"清肾"二字，不仅指清"内肾"之热，使用更多的是清"外肾"之热。

清肾汤本为肾之实热而设，而徐福松教授认为清肾汤不仅可肾清之实热，还可清肾之相火。方中知母、黄柏主清肾中相火，龙骨、牡蛎敛正气而不敛邪气，海螵蛸固精止遗，白芍、山药益气敛阴。诸药相合，使清火而不伤正，敛正而不留邪，虚实兼顾，实为治肾热之良方。

清肾汤在男科主要用于治疗遗精、精浊、热淋(慢性期)、血精、血淋等，甚至阳痿、不育属有热者。

清肾汤主治遗精属肾经实热，或相火妄动者，症见：遗精频作，口苦或渴，小便热赤，尿末滴白，尿后余沥不尽，或见血精，口燥咽干，心烦不安，失眠多梦，性欲旺盛，舌红苔黄苔少，脉数。

血精者，肾阴不足，虚火自炎，梦交或性交之时，欲火更旺，精室被扰，迫血妄行，血从内溢，乃成血精；或青年人相火旺盛，手淫排精，或强力入房，或强忍精出，精血之血络受损，血随精流，每可导致血精。部分血精患者，则因包皮过长，或遗精频繁，或性交不洁等原因，湿热之邪从尿道口袭入，循经上沿，熏蒸精室，血热妄行而成血精。血精有热者多见于急性期，或慢性期急性发作，或合并尿路感染。血精量多，色红或黯红，小便频数，灼热而痛，尿黄或尿血，少腹、腰部及会阴疼痛，恶寒发热，口干苦，舌苔黄质红，脉弦滑带数。

精浊亦有肾热或相火所致者。青壮年相火易动，所愿不遂，精未泄出；或包皮过长，藏污纳垢，或性交不洁，湿热内侵，流于精室，精浊混淆，精离其位，而成精浊。症见：尿频尿急，尿道灼热刺痛，小便黄少，少腹及会阴胀痛，大便干结，口中干苦，或失眠多梦，有梦而遗，或有肉眼血精，舌红苔黄，脉象弦数或细数。

"浊出精窍，淋出溺窍"，凡包皮过长，或性交不洁，热毒邪从尿道口袭入，循经上沿；或体虚劳累，邪热侵袭，均可致邪热留于溺道，甚或损伤血络，而致热淋、血淋。症见：尿意频数，尿道灼热，刺痒不适，或尿道有少量分泌物，阴汗潮湿，尿少黄赤，混浊有沉淀，阴部疼痛，舌红，苔黄，脉弦。

以上病证，虽病种不同，但都有肾热之象，均可用清肾汤治疗。值得一提的是:清肾汤、前列腺1号方、萆薢汤都可治疗慢性前列腺炎之实证,不同点在于清肾汤专清肾热,前列腺1号方以清热解毒利湿,兼祛瘀止痛见长,而与萆薢汤"一以补肾,一以导浊"。

**病案举例:**

案1:朱某,男,19岁,学生,2012年11月13日初诊。主诉:遗精频作一年。遗精频作,常每周1~2次,有时甚至连续数日,多有梦而遗,溲黄味重,尿道灼热,尿后余沥不尽,尿末滴白,大便干结,口燥咽干,心烦不安,多梦健忘,性欲旺盛,舌红苔薄黄,脉细数。曾自行服用金锁固精丸、六味地黄丸无效。查体:包皮过长,龟头、尿道口红。尿常规:正常。前列腺液常规:卵磷脂小体中量,白细胞10~15个/HP。诊为遗精病,属肾经有热,清肾汤主之。处方:知母10g,黄柏10g,生龙骨15g,生牡蛎15g,海螵蛸10g,茜草10g,白芍10g,生山药15g,泽泻10g,败酱草15,茯苓10g,茯神10g,天花粉10g,生甘草5g。7剂。

二诊(2012年11月20日):本周未遗精,尿道灼热减轻,小便转清,无尿后余沥不尽,无尿末滴白,大便干结、口燥咽干、心烦多梦均告好转,舌偏红苔薄,脉细数。药证相合,收效明显,仍以原方为主。处方:知母10g,黄柏10g,生龙骨15g,生牡蛎15g,海螵蛸10g,茜草10g,白芍10g,丹皮10g,泽兰10g,泽泻10g,败酱草15,茯苓10g,茯神10g,白茅根15g,生甘草5g。7剂。

三诊(2012年11月27日):本周有1次遗精,尿道灼热不明显,小便转清,口燥咽干、心烦多梦继续减轻,无尿后余沥不尽,无尿末滴白,舌偏红苔薄,脉细数。仍以清肾汤加减。处方:知母10g,黄柏10g,生龙骨15g,生牡蛎15g,海螵蛸10g,茜草10g,白芍10g,丹皮10g,泽兰10g,泽泻10g,败酱草15g,茯苓10g,茯神10g,白花蛇舌草30g,杭菊花6g,生甘草5g。14剂。

四诊(2012年12月11日):近2周未遗精,余症皆平,仍以清肾汤加减巩固2周。

按:患者溲黄味重,尿道灼热,大便干结,口燥咽干,心烦不安,多梦健忘,性欲旺盛,舌红苔薄黄,脉细数,可断为肾经有热,扰动精室,精关失守,可引起遗精。患者年龄较轻,尚属初犯,病情以实为主,故用金锁固精丸、六味地黄丸等补摄之剂无效。清肾汤以知母、黄柏主清肾中相火,龙骨、牡蛎敛正气而不敛邪气,肾热既消,相火得平,不用补涩之药而精滑自止,此等症全在明辨虚实,才不犯"虚虚实实"之戒。

案2:于某,男,46岁,主诉:遗精频作三月。初诊:有梦而遗,有时连续数夜,溲黄量少,灼涩淋漓,阴部潮湿,睾丸胀痛,大便黏臭,口燥喜冷饮,怕热汗多,舌红苔黄腻,脉弦数。素烟酒辛辣,一应俱全,觥筹无度,应酬繁忙,房事几绝。湿热为患无疑,热重而湿轻,清肾汤和三妙丸主之,并告之断绝应酬。处方:知母10g,黄柏10g,生龙骨15g,生牡蛎15g,海螵蛸10g,茜草10g,青风藤

10g,白芍 10g,泽泻 10g,败酱草 15,白术 10g,苍术 10g,茯苓 10g,薏苡仁 20g。

二诊:服药 7 剂,近无遗精,小溲、阴部、睾丸均觉清凉舒爽,且有一次房事,舌红苔黄,脉弦数。原方增减:知母 10g,黄柏 10g,生龙骨 15g,生牡蛎 15g,海螵蛸 10g,茜草 10g,青风藤 10g,白芍 10g,泽泻 10g,丹皮 10g,败酱草 15g,苍术 10g,茯苓 10g,薏苡仁 20g,生甘草 5g。

三诊:服药 14 剂,梦遗已除,溲清酣畅,阴部不湿,睾丸不痛,口咽不燥,房事如常。

按:王纶《明医杂著》云:"梦遗、精滑,世人多作肾虚治,而用补肾涩精之药不效,殊不知此症多属脾胃,饮酒浓味痰火湿热之人多有之。盖肾藏精,精之所生,由脾胃饮食化生,而输归于肾。今脾胃伤于浓浓,湿热内郁,中气浊而不清,则其所化生之精,亦得浊气。肾主闭藏,阴静则宁。今所输之精,既有浊气,则邪火动于肾中,而水不得宁静,故遗而滑也。"对之本案正合。

案 3:王某,男,37 岁,2013 年 3 月 19 日初诊。主诉:血精及终末血尿半年。血精间作一年,血精量多,色鲜红,有时排尿终末色红,或夹有黏液,射精疼痛感,小便频数,排尿欠畅,灼热而痛,尿黄,大便干,耻骨两侧胀痛明显,口干苦,舌质红苔黄,脉弦带数。平素喜饮酒及辛辣饮食,常发口腔溃疡。B 超:前列腺炎、精囊炎。拟清精室之热。处方:知母 10g,黄柏 10g,生龙骨 15g,生牡蛎 15g,海螵蛸 10g,茜草 10g,白芍 10g,青风藤 10g,泽泻 10g,败酱草 15g,金钱草 15g,茯苓 10g,白茅根 30g,生甘草 5g。

二诊(2013 年 3 月 26 日):近无房事,排尿终末色清,无黏液,小便较前通畅,灼痛减轻,耻骨两侧胀痛略好,尿黄、大便干、口干苦均有改善,舌质红苔黄,脉弦带数。已初收效,原方继进。处方:知母 10g,黄柏 10g,生龙骨 15g,生牡蛎 15g,海螵蛸 10g,茜草 10g,白芍 10g,赤芍 10g,青风藤 10g,泽泻 10g,败酱草 15g,金钱草 15g,丹皮 10g,白茅根 30g,生甘草 5g。

三诊(2013 年 4 月 2 日):诉本周有一次房事,精液颜色变淡,射精基本不痛,排尿终末色清,无黏液,小便不畅、灼热疼痛、尿黄、大便干、口干苦均不明显,耻骨两侧胀痛时轻时重,舌质红苔薄,脉弦。原法佐以行气止痛。处方:知母 10g,黄柏 10g,生龙骨 15g,生牡蛎 15g,海螵蛸 10g,茜草 10g,白芍 10g,赤芍 10g,青风藤 10g,泽泻 10g,败酱草 15g,生地 10g,柴胡 10g,枳壳 10g,金铃子 10g,生甘草 5g。

四诊(2013 年 4 月 9 日):本周房事一次,精液颜色正常,耻骨两侧胀痛亦大减,近感乏力神疲,纳谷欠振,无射精疼痛,无小便灼痛,舌质红苔薄,脉细弦。考虑为邪大去而正初虚,以清肾汤合外科四妙汤以解正虚毒留之证。再投 14 剂告成。处方:知母 10g,黄柏 10g,生龙骨 15g,生牡蛎 10g,海螵蛸 10g,茜草 10g,白芍 10g,赤芍 10g,青风藤 10g,泽泻 10g,败酱草 15g,柴胡 10g,枳壳 10g,白茅根 30g,黄芪 10g,当归 10g,银花 10g,生甘草 5g。

按:徐福松教授在运用清肾汤常用青风藤,青风藤为防己科植物青藤及毛青藤的干燥根茎。性苦、辛,平。归肝、脾经。功效:祛风湿,通经络,利小便。药理研究显示,青藤碱有抗炎、镇痛、镇静、镇咳作用。外科四妙汤首见于宋代陈自明的外科精要,继见于清代赵学敏的《串雅内编》,并更名为"四金刚",由当归、黄芪、银花、甘草四味药组成,功能补气养血,固正解毒,用于外科正虚毒留之证。徐福松教授将之运用于男科,常于治疗后期,正虚余邪未清之时使用。

案 4:施某,男,32 岁,主诉:婚后两年不育。精液黏稠色黄,射精费力,有时射精疼痛,伴尿频、小便深黄混浊,滴白,尿道灼热,尿痛,小腹拘急,会阴、睾丸胀痛不适,舌红苔黄,脉弦数。精液常规示:量 1.5ml,质稠,1 小时不完全液化,精子计数 0.22 亿 / ml,活力 A,8%,B,17%,C,26%,D,49%。前列腺液常规:白细胞> 30 个 /HP,卵磷脂小体少量。有慢性前列腺炎病史。外生殖器检查亦未发现明显异常。诊为精液不液化,证属肾经有热,治以清肾汤化裁。处方:知母 10g,黄柏 10g,生龙骨 15g,生牡蛎 15g,海螵蛸 10g,茜草 10g,白芍 10g,青风藤 10g,生山药 15g,车前子(包)15g,碧玉散(包)20g,白茅根 30g,败酱草 15g,泽泻 10g。

治疗 1 个月后复查精液常规示:量 2.5ml,半小时完全液化,精子计数 0.23 亿 / ml,活力 A,12%,B,23%,C,27%,D,38%。射精费力、疼痛缓解,尿频、灼热、尿痛、会阴胀痛减轻,舌红苔薄,脉弦数。

精液液化良好,活力上升,热象减轻,再拟清肾汤合五子衍宗丸加减,以清余热并增精子活力。处方:知母 10g,黄柏 10g,生龙骨 15g,生牡蛎 15g,海螵蛸 10g,茜草 10g,生山药 15g,白茅根 30g,败酱草 15g,车前子(包)15g,五味子 10g,覆盆子 10g,枸杞子 10g,菟丝子 10g。

一月后再次复查精液:量 2.5ml,半小时完全液化,精子计数 0.25 亿 / ml,活力 A,21%,B,28%,C,20%,D,31%。射精费力、尿频、尿痛、会阴胀痛均不明显,舌淡红苔薄,脉弦。

按:湿热内生,流注于下,湿毒之邪外侵,蕴久化热下注,熏蒸精室,清浊不分,可导致精液不液化。精液不液化多与前列腺炎和精囊炎有关。慢性前列腺炎、精囊炎以热偏重者,治疗以清热为主,兼以利湿。

案 5:赵某,男,41 岁,主诉:勃起不坚 3 年。有慢性前列腺炎 5 年,阴茎萎软,举而不坚,性欲尚强,有时晨勃,临阵即软,会阴胀痛不适,尿频尿急,溲黄灼热,阴囊潮湿,大便干,舌红苔黄,脉弦数。检查外生殖器正常,性激素五项正常。诊为肾经有热,投清肾汤。处方:知母 10g,黄柏 10g,生龙骨 15g,生牡蛎 15g,海螵蛸 10g,茜草 10g,赤芍 10g,生山药 15g,山萸肉 10g,车前子(包)15g,金钱草 15g,白茅根 30g,泽泻 10g,生甘草 5g。

一月后来诊,诉服药后不久即可行房,晨勃亦多,尿频尿急、阴囊潮湿好转。但因出差十多天,未来诊治,近两天又不能坚挺。舌红苔黄,脉弦数。仍投清肾汤。处方:知母10g,黄柏10g,生龙骨15g,生牡蛎15g,海螵蛸10g,茜草10g,赤芍10g,生山药15g,石斛10g,干地龙10g,车前子(包)15g,金钱草15g,白茅根30g,生甘草5g。

两周后来诊,晨勃坚硬,可以行房,射精有力,排尿流畅,大便亦软,舌红苔薄,脉弦数。投清肾汤两周巩固。

按:《明医杂著》云:"男子阴痿不起,古方多云命门火衰。精气虚冷固有之矣,然亦有郁火甚而致痿者,经云壮火食气。譬如人在暑热而倦怠痿弱,遇冬寒而坚强也。予尝亲见一二人,肾经郁火而有此症,令服黄柏、知母清火坚肾之药而效,故须审察,不可偏认作火衰也。"今验之,果然如此。

# 第十六章　前列腺 1 号与临床

前列腺 1 号方由忍冬藤、三棱、莪术、紫花地丁、车前子、碧玉散、半边莲、连翘、丹皮、丹参、荔枝草组成。是徐福松教授治疗慢性前列腺炎的经验方和常用方。功效：清热解毒，通络利湿。主治精浊属湿热内蕴证。临床上常见于年龄较轻，病程较短，或有包皮炎、龟头炎、睾丸炎等病史。症状主要表现为：小便黄少、混浊或有沉淀，尿频尿急，尿道灼热刺痛，少腹及会阴胀痛，大便干结，努责时尿道口滴白量多，口中干苦而黏，舌苔黄腻，脉象弦滑带数。

本方的药物组成主要可分为两类：一类以清热解毒为主，兼有利湿通淋等功效，分别为忍冬藤、紫花地丁、车前子、碧玉散、半边莲、连翘、丹皮、荔枝草。另一类以祛瘀破血，行气止痛为主，分别为：丹参、三棱、莪术。故前列腺 1 号方以清热解毒利湿，兼祛瘀止痛见长，而与萆薢汤"一以补肾，一以导浊"稍有区别，同样治疗精浊属湿热蕴结证，前列腺 1 号方用于热偏重，萆薢汤用于湿偏重。

忍冬藤为忍冬科植物忍冬的干燥茎枝，又名银花藤。秋冬割取带叶的嫩枝，晒干，生用。味甘，性寒，归肺、胃经，其功效与金银花相似。本品解毒作用不及金银花，但有清热疏风，通络止痛的作用，故常用于温病发热，热毒血痢，痈肿疮疡，风湿热痹，关节红肿热痛等症。

碧玉散由六一散加味而来。六一散由滑石、甘草两味药物组成。用于感受暑湿之身热、心烦口渴、小便不利；或呕吐泄泻；亦治膀胱湿热所致的小便赤涩淋痛，以及砂淋等症。有清暑利湿之功。"六一"，指原方中药物用量；滑石六两、甘草一两，以数而名之。又名"天水散"。汪昂曰："其数六一者，取天一生水、地六成之之义也"（《医方集解》）。亦名"神白散"，"因其色白而神之也。"（《增补内经食遗方论》）。六一散加辰砂，灯心汤调服名"益元散"，意为除中焦积热以益一元之气也；六一散加青黛名"碧玉散"，因青黛色如碧玉也；六一散加薄荷名"鸡苏散"，因薄荷又名鸡苏或水苏。三方均能清暑，而各分别适用于兼惊、兼热、兼表证者。

荔枝草：唇形科植物，生于山坡、路边、荒地、河边。主产江苏、浙江、安徽。夏、秋季花开、穗绿时采收，晒干或鲜用。凉血，利水，解毒，杀虫。治咳血，吐血，尿血，崩漏，腹水，白浊，咽喉肿痛，痈肿，痔疮等。

前列腺炎是青壮年男子的常见病，有急性、慢性之分。急性者可自行缓解或经治而愈，预后较乐观。而慢性者则以症状复杂，病程迁延，并发症多，且易反复发作为特征,是困扰患者和医者最为突出的疑难杂症之一。慢性前列腺炎是感染细菌或支原体、衣原体等,或虽无感染,但前列腺长期慢性充血所造成的慢性炎症。其发病率远较急性者为多,一般统计占泌尿科门诊病人的30%左右,也有报道达到或超过50%者。部分为急性期未治愈的结果,更多患者未经急性过程,直接呈慢性炎症状态。过去认为本病仅见于已婚男子,但就目前临床而言,未婚者屡见不鲜,有资料统计,已婚和未婚之比为4:1。本病预后尚称良好。少数患者可伴发血精、不育和性功能改变,出现神经系统甚至精神症状。

关于中西医病名对照,历来众说纷纭,分别将前列腺炎归于"淋证"、"浊病"、"淋浊"、"白淫"、"白浊"等。古云:"浊出精窍,淋出溺窍",精与便浊"异门同路"。徐教授1979年即明确指出,慢性前列腺炎相当于中医所称的"精浊",得到了全国同行专家的广泛认同,1994年正式纳入国家中医药管理局发布的《中华人民共和国中医病症诊断疗效标准》。

中医认为,精浊的病因病机甚为复杂。总的来说是肾亏于下,封藏失职;败精瘀浊,湿热下注,精室被扰,精关不固,而成本病。常见的原因是忍精和感染。前者多由青壮年相火易动,所愿不遂,精未泄出;或同房、遗精、手淫、惊恐等,忍精不泄,败精流注,精关不固,遂成精浊。后者多由肺脾素虚,容易感冒腹泻,引动下焦湿热;或包皮过长,藏污纳垢,或性交不洁,湿热内侵,流于精室,精浊混淆,精离其位,而成本病。其病机转化是:病久伤及脾肾,脾气虚则湿愈难化,肾气伤则精易下泄,此为本病由实转虚的大致过程。肾虚是本,湿热是标,久病入络,血脉瘀滞,乃是进入慢性过程的病理反应。中虚是湿热伤脾的必然结果,或系素体脾虚所致,或由肾虚及脾之故。

精浊的临床症状颇不一致,有的毫无症状,有的表现多样化。

1. 局部症状　常见的是晨起尿道外口被分泌物粘合,在排尿终末或用力大便时,尿道口有"滴白"现象。有时尿频、尿急、尿痛,排尿不适,有烧灼感,会阴部和阴阜有胀痛或重坠感,并向腰、腹股沟、前阴及大腿内侧等部位放射。

2. 全身症状　不少患者伴有神经衰弱、精神紧张、失眠、焦虑、抑郁、记忆力减退、注意力不易集中,个别或有强迫症,甚或精神分裂症。有的表现为性功能障碍,如阳痿、早泄、射精痛、遗精,偶有血精、不育。

3. 检查　直肠指诊前列腺稍大,轻度压痛,或有结节感,实验室检查,前列腺见大量脓细胞,每高倍视野超过10个以上,有时成堆,卵磷脂小体显著减少或消失。有条件者,可做尿三杯试验及前列腺液培养,以区别前列腺炎或尿路感染,明确细菌性前列腺炎或充血性前列腺炎。

中医一般将精浊分为湿热、瘀血、中虚、肾虚四个证型。前两证属实,后两证属虚,病程较长者虚多实少,病程较短者实多虚少。

1. 湿热者 年龄较轻,病程较短,或有包皮炎、龟头炎、睾丸炎等病史。小便黄少、混浊或有沉淀,尿频尿急,尿道灼热刺痛,少腹及会阴胀痛,大便干结,努责时尿道口滴白量多,口中干苦而黏,舌苔黄腻,脉象弦滑带数。肛指检查前列腺肿大、压痛明显,前列腺液中脓细胞(++)以上,前列腺液培养多有细菌生长或支原体、衣原体检查阳性。

2. 瘀血者 病程稍长,或会阴受伤,终末尿滴白量少,小便滴沥涩痛或见肉眼血精,会阴部刺痛明显,痛引睾丸、阴茎、少腹或腰部,眼眶黧黑,舌质紫或有瘀斑,脉涩,肛指检查前列腺质地较硬,或有结节,前列腺液中夹有红细胞。

3. 中虚者 病程较长,素体脾虚,终末尿滴白,尿意不尽,尿后余沥,劳累后加重,会阴部隐痛,有下坠感,小溲清长或频数,神疲乏力,面色少华,纳谷不馨,形寒畏冷,心悸自汗,舌淡而胖,脉细而软。

4. 肾虚者 病程较长,有手淫或房劳过度史,尿未滴白,尿道口时流黏液黏丝,小便余沥不尽,腰酸而软,有梦而遗,性功能减退,或有肉眼血精,面色黧黑,五心烦热,午后低热颧红,大便干结,小便黄少,失眠多梦,舌红苔少,中有龟裂,或有剥苔,脉细带数。前列腺液中的卵磷脂小体明显减少,或有红细胞。

前列腺1号方用于慢性前列腺炎湿热型,以尿频尿急,尿道灼热刺痛,滴白量多,少腹及会阴胀痛,舌苔黄腻,脉象弦滑带数,前列腺液中脓细胞较多为辨证要点。

随症加减:尿黄灼热可加黄柏、知母、金钱草;尿浊加萆薢、土茯苓、泽泻;大便干结加生地、郁李仁、制大黄;睾丸、腹股沟坠胀疼痛加全枸橘、柴胡、青皮;阴囊潮湿加苍术、薏苡仁、萆薢、茯苓;腰酸明显加川断、杜仲、桑寄生;头晕加沙苑、甘菊;失眠多梦加五味子、酸枣仁、合欢花、夜交藤;乏力健忘加远志、益智仁;肛指检查前列腺质地较硬,或有结节者加王不留行、皂角刺、桃仁。

还可配用中药验方"前列腺3号方"(苦参、龙胆草、黄芩、黄柏、炙乳没)煎汤坐浴,一日1~2次。功能清热解毒,活血化瘀。对改善局部血液循环,促进炎症吸收,缓解临床症状及体征有一定帮助。伴有急性精囊炎和男子不育症者忌用。

治疗时需注意:①消除不必要的精神负担。"畅怀于服药之先",重视心理疏导,加强精神情志调节,避免紧张、抑郁、恼怒、恐惧等不良心理。②有规律地进行性生活,避免纵欲或禁欲。旺盛的性刺激,常能引起性冲动,使前列腺液分泌增加。无论是长期纵欲,疏泄过度,或人为禁欲,忍精不泄,皆可导致前列腺分泌液积聚,引起前列腺过度扩张和慢性充血,形成或加重慢性前列腺炎。古云"流水不腐,户枢不蠹",是对禁欲而言。明·徐春甫所谓"惟夫纵欲多淫,若不自觉,精血内耗,邪气外乘",当为纵欲者戒。③忌食酒类、辣椒、葱、蒜、生姜、咖啡、可可等刺激性食物,以免助火生热,引起前列腺充血,使病情加重或反复。避免久坐、憋尿、长时间骑车、骑马或开车,以免会阴部摩擦过久引起充血,妨碍血液循环。

**病案举例:**

案1:庄某,31岁,已婚,司机,2012年3月18日初诊。尿意频数,尿出不畅,尿黄灼热,夜尿2~3次,尿道不适,尿道口痛,大便偏干,努责后尿道口有白色黏液滴出,量较多,舌红苔薄黄微腻,脉弦。平素常久坐憋尿,经常出差,房事较少,曾有尿道炎病史。肛指检查:前列腺左侧稍大、左右不对称,有压痛。前列腺液常规:白细胞>30个/HP,卵磷脂小体少量。尿常规:正常。认证为湿热留于下焦。治以清热解毒利湿,处方前列腺1号方加减。药物:忍冬藤10g,三棱10g,莪术10g,丹皮10g,丹参10g,连翘10g,石菖蒲3g,碧玉散(包)20g,半边莲15g,荔枝草15g,紫花地丁15g,车前子(包)10g,全瓜蒌10g,郁李仁10g。并嘱尽量避免久坐憋尿,适当房事。

服7剂,大便通畅,尿末滴白已少,尿频稍减、尿道不适等症已基本消失,尿意不畅感不显,舌苔薄白,脉平。

原法加减继进:忍冬藤10g,三棱10g,莪术10g,丹皮10g,丹参10g,连翘10g,石菖蒲3g,碧玉散(包)20g,半边莲15g,荔枝草15g,紫花地丁15g,全瓜蒌10g,益智仁10g,台乌药6g,黄柏10g。

一月后复查指检前列腺已对称,无压痛,前列腺液常规:白细胞1~5个/HP,卵磷脂小体中量,临床症状基本消失。

按:患者尿频灼热,滴白量多,舌红苔薄黄,脉弦,前列腺液常规白细胞较多,符合精浊湿热型辨治要点。除精浊外,还有大便干结难解,前有湿热,后有壅滞,方中加用全瓜蒌、郁李仁,润肠通便,前后二阴一起分消,则壅滞于精室之湿热,安有不清不化之理耳。患尿出不畅感明显,以石菖蒲开窍,《本草从新》云:"辛苦而温,芳香而散,开心孔,利九窍,明耳目,发声音,去湿除风,逐痰消积,开胃宽中,疗噤口毒痢。"精浊之尿频症状最为顽固,徐福松教授常谓:"疼痛易解而尿频难除",常以缩泉丸应对,故二诊加益智仁、台乌药等。

案2:黄某,男,34岁,2007年5月21日初诊。主诉:尿道灼热伴小腹坠胀间作1年。刻诊:尿道灼热,尿分叉,尿不尽,夜尿0~1次,时偶有尿末滴白,小腹坠胀,睾丸部隐痛,阴囊潮湿,伴早泄、勃起不坚,口干口臭,舌红苔黄,脉细弦。婚前手淫过度,平素饮酒较多,有不洁性生活史。曾在外院用抗生素、中成药等治疗,症状时轻时重。查体:包皮过长,尿道口轻度潮红,无明显分泌物;睾丸、附睾、精索静脉无异常;指检前列腺压痛轻度,大小质地尚可。前列腺液常规:卵磷脂小体(+),白细胞15~20个/HP;前列腺液细菌培养、支原体培养、淋球菌培养均为阴性;尿常规:正常。诊断:精浊(慢性前列腺炎)。证属:湿热内蕴。治以:清热解毒,活血化湿。拟前列腺1号方加减:忍冬藤10g,三

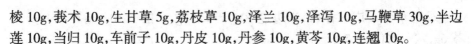

棱 10g、莪术 10g、生甘草 5g、荔枝草 10g、泽兰 10g、泽泻 10g、马鞭草 30g、半边莲 10g、当归 10g、车前子 10g、丹皮 10g、丹参 10g、黄芩 10g、连翘 10g。

二诊：服药 7 剂后感部分症状好转：尿道灼热、小腹坠胀，口干口臭减轻，睾丸部隐痛、偶有尿末滴白已不明显，阴囊潮湿稍轻，舌红，脉细弦。原方加芦茅根（各）15g，以增泄热通淋之力。

三诊：再服 7 剂后尿道灼热，尿分叉，尿不尽，口干口臭明显减轻，无尿末滴白，小腹坠胀及睾丸部隐痛亦明显，早泄、勃起不坚亦有改善，唯阴囊潮湿仍在，伴舌淡红苔薄白，脉弦。考虑阴囊潮湿改善较慢，下一步仍清热解毒，并兼清下焦湿热。原方以前列腺 1 号方合三妙丸化裁：忍冬藤 10g、莪术 10g、荔枝草 10g、泽兰 10g、泽泻 10g、马鞭草 30g、半边莲 10g、当归 10g、车前子 10g、丹皮 10g、丹参 10g、连翘 10g、苍术 10g、黄柏 10g、薏苡仁 20g。

四诊：再服 14 剂后阴囊潮湿明显改善，尿道灼热，尿分叉，尿不尽，滴白，小腹坠胀等症不均明显，性功能明显进步。再以原方巩固两周收功。

按：过食辛辣、滋生湿热，湿毒之邪内犯，致热毒壅盛，精室为病；房室不节、意淫于外，精离其位，致败精浊液淤滞而病；湿热互结，瘀易化热，故精浊常见热、湿、瘀同患。前列腺 1 号方热、湿、瘀同治，而以清热毒为主，化湿、瘀为辅。本例尿道灼热，阴囊潮湿，口干口臭，舌红苔黄，热象明显，也可寻到湿、瘀的踪迹，尚属标实，运用本方正契。黄芩治上焦湿热，徐福松教授也常用在下焦热证，且常有良效，体现老师忠于临床，不拘于古，敢于立新之处。另外患者有抗生素、中成药等治疗史，前列腺液常不能培养出细菌、支原体、淋球菌等，因而前列腺液培养结果只作为临床医生之参考，临证时需灵活变通。

案 3：谢某，男，32 岁。2011 年 1 月 6 日初诊。主诉：会阴部不适、尿末滴白 4 年。刻诊：会阴部不适 4 年尿末滴白，阴囊潮湿，睾丸精索疼痛时有发作，自觉低热，曾在外院口服抗生素以及微波理疗 3 月效果不明显，症状以疲劳及饮酒后加重明显，既往否认其他病史，否认过敏史，否认冶游史。查体：包皮过长，尿道口轻度潮红，舌淡红，脉细弦。诊断：精浊（慢性前列腺炎）。证属：湿热内蕴。治以：清热解毒，化湿和络。拟前列腺 1 号方加减：忍冬藤 10g、三棱 10g、莪术 10g、生甘草 5g、荔枝草 10g、泽兰 10g、泽泻 10g、马鞭草 20g、广木香 6g、半边莲 10g、当归 10g、车前子 10g、金铃子 10g、黄芩 6g。

二诊：服药 7 剂后阴囊潮湿及睾丸精索疼痛减轻，仍有低热不适，舌淡红，苔根部白腻，脉细弦。予上方化裁：原方加地骨皮 10g、秦艽 10g、银柴胡 10g、六一散 15g。

三诊：经两周治疗后，患者症状悉除。患者自觉体温正常，量体温 36.9℃，睾丸精索疼痛减轻，舌淡红，苔根部白腻，脉细弦。仍以前列腺 1 号方增损巩固疗效：忍冬藤 10g、三棱 10g、莪术 10g、生甘草 5g、荔枝草 10g、泽兰 10g、泽泻

10g,马鞭草20g,广木香6g,半边莲10g,当归10g,车前子10g,金铃子10g,黄芩6g,六一散(包)15g。

按:患者30岁,相火偏旺,性冲动较多,前列腺易充血,徐福松教授以前列腺汤方清热解毒,活血止痛,舌淡红,苔根部白腻,脉细弦,为湿热内蕴,以前列腺1号方加减。二诊时患者盆腔疼痛有所减轻,但低热症状未缓解,故前方原方加地骨皮,秦艽,银柴胡,六一散。

案4:腾某,男,28岁,2011年3月1日初诊。主诉:会阴部隐痛不适反复发作2年。刻诊:会阴部隐痛不适反复发作2年,伴小便末滴白,阴囊潮湿,自觉偏于怕热较甚,口渴喜饮冷水,排尿时有灼热不适感觉,大便偏干,曾在外院口服"泽桂龙爽胶囊"等药物效果不佳。查前列腺液常规见:卵磷脂小体少见,白细胞10~30个/HP,前列腺液细菌培养阴性。查体:包皮略长,尿道口潮红,未见明显分泌物。舌黯红,苔黄腻,脉弦数。诊断:精浊(慢性前列腺炎)。证属:湿热内蕴。治以:清热解毒,通络利湿。方药予前列腺1号化裁:忍冬藤10g,三棱10g,莪术10g,生甘草5g,荔枝草10g,泽兰10g,泽泻10g,马鞭草20g,广木香6g,半边莲15g,黄柏6g,车前子10g,金铃子10g,紫地丁15g。

二诊:服药7剂后诸症减轻,诉会阴隐痛及阴囊潮湿减轻明显,舌黯红,苔薄黄腻,脉弦数。原方化裁:忍冬藤10g,三棱10g,莪术10g,生甘草5g,荔枝草10g,泽兰10g,泽泻10g,马鞭草20g,广木香6g,半边莲15g,黄柏6g,金铃子10g,紫地丁15g,六一散(包)20g。

三诊:上药后诸症均不明显,诉偶有会阴不适,阴囊潮湿。舌质红,苔薄白,脉弦。仍予上方口服7剂巩固疗效:忍冬藤10g,三棱10g,莪术10g,生甘草5g,荔枝草10g,泽兰10g,泽泻10g,马鞭草20g,广木香6g,半边莲15g,黄柏6g,金铃子10g,紫地丁15g,六一散(包)20g。

按:本例患者相火偏旺,性生活频繁,前列腺常充血水肿,予前列腺1号方清热解毒,活血止痛。患者青年人,素体湿热内蕴,正气未虚,邪气较甚,故可以用实者泻之之法。

治疗前列腺炎实热证患者,切忌过用苦寒温凉药,这是预防医源性病变的关键。有因慢性前列腺炎而妄投龙胆泻肝汤、黄连解毒汤,结果苦泄过度,一则败胃,引起脘痛纳差,恶心呕吐;二则伤阳,导致性欲淡漠,阳痿不举,同时影响精子质量;亦有因伴有阳痿、早泄、不育而用温肾壮阳之品,甚至用烈性酒浸泡中药者,结果招致生殖道炎症加重或反复,对性和生殖功能有百害而无一利。故治疗本例患者时中病即止。

案5:张某,35岁,2009年7月7日初诊。尿道灼热、刺痒不适、会阴部、睾丸部胀痛2月。患者2月前有尿路感染病史,曾大量使用抗生素治疗后症状未能完全缓解,现尿频、尿道灼热、刺痒不适,伴阴汗潮湿,会阴部、睾丸部胀痛不适。舌红,苔黄腻,脉弦滑。查体见尿道口潮红,少量透明分泌物。查尿常规白细胞计数 11 个 /ul;尿道拭子细菌及支原体培养阴性;前列腺液常规见:卵磷脂小体少见,白细胞 >30 个 /HP,前列腺液细菌培养:无致病菌生长。诊为精浊,证属湿热夹瘀。法当清热利湿为主。方用忍冬藤 10g,三棱 10g,莪术 10g,生甘草 5g,荔枝草 10g,泽兰 10g,泽泻 10g,马鞭草 30g,半边莲 10g,丹皮 10g,丹参 10g,黄柏 10g,连翘 10g,茯苓 10g,太子参 10g。7 剂,水煎服。

二诊(2009 年 7 月 14 日):服药 7 剂后症状大减,尿道口透明分泌物大为减少,尿道灼热、刺痒不适明显减轻,会阴部、睾丸部胀痛有所好,转舌质红,苔薄黄腻,脉弦。治疗大法不变,上方化裁:忍冬藤 10g,三棱 10g,莪术 10g,败酱草 15g,荔枝草 10g,淡竹叶 10g,马鞭草 30g,半边莲 10g,丹皮 10g,薏苡仁 20g,黄柏 10g,连翘 10g,茯苓 10g,太子参 10g,碧玉散(包)20g。7 剂,水煎服。

三诊(2009 年 7 月 21 日):患者经两周治疗后症状改善明显,现尿频缓解,无尿道灼热、刺痒不适,会阴部、睾丸部胀痛不适偶作。舌红,苔薄黄腻,脉弦。查体见尿道未见分泌物。查尿常规阴性。原方稍改再进。忍冬藤 10g,三棱 10g,莪术 10g,败酱草 15g,荔枝草 10g,淡竹叶 10g,马鞭草 30g,半边莲 10g,丹皮 10g,薏苡仁 20g,连翘 10g,茯苓 10g,太子参 10g,碧玉散(包)20g,石菖蒲 3g。14 剂,水煎服。

按:本病病理关键为湿浊瘀阻。治疗应清热解毒、活血止痛。前列腺 1 号方是徐福松教授的经验方,正是因此原理而创立。中药治疗本病的机制主要在于全身与局部相调节。部分清热解毒药不仅能抗感染,抗炎,还能调节免疫功能;而许多活血化瘀中药有抗纤维化,改善微循环之功效。本例患者,病机乃久病湿热未除,加上忧患焦虑,肝气郁结,气血阻滞,病理性质以实为主,但若日久可伤及心、脾、肾,表现为脾肾阳虚或肝肾阴虚,心肾不济等症状。需注意的是治疗下焦湿热邪毒在清热利湿解毒的同时须重视培土以胜湿,虽只太子参一味,亦体现徐福松教授顾护正气,消补兼施的思想。

案 6:李某,30 岁,已婚。婚后 2 年未育。结婚 2 年,性生活正常。刻诊患者神可,少腹微胀,尿黄尿痛,尿末滴白,尿道口痒痛不已,常感少腹会阴部胀痛,口干,盗汗,舌红苔薄白,脉弦数。前列腺液常规:卵磷脂小体(+),脓细胞(++)。精液常规:量 2.5ml,半小时完全液化,精子计数 0.28 亿 / ml,活力 A,15 %,B,22 %。证属湿热下注,精离本位。治宜清利为主。方用前列腺 1 号方加减:忍冬藤 10g,三棱 10g,莪术 10g,生甘草 5g,荔枝草 10g,泽兰 10g,泽泻 10g,马鞭草 20g,白茅根 30g,半边莲 15g,黄柏 6g,车前子(包)10g,紫地丁 15g,六一散(包)20g。14 剂。

二诊:上药服后症情缓解,停药 1 个月,又感少腹会阴痛,尿道疼痛,尿末滴白,时有时无,尿黄,口干,舌红苔薄白脉细。仍以原方化裁:忍冬藤 10g,三棱 10g,莪术 10g,生甘草 5g,荔枝草 10g,泽兰 10g,泽泻 10g,马鞭草 20g,白茅根 30g,半边莲 15g,赤芍 10g,车前子(包)10g,茯苓 10g,六一散(包)20g。14 剂。

三诊:服药后少腹会阴部疼痛减轻,滴白减少,口干尿黄缓解,大便日行1~2 次,苔薄白,脉细弦。复查前列腺液常规:卵磷脂小体(+),脓细胞 5~10 个/HP。湿热渐清,兼顾提高精子活力。忍冬藤 10g,三棱 10g,莪术 10g,生甘草 5g,荔枝草 10g,泽兰 10g,泽泻 10g,山药 20g,白茅根 30g,半边莲 15g,赤芍 10g,车前子(包)10g,茯苓 10g,橘核 10g,金铃子 10g。

1 个月后复查精液:精子计数 0.3 亿/ml,活力 A,24%,B,28%。再治 3 个月,其妻怀孕。

按:前列腺、精囊及尿道球腺的分泌物组成精浆,精浆是组成精液的主要部分,是精子营养、获能和运行的基质。因此,无论是睾丸、附睾,还是前列腺、精囊及尿道球腺的特异性和非特异性感染,都会降低精子活力和活率,从而降低精子的受精能力,引起不育。会阴部上发表胀痛不适,尿道疼痛,尿末滴白,为湿热为患,下扰精室之证据。

# 第十七章　前列腺 3 号与临床

慢性前列腺炎是成年男性的常见病、多发病,缠绵难愈,给患者身心造成很大影响。本病可归属于中医学"精浊"、"白浊"、"淋浊"等范畴。精浊首见于《证治汇补·下窍门·便浊·附精浊》篇,其云:"精浊者,因败精流于尿窍,滞而难出,如刀割火灼而尿自清,惟窍端时有秽物,如疮脓目眵,淋漓不断,与便尿绝不相混"。又如清·何梦瑶《医碥·赤白浊》中有"窍端时常牵丝带腻、如脓如眵"。如清代医家俞震也认为"白浊之因,有欲心萌而不遂者,有渔猎勉强之男色者,有醉酒乃用春药以行房,忍精不泄者,皆使相火郁遏,败精瘀腐而成"。先贤皆指出精浊乃因败精流出而致。精室之精,贵在流通,并通过房事或遗精排出体外。若湿热病邪下注精室,治之不当,久则瘀滞精室,精室之精流通受阻,流动之精停而为浊,清浊相混,流出精窍,则为精浊,故精浊之慢性者的病理关键是精室瘀阻。其病机主要是湿热蕴结,瘀血阻滞下焦,长期迁延不愈,导致肝肾亏虚,虚实夹杂之证。

从病因及发病学的角度看,慢性前列腺炎的病因错综复杂,有以下特点:①性生活过频或手淫过度,久之损伤肾阴,阴虚火旺,或所愿不遂,精未外泄,或同房手淫忍精不泄或性交中止,肾火郁结而不散,故而内蕴精室,而致本症。②湿热之邪侵犯人体循经下行,侵犯精室,蕴结于下焦,从而导致膀胱气化不利。③过度饮酒或嗜食辛辣,损伤脾胃,运化不理,水湿潴留,久郁而化热,湿热内生,注于下焦,热扰精室而致本病。④肾气不足先天禀赋不足或素体虚弱,房劳伤肾,阴损及阳,肾气不足而致封藏失职导致本症。⑤气滞血瘀:湿热郁结,损伤人体,相火久遏不泄,病久入络,则精室气血瘀滞,瘀滞伴湿热阻于精室。总之,本症正虚是本,而湿热、瘀血、败精瘀浊内蕴是标,久病入络,精室脉络瘀阻,败精瘀浊与湿热之邪互结,贯穿于整个病变过程,形成本虚标实,虚实夹杂的病理特点。

从前列腺解剖学看,前列腺导管呈直角或斜行进入尿道,不利于腺体引流,而利于尿道病原微生物进入腺体。慢性前列腺炎的病理变化为腺泡,腺体和间质呈炎性反应,腺体充血水肿,炎细胞浸润和结缔组织增生,腺管腔变窄,腺液引流不畅,或小官脓细胞和上皮细胞堵塞,进一步加重炎性腺液潴留,而炎性腺液的刺激,使充血更不易消退,最后导致前列腺变硬和缩小。

前列腺血液供应包括阴部内动脉、膀胱下动脉和直肠下动脉分支,进入前列腺体的动脉多相对粗大,但汇入前列腺静脉丛的静脉则相对细小迂曲,一旦出现炎症,极易造成血液流速降低而引起血瘀发生。这与中医的观点不谋而合。中医认为气血运行于血脉,由脉经→络脉→孙络等,自大至小,将气血渗灌各处而对机体起到调节,病则流速缓慢,阻塞发病,也就是叶天士所说的久病入络的道理。

同时病毒、细菌感染,免疫复合物的形成可诱导激活炎症细胞也可加剧这一过程。炎症细胞(如中性粒细胞、单核巨噬细胞)和血管内皮细胞的激活可产生或释放大量氧自由基、TNF、TGF、PAF 及 IL-1、6、8 等。这些细胞因子可刺激脏器中的血管内皮细胞、血小板、白细胞,导致 VLA-4 等表面黏附分子的表达增强,以及血管内皮细胞表面的血管细胞黏附分子、血小板内皮细胞黏附分子、细胞间黏附分子、白细胞黏附分子、颗粒膜蛋白等黏附配体表达加强。同时介导吞噬细胞、淋巴细胞、血小板与血管内皮细胞之间的黏附与聚集,引起脏器纤维化病变。细胞因子还作用于内皮细胞,并合成和分泌内皮素,它可引起小血管和毛细血管收缩,导致血管闭塞,同时可以刺激成纤维细胞、平滑肌细胞等增殖,最终造成组织脏器形成纤维化,即出现血瘀证。

因此血瘀不仅是慢性前列腺炎的病理产物,而且又是加剧病情的重要因素。这与中医的"浊邪"留驻相类似。

从临床证候学的角度,有一组研究表明,湿热易导致"浊"的病理反应,出现各种秽浊症状,如尿道滴白占 20%。湿热为病,湿性缠绵,故 CP(慢性前列腺炎)病程较长,缠绵难愈,易反复发作,病程 2 年以上者占 60%。病程日久,血脉运行不畅而变生瘀血表现,出现疼痛或不适症状和前列腺压痛、变硬、结节等异常体征。疼痛不适症状出现频率为 62%,前列腺指诊异常率 60%,这也说明慢性前列腺炎易出现瘀的病理改变。

又有学者按照中医辨证分型标准划分,发现属气滞血瘀证者占 90%。已有实验证实,微循环障碍和血液流变性异常是血瘀证的本质之一,是其重要的客观指标,而且可能是导致血瘀证的病理基础之一。另据报道,氧自由基的增加和红细胞铜锌超氧化物歧化酶活力不足是血瘀证患者发生微循环瘀滞障碍的重要诱因。各种血瘀证的血液流变性改变有共性,即呈"浓"、"凝"、"黏"、"聚"的状态。浓,即红细胞比容增加;凝,即血液凝固性增强,血小板和凝血因子增多,纤维蛋白溶解系统活性降低;黏,即全血黏度尤其是血浆黏度增加;聚,即红细胞及血小板在血浆中电泳时间延长,血小板对二磷酸腺苷类诱导物质的聚集性增加。这为我们应用活血化瘀法治疗慢性前列腺炎提供了依据。

综上所述,"湿热,瘀浊阻滞"为慢性前列腺炎的主要病机之一。

《内经》提到"血实者宜决之"、"疏其血气、令其调达"、"坚者削之"、"客者除之……留者攻之"等治疗法则,奠定了活血化瘀治法的理论基础。

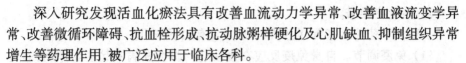

　　深入研究发现活血化瘀法具有改善血流动力学异常、改善血液流变学异常、改善微循环障碍、抗血栓形成、抗动脉粥样硬化及心肌缺血、抑制组织异常增生等药理作用,被广泛应用于临床各科。

　　血瘀患者大多出现血流动力学异常,表现为某个器官或部位的循环障碍、血管狭窄或闭塞、血流量降低。活血化瘀中药多有推行血液运行,促进循环的作用。

　　中医理论认为血瘀与血液不能流通、微循环障碍有关,从血液流变学和血液循环角度来考虑,血瘀证是一组血液循环障碍或血液流变学行为异常的疾病。血液流变学对血瘀证临床表现的诊断、血瘀程度判断、活血化瘀疗效评价等提供了客观指标,对活血化瘀机制研究、活血化瘀药物研究等亦有重要意义。

　　中医认为红、热、肿、痛等炎症表现也有"血瘀"的征象,在温病的营分及血分证中最为明显。这时活血化瘀药能扩张血管、加速血流、降低毛细血管通透性、改善局部组织的血液循环,减少炎性渗出和促进渗出的吸收。此外,活血化瘀药对体液免疫和细胞免疫均有一定调节作用,既能"祛邪",又有调节体内"正气"的作用,对免疫功能呈双重影响,既有免疫抑制作用,也有免疫增强作用。一些活血化瘀药可抑制抗体形成细胞及抗体的产生,减弱特异性免疫,具有类似免疫抑制剂的作用,可用于治疗免疫性疾病。

## 一、前列腺3号主证主方

　　国家中医药管理局《中医病症诊断标准》(1994)年,将精浊证分为气滞血瘀、湿热蕴结、肾阳虚损、阴虚火旺四型。

　　气滞血瘀为主的临床主要表现为:病程较长,小便滴沥不畅,终末尿滴白量少,会阴部刺痛明显,痛引睾丸、阴茎、少腹与腰部,皮肤干燥而枯槁,舌紫黯有瘀斑。前列腺肛诊:质地较硬,或有结节,前列腺液中夹有红细胞。舌黯有紫气。苔薄白。

　　主方:丹参10g,红花6g,炙乳香、炙没药各10g,赤芍、泽兰、川楝子各10g,香附6g,青皮10g,白芷10g,王不留行(包)10g,小茴香6g,败酱草15g,蒲公英15g,红藤15g等。方中丹参、红花、炙乳香、炙没药、赤芍活血化瘀。泽兰、川楝子、香附、青皮理气通淋。王不留行理气散结,《本草纲目》记载:"能走血分,乃阳明冲任要药,其性行而不住也。"《得配本草》:"通血脉,治诸淋。"小茴香温通经络,引药归经。败酱草、蒲公英、红藤清热解毒。白芷排脓止痛,《景岳全书》谓:"其性温散败毒……治肠风尿血。"

　　加减法:若腰酸明显加杜仲、怀牛膝各10g;纳食不香加炙鸡内金10g;小便分叉加陈葫芦30g。

功效:化瘀导滞。

从现代中药药理来看,前列腺3号方具有如下作用。

(1)免疫调节。自身免疫反应在慢性前列腺炎发病中起重要作用,通过细胞因子介导,使紊乱的免疫功能恢复。

(2)抗炎、抑菌。清热解毒药物具有抑制、杀灭泌尿系感染的致病菌大肠杆菌、变形杆菌有较强的作用。

(3)改善微循环。慢性前列腺炎由于炎症反应、间质水肿、腺管阻塞多种因素,导致前列腺充血及微循环障碍病理改变,活血化瘀药物能够抑制血小板聚集,减轻血管内皮损伤,降低血小板聚集,改善红细胞变形能力。

(4)解痉止痛。

(5)抗纤维化。慢性前列腺炎的炎症反应引起纤维结缔组织增生及纤维化,导致部分腺管功能彻底丧失,从而造成前列腺组织永久损伤,是慢性前列腺炎最严重结局。中药有良好的抗氧化作用,能抑制成纤维细胞增生和降低细胞内胶原合成率。

## 二、前列腺 3 号与慢性附睾炎

慢性附睾炎在临床病因病理上与慢性前列腺炎尤其是Ⅲ型慢性非细菌性前列腺炎/慢性骨盆疼痛综合征(CAP/CPPS)非常类似,甚至有些临床症状也非常相似。

慢性附睾炎归属于中医学"子痈"等范畴。下焦湿热蕴结、气滞血瘀证型。附睾属肝经循行部位,湿热蕴结,经络阻滞,则肝经气血瘀滞;又久病成瘀,因虚致瘀,致精室血脉瘀滞。故治疗多采用活血化瘀的治则,获得良效。药理研究证明,活血化瘀药物大多具有抗凝作用,对金黄色葡萄球菌、大肠杆菌、变形杆菌、链球菌等病原体有很强的抑制杀灭作用,其抗渗出抗氧化作用有助于缓解附睾因炎性渗出所致的管腔狭窄,也能明显减轻附睾修复过程中的纤维组织增生和瘢痕形成。现代药理证实,运用活血化瘀中药能增加微循环,解除炎性梗阻,畅通前列腺管;具有抑制炎性介质释放,抗纤维化,调节免疫功能的作用。丹参、赤芍活血化瘀、软坚散结为主,王不留行活血通淋、消肿止痛;川楝子行气止痛;蒲公英清热利湿、抗菌消炎;诸药合用,具有活血行气,清热止痛的功效。

## 三、典型病例

案1:华某,男,48岁。2005年8月17日初诊。近半年来尿频。伴有尿后余沥,尿末滴白,会阴及前阴坠胀不适。劳累或久坐后加重,伴性欲下降。曾服用抗生素之类症状缓解不明显。近期因劳累症状加重。大便正常,小便色黄,舌质黯红有紫气,舌根苔腻稍微黄。脉细弦带数。肛诊:前列腺饱满,中央沟变浅,触痛明显。前列腺液常规示:白细胞 25～30 个／HP,卵磷脂小体少见。证属肾虚湿热蕴结,气滞血瘀。治宜化瘀导浊。予前列腺 3 号出入。处方:蒲公英 30g,败酱草 15g,薏苡仁 30g,紫丹参 10g,茯苓 15g,桃仁 12g,白芷 10g,乳香 6g,没药 6g,赤芍 12g,王不留行 10g,菟丝子 10g,川牛膝 10g。用法:每日 1 剂,水煎分 2 次混合,早晚饭后 1 小时服用。禁食辛辣之品。服药 1 个月后临床症状消失。前列腺液常规检查连续两次示:白细胞 3～5 个／HP,卵磷脂小体(++++)。继服上方 21 剂。以巩固疗效。随访半年未复发。

按:慢性骨盆区域疼痛综合征,主要表现为少腹耻骨上、会阴、肛门、腹股沟等部位的疼痛不适,较常见于慢性前列腺炎的Ⅲ型,西药予以抗炎、止痛等对症治疗,疗效欠佳,病程迁延,且易复发。慢性前列腺炎属于中医"淋浊"、"精浊"等范围,该病以少腹耻骨上、会阴、肛门、腹股沟等部位的疼痛不适为主症来就诊的,较为多见,其病因病机甚为复杂,有湿热、寒凝、气滞、瘀浊、中亏、肾虚等,后期以虚实夹杂较为多见,湿热阻遏,气滞血瘀,不通则痛。临床调畅气机,通其郁闭,邪有出路,气畅血运,则痛可除也。

案 2:王某,男,31 岁。自诉自 2008 年 3 月以来出现会阴部刺痛,两侧腹股沟部胀痛,尿末滴白,排尿不畅等症。当地医院触诊:腺体饱满,质偏硬,可扪及小结节,按摩腺体,腺液排出量少。实验室常规检查:卵磷脂小体少许,白细胞 12 个／HP。诊断为慢性前列腺炎。曾予抗生素治疗,未见明显好转。2010 年 5 月 9 日来诊。刻下:会阴、少腹部刺痛,尿细如线,淋漓不尽,尿分叉,伴有情绪郁闷,胸胁胀满,烦躁易怒,阳痿早泄,舌黯红有瘀斑、苔薄白。脉细弦。证属气滞血瘀。治宜活血化瘀,行气止痛,佐以清利。方以前列腺 3 号加减。处方:川楝子、车前子、赤芍各 10g,王不留行 15g,桃仁、红花、延胡索、香附各 12g,丹参 30g,乳香、没药各 10g,败酱草 15g,红藤 15g,甘草 6g。14 剂,每天 1 剂,水煎,早晚饭后 1 小时分服。嘱忌久坐、节制房事、戒辛辣油腻之品。30 剂后,排尿通畅。再服 21 剂,尿道滴白、会阴部刺痛、腹股沟胀痛消失。上方 28 剂善后。

案 3:刘某,男,28 岁。2009 年 10 月 18 日初诊。去年 12 月因左侧急性附睾 - 睾丸炎住院治疗,经给予静脉抗生素治疗 2 周肿痛明显好转。但遗留左侧附睾结节,轻度压痛。刻诊:患者偶觉左侧阴囊疼痛及坠胀不适。疼痛时会放射至下腹部。体检可见左侧附睾稍大,质硬,与睾丸界限清楚,轻度触痛。B 超示:左侧慢性附睾炎。查精子常规提示少精、精子活力差。舌质黯红有瘀点,苔薄黄。脉细弦带数。证属痰瘀结互结。治宜软坚散结,活血化瘀。予前列腺 3 号加减治疗。丹参 10g,红花 6g,炙乳香、炙没药各 6g,赤芍、川楝子各 10g,香附 6g,青皮 10g,白芷 10g,王不留行(包)10g,小茴香 6g,败酱草 15g,昆布 15g,桃仁 5g,红花 5g,浙贝 10g,川楝子 10g。每日 1 剂,分 2 次饭后 1 小时温服。14 剂后疼痛消失,硬块变软。守上方续服 35 剂。随访未复发。

案 4:周某,40 岁。2011 年 4 月 21 日初诊。左侧睾丸酸痛牵及下腹及腰骶部疼痛、酸胀 2 年余。性生活及劳累后症情加剧。外院诊断为慢性附睾炎,予静滴左氧氟沙星、替硝唑治疗 25 天,效果不明显。刻下:左侧睾丸及小腹坠胀疼痛,腰骶不适。肛门坠胀,轻度潮湿。性欲淡漠,纳差,寐安。小便余沥不尽,大便不成形。舌质淡苔薄白、脉沉细。证属脾肾阳虚,血瘀气滞。治以健脾益肾,活血化瘀。方用前列腺 3 号合归脾丸加减。丹参 10g,红花 6g,炙没药 6g,赤芍、泽泻各 10g,香附 6g,木香 10g,白芷 6g,王不留行(包)10g,小茴香 6g,败酱草 15g,党参 12g、白术 10g,茯苓 10g,,红花 10g,柴胡 9g,升麻 6g,薏苡仁 20g,附子 5g。7 剂。二诊:服药后左侧附睾疼痛明显减轻。原方续服 23 剂,诸症悉除。

案 5:钱某,男,34 岁。2006 年 5 月 30 日初诊。婚后 4 年不育。平时性功能低下,同房不排精。全身皮肤干燥脱屑而瘙痒,面色不荣,双眼睑有血丝。大便偏干,小便余沥。舌黯有紫气苔薄白。脉细涩。证属为瘀血内阻,肾阳亏虚。拟处方:丹参 10g,红花 6g,赤芍、泽兰、川楝子各 10g,香附 6g,青皮 10g,白芷 10g,王不留行(包)10g,小茴香 6g,败酱草 15g,蒲公英 15g,红藤 15g,当归 9g,赤芍 12g,熟地黄 12g,地龙 12g,桃仁 15g,红花 9g,柴胡 9g,枳壳 9g,生甘草 6g。每日 1 剂,水煎 2 次混合后上下午饭后分服。

二诊(2006 年 6 月 13 日):自服方 14 剂后,性功能有所改善,皮肤干燥减轻,不瘙痒。眼睑红丝消失,处方:当归 15g,赤芍、白芍各 9g,川芎 12g,生地黄、熟地黄各 15g,韭菜子 15g,桔梗 6g,地龙 12g,桃仁 15g,红花 9g,柴胡 9g,枳壳 9g,怀牛膝 9g,生甘草 6g。每日 1 剂,服法同前。服完 21 剂后,性功能基本正常。半年后,其妻已孕。

按:不孕不育症引起的原因很多,多属慢性过程,按叶天士"久病入络",多可使用活血化瘀方法。本案瘀血证的表现,如同房不射精、皮肤干燥、舌质淡黯、脉细涩等有类似干血痨意思。临床上活血化瘀固能祛除瘀积,促进正气恢复,但毕竟是攻伐之品,久用则伤正。因此在临床上要注意扶正祛瘀,既能活血祛瘀,又能养血通精。此外,肝主疏泄,脾为气血生化之源,肾藏精主生殖,不育与肝、脾、肾三脏,奇经八脉关系密切,在使用活血化瘀治疗过程中既要重视健脾疏肝益肾,尤其是疏肝解郁、益肾填精。

案 6:伍某,30 岁。2010 年 3 月 17 日初诊。排尿余沥不尽 1 年多。一年前因腹股沟及少腹胀痛不适,尿末滴白,尿意不尽,尿后余沥等症,在当地医院被诊断为"慢性前列腺炎",服用"可乐必妥、高特灵及前列通瘀胶囊"等药,后又服用大量中药,症状时轻时重,未能竟愈。近一周上述症状加重,出现腹股沟及少腹疼痛不适,时而迁及睾丸,阴囊潮湿,尿末滴白,尿后余沥,伴神疲易倦,嗳气胁胀,纳少寐差,大便溏。舌质淡红有紫气,苔白腻。脉细弦涩。前列腺指诊:腺体饱满,中央沟变浅,按摩时可见清稀液体流出。前列腺液常规:卵磷脂小体少许,白细胞(++),前列腺液培养阴性。证属气郁血滞,湿邪内阻。方用前列腺3号加减:紫丹参10g,柴胡10g,白芍15g,枳实10g,木香10g,青皮12g,乌药10g,乳香6g,炒穿山甲10g,炒川楝子10g,延胡索10g,甘草10g,7剂,每日1剂,水煎服。

二诊:(2010年3月25日):诉服药后,失气多,腹股沟、少腹疼痛症状好转,睾丸疼痛不明显,无嗳气胁胀,饮食有增,大便略成形,尚有阴囊潮湿,尿末滴白,尿后余沥,易疲劳,夜间易醒,舌质淡红,苔微腻。脉细弦,仿四逆散、二妙散意:柴胡12g,白芍20g,枳实10g,苍白术(各)12g,黄柏10g,羌活10g,泽泻10g,升麻10g。14剂,每日1剂,水煎服。

三诊:(2010年4月3日):腹股沟、少腹疼痛症状大减,阴囊潮湿好转,纳可寐安,大便成形。尿末滴白,尿后余沥仍在。舌质淡红,苔薄白。脉弦。前方消息。柴胡10g,白芍10g,当归10g,炒薏仁10g,益智仁10g,乌药10g,茯苓10g,生白术10g。14剂。服法同前。

四诊:(2010年4月20日):患者诸证悉减,复查前列腺液常规:卵磷脂小体(+),白细胞4个/HP。予香砂六君丸善后。

按:《内经》有"留血"、"凝血"、"恶血"、"血凝"、"血泣"、"脉不通"、"血脉凝泣"等名称,其所指即为血瘀。并提出了"疏其血气,令其调达,而致和平","血实宜决之"。《伤寒论·太阳病篇》"蓄血"证,描述了血瘀造成的"其人如狂"、"少腹急结"、"少腹硬满"等症状,可用桃核承气汤、抵当汤、抵当丸等治疗。在《金匮要略·血痹虚劳病脉证并治》深入探讨了久病血瘀的证治:"五劳虚极羸瘦,腹满,不能饮食。食伤、忧伤、饮伤、房室伤、饥伤、劳伤、经络荣卫气伤,内有干血,肌肤甲错,两目黯黑,缓中补虚,大黄䗪虫丸主之。"《金匮要略·惊悸吐衄下血胸满瘀血病脉证治第十六》更明确提出了诊断血瘀证的要点:"病人胸满,唇痿舌青,口燥,但欲漱水不欲咽,无寒热,脉微大来迟,腹不满,其人言我满,为有瘀血。""病者如热状,烦满,口干燥而渴,其脉反无热,此为阴伏,是瘀血也,当下之。"

案7:尚某,32岁。2011年3月23日初诊。婚后3年未育。夫妻同居性生活正常,女方一直未孕。刻诊:大便日行2次,偏软。小便余沥不尽,时有尿道滴白。夜尿1~2次。小腹及阴囊隐痛不适,会阴部潮湿。时有腰酸。纳可,寐安。既往有慢性前列腺炎病史。舌淡有紫气苔薄白。脉细弦。精液常规:

精子计数 0.13 亿 /ml，精子 PR（前向运动精子）23%。120 分钟不全液化。畸形率 96%。B 超：双侧精索静脉曲张Ⅱ°。体检：双侧睾丸各约 16ml，质地偏软。双侧精索静脉轻度曲张，韦氏实验阳性。证属肾虚血瘀证。拟补肾活血祛瘀。方选前列腺 3 号加减。生地、熟地各 10g，山萸肉 10g，甘草 3g，紫丹参 10g，赤芍 10g，红花 6g，泽兰、川楝子各 10g，炒谷芽 5g，青皮 10g，石菖蒲 3g，王不留行（包）10g，败酱草 15g，蒲公英 15g。14 剂。水煎服。早晚饭后 1 小时分服。

二诊：睾丸隐痛消失，偶尔有尿道滴白。阴部潮湿有所减轻。续以前方去川楝子、蒲公英，加当归 10g，再服 15 剂。

三诊：已无明显不适。精液常规正常。

按：男性不育症中，精索静脉曲张导致男性不育的比例可高达 39%。张三锡在《医学六要》中称"夫人饮食起居一失其宜，皆能使血瘀滞不行，故百病瘀血者多……"可见瘀血既是某些病因所致的病理结果，又是引起许多疾病的原因。中国医学科学院血液学研究所把血瘀归纳为现代病理学中的血液循环障碍及结缔组织的增生和变性。由于精索静脉曲张，血行不畅，影响睾丸的血液供应，使睾丸产生精子缺少必要的物质，同时也不能使局部产生的代谢产物排出，影响精子的发生，造成精子数和质量的改变。活血化瘀药，能扩张血管，改善微血流，使精索静脉曲张患者流动缓慢的血液加速，血供情况得到改善。

在中国普通男性 35 岁以上就有 35% ~ 40% 患有前列腺炎。而 90% 精液不液化患者有前列腺炎，前列腺炎患者中精液不液化者约占 12%。活血化瘀则能降低炎症区毛细血管的通透性，减少炎症渗出，同时由于局部血液循环的改善，促进了炎性物质的吸收，而表现出抗炎作用此外，活血化瘀药还有抑制纤维细胞产生胶原作用，促进已形成的纤维蛋白溶解，因此对精液不液化有作用。在结合补肾益气药可提高机体免疫力、消炎、抗衰老等作用，增加前列腺腺泡上皮与腺管上皮细胞的完整性和稳定性，调节腺体的分泌与排泄，保持平衡，增加局部血流灌流，改善血液流变学。男性不育有精瘀、精稠及精室湿热等概念，其实质与"血瘀"有关。肾虚和血瘀往往同时存在，对肾虚的病理研究表明，肾虚患者大多有微循环障碍，血流瘀滞。或以肾虚为主，或以血瘀为主。

本案中血瘀的线索是：腹股沟及小腹疼痛，以及舌脉。类似于下焦蓄血证的特点。但本案从精室入手，选用治疗前列腺炎的前列腺 3 号方，目标直指病所。叶天士提出"久病入络"理论，认为"初为气结在经，久则血伤入络"，倡导活血化瘀通络的治法。清代另一名医唐容川著《血证论》，推崇王清任的活血化瘀思想，进一步推动了血瘀理论的发展，认为"一切不治之证，总由不善去瘀之故，凡治血者，必先以去瘀为要。"

# 第十八章　加味枸橘汤与临床

现代医学认为,慢性附睾炎多由急性附睾炎未彻底治愈转化而来,或由慢性前列腺炎、慢性精囊炎并发所致。慢性附睾炎难以治愈的原因首先是部分附睾组织因炎症及药物治疗的双重作用发生纤维化,形成硬结。其次,部分病原体残留于纤维化硬结组织内,药物难以渗透而得以存活。

附睾炎相当于中医学之"子痈"。在清代以前的中医学专著中无专门记述,其内容散见于癥疝、颓疝、囊痈、子痈等章节,至清代《外科全生集》才有专门记载,且将囊痈和子痈作了鉴别。《灵枢·经脉》云:"肝足厥阴之脉……上股内廉,循股阴,入毛中,过阴器,抵小腹,挟胃,属肝……"《素问·缪刺论》云:"邪客于足厥阴之络,令人卒疝暴痛。"张子和在《儒门事亲·疝本肝经且通勿塞状》中云:"气冲二穴言颓疝,茎中痛,两丸寒痛,足阳明脉气之所发也。"阐述了阴器为肝经所系,与经络相连。肝主疏泄,调畅气机,阴器有疾,气血失畅,经气不舒,则肝失疏泄。

本病初期多以湿热下注为主,失治则病情进一步发展成火毒壅盛,病至慢性期则成瘀滞。《灵枢·痈疽》云:"寒邪客于经络之中则血泣,血泣则不通,不通则卫气归之,不得复返,故痈肿。"说明痈肿病机为气血凝聚,血脉运行不畅。子痈也不例外,其始因或热或湿或寒,然其病理变化当属精室气血郁滞,脉络失和。结合症情,睾丸、附睾肿痛一旦控制,附睾硬结则需很长时间才能消散。而附睾组织纤维增生及硬结与中医的气滞痰瘀证相吻合,故慢性期的治疗应以软坚散结、理气活血通络为基本大法。

## 一、加味枸橘汤主证主方

枸橘汤见于清代《外科全生集》,由枸橘、川楝子、秦艽、陈皮、防风、泽泻、赤芍、甘草组成,功用为疏理厥阴之气、清热化湿,主治子痈、睾丸肿痛等疾病。

方中枸橘破气散结、疏肝行滞,效力较强;配以川楝子、陈皮行气止痛;防风及秦艽祛风胜湿、解痉止痛,且秦艽苦、微寒,清热尚有利湿之效;赤芍凉血清热、祛瘀行滞缓解疼痛,并散肿消痈;泽泻利水渗湿泄热,使邪有出路;甘草缓急止痛,调和诸药。有学者在此基础上加用柴胡,与枸橘、川楝子以加强疏理肝气,行气分之郁滞;川断生用有理气散结的功效;马鞭草止痛消胀通络、利湿通淋;配以当归加强活血之功。诸药配伍确当,功效甚宏。名加味枸橘汤。

徐福松教授将此方用于治疗慢性附睾炎等疾病取得良好疗效。

现代药理研究表明:全枸橘有明显的抗病毒和抗炎作用。马鞭草有显著的利尿作用,对各种杆菌和葡萄球菌均有抑制功能,亦可抗炎镇痛。川楝子对金黄色葡萄球菌、多种致病性真菌有抑制及抗炎作用,可松弛肝胰壶腹括约肌,兴奋肠管平滑肌。秦艽有的止痛作用,可扩张外周血管,降低血压,松弛肌肉。防风能解热、抗炎、镇静、镇痛、抗过敏,对铜绿假单胞菌、金黄色葡萄球菌、痢疾杆菌、溶血性链球菌均有不同程度的抑制作用,并可增强小鼠巨噬细胞吞噬功能。泽泻能明显增加排尿量,可抗炎、抗菌、镇痛,明显抑制血小板聚集,促进纤维蛋白溶解,抑制凝血酶引起血液凝固,并有广泛的抗过敏作用。赤芍可抑制血小板聚集,延长体外血栓形成时间,减轻血栓干重,可抗炎、抗菌、解痉、止痛。当归可扩血管、降低外周血管阻力,防止血栓形成。生甘草有抗菌、抗病毒、抗炎、抗过敏作用。

气滞痰瘀患者主要表现:附睾处硬结疼痛或痛引少腹,活动后症状明显缓解,伴见心烦易怒、胸闷胁胀、嗳气寐差等。舌淡黯有紫气,苔薄白。脉细弦。

## 二、加味枸橘汤与男科其他疾病

慢性前列腺炎综合征,以前也叫前列腺痛,其诊断标准为:在过去6个月中患者曾间断出现骨盆区疼痛或不适,并排除可能引起类似症状的其他所有疾病,如尿道炎、附睾炎、精索静脉曲张等。

慢性前列腺炎综合征类似于中医的"精浊"、"淋浊",患者多有疼痛及排尿不适,久之则伴有焦虑、失眠等神经衰弱症状以及性功能改变,如早泄和性欲减退。该病症状复杂,病程迁延,并发症较多,且易反复发作。病机为外感湿热秽浊之邪,内由久食厚腻,酿生湿热,加之情志气机不畅,败精瘀浊而成湿阻气滞血瘀。

在病因病机上与气滞血瘀型的附睾炎有相似之处,因此治疗上也常借鉴加味枸橘汤的组方原则进行治疗。

加味枸橘汤治疗本病的机制主要在于调理全身与局部。不仅能抗炎,减轻前列腺组织炎性水肿、充血、渗出程度,引流通畅;还具有 α 受体阻滞剂的作用(减轻后尿道阻力);活血化瘀的中药还有抗纤维化、改善微循环之功效,对局部的作用更强,能调节前列腺液 pH 值、前列腺液锌(Zn)的水平。慢性前列腺炎患者前列腺 Zn 水平低下,而 Zn 可直接或间接地发挥抗感染作用。

徐福松教授认为,"精室属奇恒之腑","精室宜通"。临证应以通为法。枸橘汤正是"以通为用",行气祛瘀化湿,消除前列腺可能存在的炎症,促使前列腺畅通,恢复功能。在治疗慢性前列腺炎综合征时患者应进行正常性生活,以防止精血瘀滞。

### 三、病案举例

案1：桑某，33岁。1994年8月12日初诊。患者左睾丸隐痛2年，半月前因劳累引起左睾丸焮热肿痛。某医院诊断为"左侧睾丸-附睾炎、精索炎"。注射抗生素，普鲁卡因封闭，症状未得控制。昨天饮酒后肿痛加剧，伴发寒热而来院。刻诊：左侧睾丸肿大，疼痛较甚，阴囊色红肿胀，触痛明显，痛引同侧少腹及腹股沟；伴有形寒发热，头痛，口干不欲饮，大便秘，小便黄等，苔薄白，脉弦数。血常规：白细胞总数 $12 \times 10^9$/L，中性粒细胞81%，淋巴细胞19%；体温38.6℃。证属湿热下注肝经，气血壅滞。治宜疏泄厥阴，分利湿热，用枸橘汤加味。

（1）川楝子、赤芍、泽泻、秦艽、川断各10g，全枸橘12g，青陈皮（各）、防风、黄芩各4.5g，赤茯苓、猪苓各6g，柴胡、生草3g。

（2）金黄膏，外敷左侧阴囊，日换1次。

治疗经过：治1周，寒热减轻，左睾丸肿痛消减，唯触痛尚明显，内服药继服7剂，触痛大减，复查白细胞总数 $7 \times 10^9$/L，中性粒细胞72%，淋巴细胞28%。原方继服12剂，以善其后。

按：加味枸橘汤为王洪绪方。方中枸橘李又名全枸橘，入肝经，为疏泄厥阴、理气开郁之主药为君；川楝子、延胡索、青陈皮疏肝理气、化痰消滞为臣；泽泻、赤茯苓、猪苓利小便、清湿热为佐；赤芍、甘草解毒消肿、缓急止痛，引诸药入肝经为使。全方共奏疏肝理气、清热利湿、消肿止痛之功。本方适用于慢性子痈。

案2：顾某，49岁，2009年5月16日初诊。4月上旬因不洁性生活后见尿频、尿急、尿痛，尿道口红肿、流脓。外院泌尿外科检查后诊断为"急性淋菌性尿道炎"。应用头孢三嗪肌内注射后痊愈。但不久出现右侧睾丸肿胀疼痛，稍活动则痛甚。诊为"急性睾丸炎"，继续用头孢三嗪肌注治疗。未见明显效果。现阴部睾丸疼痛剧烈，潮热口渴喜饮，汗出较多，心中烦躁不安，大便3日未行，矢气臭秽，小便黄赤。查阴囊红肿，右侧睾丸、附睾明显肿胀，与左侧相比，体积增大。触摸有热感，压痛明显。左侧睾丸、附睾无明显肿胀及压痛。体温37.3℃，血：白细胞 $8.5 \times 10^9$/L，中性粒细胞0.75，淋巴细胞0.23，单核细胞0.02。舌质红、苔黄燥，脉弦滑数。证属肝胃火盛，大肠热结。治宜清肝泻火，通腑泄热。方用龙胆泻肝汤合枸橘汤。药用枸橘李、龙胆草各10g，丹皮、赤芍、生山栀、桃仁、枳实、厚朴各10g，生石膏30g。每日1剂，水煎2次。每日上午、下午饭后1小时。5剂后泻下大量深黑色粪便，臭秽。自觉精神好转，睾丸疼痛减轻。

171

服 14 剂后,阴囊红肿完全消退,右侧睾丸、附睾无肿胀疼痛,大小与左侧相同。其余口渴、潮热、汗出等症亦均消失,唯觉肢体乏力,食欲欠佳,大便变溏,舌质淡红,苔白腻,脉弦细数。证属脾胃气虚,余邪未清。治宜健脾益气,荡涤余邪。药用党参 15g,生炒薏苡仁、金银花、蒲公英各 15g,茯苓 10g,黄柏 5g、炒苍术、生杭芍、煨木香各 10g,炙甘草 5g。连服 15 剂后,诸症悉除。

按:本例先患淋症,继而右睾丸肿胀疼痛,脉弦滑带数,湿热实火蕴结三焦、下注肝经,而成子痈。故用龙胆泻肝汤泻肝胆实火、清三焦湿热。枸橘李等行气散结。身热口渴,心烦汗多,大便秘结三日未解,舌红苔黄糙,湿热化火,热灼津伤,此阳明热结,腑气不通,宜通腑泄热,急下存阴。后以健脾祛余邪善后。

案 3:张某,46 岁。2012 年 12 月 26 日初诊。自述左睾丸牵及左侧少腹隐隐掣痛 4 个月。8 月某日凌晨房事后左侧睾丸疼痛,并出现寒冷头痛不适,四肢酸痛。睾丸疼痛明显。当地医院诊断为左侧睾丸炎。抗生素治疗 20 天,诸症好转。近 3 个月常因饮酒、性交频繁致睾丸坠胀疼痛,尿频尿急。刻下:左侧附睾肿大似条索状、触痛明显,质地中等,余检查均未见异常。舌红,苔薄黄腻。脉细弦。证属湿热浊毒稽留未尽。当以解毒散结、消肿止痛。方选仙方活命饮合枸橘汤化裁,药用:金银花、连翘各 15g,白芷、当归、丹参、浙贝母、王不留行、皂角刺、枸橘李、川楝子、青皮、泽泻、莪术各 10g,乳香、没药各 6g。水煎服,每日 1 剂。化裁服用 35 余剂痊愈。

案 4:乔某,39 岁,已婚。2008 年 7 月 29 日初诊。右侧睾丸隐痛不适 1 月。既往患者有附睾炎急性发作史,曾经治疗后好转。刻诊:因劳累受寒右侧附睾胀痛难忍,下坠沉重不适,腰酸乏力,口干口苦。尿频。纳食尚可,夜寐安和。苔薄白腻,质红。脉弦数。B 超检查示:右侧附睾回声增强,符合慢性附睾炎。检查:右侧附睾头部可触及小结节,压痛明显。证属湿热下注、气滞血瘀。治拟清热化湿,理气化瘀散结。枸橘汤加味:枸橘、川楝子、延胡索、青皮、陈皮、泽兰、泽泻、车前子、柴胡、牡丹皮、丹参、乳香、没药、台乌药、怀牛膝各 10g。服药 3 周后睾丸坠胀不适明显好转。以前方加减 14 剂。三诊时已无不适。复查 B 超:睾丸、附睾未见异常。

案 5:陈某,28 岁。双侧附睾坠胀疼痛 3 年。在当地某医院泌尿外科检查:双侧附睾尾部、头部呈明显结节状,输精管增粗。体检:精索无硬结,压痛不明显。前列腺大小正常。前列腺液常规:脓细胞(++),上皮细胞 3~6 个/HP。血沉加快。诊断为附睾结节待查、慢性前列腺炎。经用消炎及尝试性抗结核治疗,未效。既往睾丸肿痛发寒热,小便深黄,用青霉素 2 天热退。刻诊:两侧附睾肿胀减轻,但硬结不化,小便色黄有臊味。在口干喜冷饮。舌苔黄腻。此湿热未尽,气血瘀滞,肝络失和。治拟疏泄肝络,调和气血。川楝子10g,全枸橘10g,青陈皮(各)5g,赤芍苓(各)10g,生甘草3g,黄柏6g,泽泻10g,延胡索10g,车前子(包)10g,金银花12g,野菊花15g。水煎,早晚饭后1小时分服,每日1剂。15剂后诸症已愈。

按:病家两侧附睾头、尾部均有结节,经久不消,而又血沉加快,疑似子痰。起病之初有睾丸肿痛,又发寒热,至若小便黄,有腥臊味,口干喜冷饮,舌苔黄腻,湿热驻留。故用橘核散化痰毒、消瘀滞,枸橘汤疏肝气、清湿热,两方兼顾。

案6:王某,45岁。左侧精索及附睾疼痛3月。查体:左侧附睾增大,质地较硬,精索增粗,有触痛。刻下:上症伴有尿频尿急尿痛,尿色浑浊,大便后肛门坠胀。口干苦。舌红根微黄而腻。脉细弦数。此湿热下注,肝失疏泄。治拟疏泄厥阴,清利湿热。全枸橘10g,川楝子10g,赤芍苓(各)10g,青陈皮(各)10g,生地榆10g,泽泻10g,生甘草3g,延胡索10g,车前子(包)10g,马鞭草20g,细通草6g,黄柏6g。服药14剂,诸症减轻。原方加减又服12剂,精索、附睾炎明显好转,但小便炽热,大腿内侧多汗。湿热留于下焦。以原方增损善后。全枸橘10g,川楝子10g,赤芍苓(各)10g,青陈皮(各)10g,泽泻10g,生甘草3g,车前子(包)10g,炒薏仁15g,滑石15g,焦山栀10g,黄柏5g,瞿麦10g。上方治疗28剂,左侧精索附睾炎痊愈。

案7:吴某,男,39岁。于2013年2月16日诊。自述右侧睾丸肿痛加剧。刻诊:右侧睾丸肿大如鸡卵,阴囊皮色潮红肿胀,触痛明显,痛引同侧小腹,伴烦热、腰痛、口干、便秘、小便黄,脉细数。经睾丸B超示:"右侧附睾炎并右侧睾丸囊肿"。辨证为"湿热下注,肝肾阴虚"型"子痛"、"㿉疝"。治宜:清利湿热,疏泄厥阴。方用枸橘汤加味:全枸橘15g、青陈皮(各)5g、赤芍10g、泽泻10g、防风10g、元胡10g、土元10g、制乳没(各)10g、柴胡10g、荔枝核15g、甘草10g,上方服用20余剂,并嘱其用上述药渣,加透骨草30g、艾叶10g,每晚熏洗患处20分钟,自觉症状消失,时至今日未复发。

按:附睾炎并睾丸囊肿临床并非少见,现代医学主张采用抗菌消炎、激素治疗,疗效欠满意。本证病机关键在于湿热下注。肝肾不足,气血凝滞,痰瘀凝聚前阴而成,故治疗采用枸橘汤加味,理气散结,活血止痛,分利湿热,疏泄厥阴,药症相符。收到良效。

案8:李某,男,7岁半。2005年3月17日初诊。阴囊肿胀7个月。阴囊B超示"睾丸鞘膜积液"。刻诊:阴囊肿胀、透亮。夜间盗汗,便干。小便黄。证属肝肾不足、水湿下注。治宜利水消肿,温阳化气。枸橘汤加猪苓10g、冬葵子10g、小茴香6g、瞿麦10g、萹蓄10g。共服12剂,鞘膜积液消失。

按:睾丸鞘膜积液,本病隶属于中医"水疝"范畴。病机多为先天禀赋不足,肾气不化,水液下注,肝失疏泄,气机失调,水湿积聚阴器有关。故治以利水化湿,温阳化气。

案9:马某,男,33岁。2011年2月8日初诊。右侧睾丸肿胀7个月,伴阴囊潮湿瘙痒半年。症状以站立时尤甚。B超提示:精索静脉曲张。刻诊:睾丸局部青筋暴露,阴囊下坠,胀痛,劳累、站立时加重。腰酸,头晕。舌红苔黄腻。脉细弦带数。肾虚血瘀证也。方用枸橘汤加泽兰15g、路路通10g、鸡血藤15g。共服药60余剂,诸症消失。

案10:夏某,70岁。2008年6月21日初诊。有侧睾丸坠胀疼痛3月余。行走或劳倦时加剧,平卧时减轻。刻诊:右侧睾丸肿块,触之疼痛,并向腹股沟方向放射。夜寐安。二便调。质黯苔薄白。脉细。证属气滞血瘀。拟理气导滞,化瘀散结。用方枸橘汤加味:枸橘10g,延胡索10g,小茴香6g,佛手10g,马鞭草20g,乳香6g,没药6g,失笑散20g。治疗4周后症状消失。B超检查:未见异常。

按:睾丸炎和附睾炎均属于中医"子痈"范畴,往往同时兼病,表现为睾丸肿大疼痛,向腹股沟和少腹部放射,睾丸有明显压痛。后期可迁延不愈。病机多为湿热下注,热毒内蕴,久则入络。用枸橘汤加味分利湿热,疏肝解郁,理气止痛。伴有结节可加用海藻、昆布、牡蛎软坚散结。鞘膜积液中医证属血瘀阻络、水液不行而成。在治疗附睾结节和鞘膜积液时可加用马鞭草、刘寄奴。精索静脉曲张,证属筋疝,主要表现为睾丸下坠和胀痛感,疼痛可向下腹部、腹股淘或腰部发散,站立过久或行走劳累则症状加重,病机多为气滞血瘀,治以枸橘汤加味疗效显著。

案11:缪某,27岁。2009年8月15日初诊。婚后2年伴不育。夫妻同居性生活正常,未避孕。既往有附睾炎病史。检查:双附睾头部增增大,睾丸大小质地均正常,无精索静脉曲张。精液常规:液化正常,精子计数0.5亿/ml,活率0,活力0级。血AsAb(+),舌淡红苔薄白。脉细。证属痰瘀凝聚。治以软坚化痰,活血化瘀。方用枸橘汤加减:枸橘10g,青皮、陈皮各10g,川楝子10g,延胡索10g,海藻10g,昆布10g,牡蛎15g,泽兰10g,泽泻10g,秦艽10g,防风5g,防己10g,赤苓10g,赤芍10g,川续断10g。每日1剂,水煎服。上药服用3个月后,复查精液示:精子计数0.55亿/ml,活率65%,活力Ⅲ级,血AsAb转为阴性。1年后随访,其妻已生育一胎。

按:死精症在不育症门诊中经常可遇到,由于多系生殖道炎性感染所致,故而治疗颇不容易。本例患者由于长期慢性附睾炎导致死精,且出现自身抗精子抗体。徐福松教授认为,提高精子活率的关键有四:一为滋阴降火,改善全身情况;二为清热化湿,控制感染;三为温补肾气,调整内分泌;四为疏肝理气,改善局部血运。本案中,徐福松教授运用枸橘、青皮、陈皮、川楝子、延胡索,意在疏肝气;海藻、昆布、牡蛎软坚散结;赤芍、泽兰活血化瘀;赤苓、泽泻、防风、防己、秦艽祛风除湿解毒,并清除抗体;药证相合,故取得较好疗效。

# 第十九章　聚精枸橘汤与临床

　　梗阻性无精子症占男性不育的 10%～14%。梗阻性无精子症指从生精小管到射精管任何一处发生阻塞造成的无精子症。分为原发和继发两类,前者主要包括:射精管缺如或闭锁、精囊缺如、附睾发育不良或附睾与睾丸不连接;继发主要是由于感染因素引起的,最常见的是急慢性附睾炎或睾丸炎,其次是各种原因引起的输精管道的损伤。对于此病,临床以外科微创手术及人工辅助生殖技术为主。

　　中医没有"无精子症"的病名,相当于"无子"、"绝孕"、"不育"等病,常见的证型有肾虚证、肝郁证和瘀热证,无精子症属于男性不育中的疑难重症,短期内难获痊愈,其中,先天性输精管缺如、睾丸生精功能障碍、Y 染色体基因微缺失等为不可逆的无精子症。徐福松教授认为临床继发梗阻性无精子症患者大多为饮食不洁,湿热内生,湿热壅盛,瘀阻睾系,闭塞精道,或其人先得痄腮,后少阳之疫毒下流厥阴而成"子痈"(腮腺炎性睾丸炎),后子痈虽愈,余毒留恋,精虫难生,或其人肝气不舒,疏泄失常,气机失和,奇经血瘀,精道痹阻,精虫难出。徐福松教授认为本症的病因可以概括为虚、瘀、毒。所谓虚则是指肾阴阳俱虚,肾精亏虚,或脾胃虚弱,气血生化不足、瘀血内阻;毒是指疫毒、热毒浸淫肾子而精不生,病机为肾精亏损,生殖之精难生,或精道阻塞,精阻难出。针对主要病机,治疗以补肾生精、疏通精道为原则,以补肾导浊为根本。精液衰少,多从脾肾二脏立论。导师徐福松教授强调"治病不愈,寻到脾胃而愈者甚多,盖万物从土生,亦从土而归,脾胃一健则四脏皆有生气也"。

　　钱乙首提"肾主虚,无实也"的论点后,金元四大家张元素倡其学说:"肾无实证",肾虚的本质是肾的精气不足。肾精亏虚,肾气不足,则阴阳失调,气血不畅,气化失常,水液代谢障碍,出现"瘀血、痰湿"。明清医家也多宗之。徐福松教授认为这种片面的认识影响深远,反映在临床、科研上,尤其是对男科疾病如不育症,一律从虚论治,关涉肺、脾、肝、肾之虚。这种认识不错,但不全面。徐福松教授认为水湿、瘀血、湿浊等实邪在男科疾病发生和发展中亦有重要意义,肾虚气滞血瘀、肾虚痰瘀互结、肾虚湿热蕴结三种证型较为常见。同时总结出男性不育的治肾方法有:疏风宣肺、健脾益气、健脾固肾、气阴双补、阴阳双补、温补脾肾、滋养肾阴、清热解毒、通利三焦、活血化瘀等。

## 一、聚精枸橘颗粒主证主方

主方：生地黄、熟地黄、枸杞子、沙苑子、南沙参、北沙参、天冬、麦冬、全枸橘、红花、白花蛇舌草、皂角刺、干地龙、川续断、煅龙骨、煅牡蛎、柴胡、制水蛭。

主证：梗阻性无精子症。

聚精枸橘中药配方颗粒是徐福松教授的验方。徐福松教授认为，继发梗阻性无精子症的主要病机有虚亦同时有实，治疗以补肾生精、疏通精道为原则，以补肾导浊为根本。

相关研究显示：方中生地黄、熟地黄、枸杞子、沙苑子补肝、肾之阴；南沙参、北沙参、天冬、麦冬补肺、胃之虚。中药药理学研究文献记载，上述 8 味药物对于调节精子生存的内环境起到重要作用。精子发生主要受到内分泌的调节，人类进入青春期后，下丘脑 - 垂体 - 性腺轴的功能逐渐完善，血液中 FSH，LH，T 增高，精子发生启动，因此 FSH，LH，T 是调节精子发生的主要激素。FSH 的作用主要是支持细胞，支持细胞是生精小管中唯一与生精上皮直接接触的细胞，它的功能与精子发生有关。FSH 的受体位于支持细胞膜上，通过蛋白激酶 A 系统完成对支持细胞功能的调控。LH 是通过刺激间质细胞分泌 T 发挥作用的，T 是启动和维持精子发生最重要的激素。精子的发生除了受到下丘脑 - 垂体 - 性腺轴分泌的激素调节外，还受到睾丸组织本身分泌的一些因子的更精细的旁分泌调控：表皮生长因子（EGF），主要影响精母细胞的减数分裂。转化生长因子（TGF）增强支持细胞对的应答，刺激间质细胞合成睾酮。胰岛素样生长因子（IGF）、肿瘤坏死因子（TNF）、抑制素、激活素、白细胞介素、内啡肽等，调节间质细胞分泌睾酮与其他生殖激素协同促进精原细胞 DNA 合成与细胞增殖的作用。上述 8 味药物共同参与了精子发生的内分泌及旁分泌的调节。红花、白花蛇舌草、皂角刺、干地龙，是针对提高精子数量，抗炎，抗过敏，改善生殖会阴局部血液循环。从以往的中药干预男性少弱精症的临床报道中也证实类似的药理作用。川断、全枸橘、柴胡、制水蛭行气散瘀、活血导滞作用较强，与煅龙骨、煅牡蛎软坚散结、养阴潜阳、重镇安神药物配合，共同改善生殖输精管道继发性梗阻情况。同时由于重镇安神药物的作用，患者的睡眠及情绪得到一定的改善。川断、全枸橘、柴胡、制水蛭对于输精管道的复通有重要的作用，煅牡蛎为海洋生物牡蛎的外壳，富含多种微量元素，患者精浆 Zn 含量提高可能与煅牡蛎的微量元素更易于溶出便于吸收有一定关系。

## 二、聚精枸橘颗粒对畸形精子症患者精子形态学、运动能力及 DNA 碎片影响

精液质量全面快速下降的趋势已是不争的事实，引起下降的主要原因之

一是内分泌干扰物和其他的环境污染物影响的增加。目前,临床缺乏改善精子形态的药物治疗方法,对于畸形精子症的治疗主要为:①经 PESA 或 TESA 后实行 IVF-ET 或 ICSI 方案;②人工授精(AID)及收养方案。

畸形精子症:中医古籍中无"畸形精子症"的名称,因其结果引起不育,故属于"无子"的范畴。睾丸内生精细胞对温度非常敏感,正常情况下阴囊随外界温度变化而收缩或松弛,以维持阴囊内温度在 32~33℃,近年来的一些研究清楚地表明,任何一种持续的热暴露都将对精液质量的多个方面造成负面影响,高温会引起睾丸内微循环、代谢和生化的改变,如氧耗增加、酶活性的改变等,最终导致生精上皮受损。值得注意的是,适当减少久坐时间,进行科学的健身锻炼对于降低阴囊.睾丸温度,从而间接改善精子发育与成熟的内环境有益。

徐福松教授根据睾系病不同特点,多年来治疗畸形精子症取得了肯定的临床疗效。根据徐福松教授历年来的临证经验,聚精枸橘颗粒的药理作用主要有:①生地黄、熟地黄滋补肝肾;多用枸杞子、沙苑子、桑椹等子类药确有奇效,无论精子形态、数量、质量异常皆可参考使用。②南沙参、北沙参、天冬、麦冬补养肺胃之阴。沙参麦冬汤源于清代吴鞠通的《温病条辨》,原方由沙参、麦冬、玉竹、天花粉、冬桑叶、生扁豆、生甘草 7 味药组成,具有清养肺胃、润燥生津之效,主治温热和燥热之邪伤及肺胃阴证。徐福松教授从肺论治,取金水相生之意。③红花、白花蛇舌草、皂角刺、干地龙,是针对提高精子数量,抗炎,抗过敏,从以往的中药干预男性少弱精症的临床报道中也证实类似的药理作用。④川续断、制水蛭行气散瘀,活血(破血)导滞作用较强,改善生殖会阴局部血液循环。⑤柴胡、煅龙骨、煅牡蛎有柴胡桂枝龙骨牡蛎汤之意,软坚散结、养阴潜阳、重镇安神。有研究表明,哺乳动物 GnRH(促性腺激素释放激素)的分泌包括脉冲式释放和大量释放两种。节律性脉冲分泌的原因之一,是为了避免下丘脑内 GnRH 受体的下调。

### 三、病案举例

案 1:某,37 岁,2007 年 6 月 14 日初诊。患者婚后 3 年不育,夫妻同居,性生活正常。未避孕。7 年前曾患急性附睾炎,经治而愈。其后间断发作,每以受惊、劳累为诱因,痛引少腹,时轻时重,服用中西药治疗,难以断根。3 次查无精子。刻诊:双侧睾丸隐痛痛引少腹,阳痿阴冷,舌淡苔薄白,脉细弦。精液常规未见精子。精液量 0.9ml,pH6.4。体检:双侧附睾头部触及小结节。B 超:双侧附睾头部小囊肿,分泌物细菌培养支原体阳性。证属正虚毒恋。治拟扶正化毒,温清并进。处方:生地黄 10g、熟地黄 10g、南沙参 10g、北沙参 10g、天冬 10g、麦冬 10g、红花 6g、白花蛇舌草 15g、皂角刺 10g、川续断 10g、柴胡 10g、

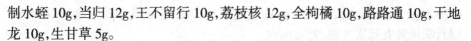

制水蛭 10g,当归 12g,王不留行 10g,荔枝核 12g,全枸橘 10g,路路通 10g,干地龙 10g,生甘草 5g。

治疗经过:上方先服 12 剂,症状基本消失,体征显著改善。再服 45 剂。复查细菌培养支原体转阴。体检:双侧附睾头部小结节未触及,B 超提示:睾丸附睾未见明显异常。精液量 1.2ml,pH7.0,精子计数 0.07 亿 /ml,精子活力(a+b)26%,仍守原方加服聚精丸 6g,每日两次。前后共服半年,精液常规:精液量 1ml,pH7.1,精子计数 0.09 亿 /ml,活力(a+b)41%。建议 IUI(宫内人工授精)治疗。

案 2:高某,42 岁,江苏江阴人,2009 年 11 月 26 日初诊。婚后 3 年不育。夫妻同居,性生活正常。未避孕。女方月经正常。妇检正常。男方 4 次查无精子。性激素正常。染色体正常。在多家医院中西医治疗无效。乃来求治。追询患者自幼喜玩耍,约 16 岁时爬树不慎,从 7 米高处跌落,会阴着地挫伤,睾丸肿痛。之后渐自愈,未介意。诊得患者双侧睾丸约 18ml,质地正常。双侧附睾头部可扪及黄豆大结节,质中等,轻压痛,精索稍粗。既往体健,除大便干结,2～3 天一行,余无明显不适。脉细带涩,舌边有淡紫气,苔薄白微黄。辨证为精道阻塞,精虫难处。治拟化瘀血,通精窍。方用聚精枸橘汤合血府逐瘀汤加减。处方:生熟地(各)10g,天麦冬(各)10g,当归 10g,川牛膝 12g,红花 6g,桃仁 10g,枳壳 10g,赤芍 10g,制水蛭 10g,柴胡 6g,甘草 5g,川断 10g,全瓜蒌 12g,失笑散 15g,枸橘李 10g。

上药加减服用 3 月,即中断治疗。后电话随诊,女方已妊娠足月顺产一子。

案 3:陶某,31 岁,南京雨花区,2010 年 7 月 26 日初诊。婚后 3 年不育。夫妻同居,性生活正常,未避孕 1.5 年至今未孕。女方 B 超为小卵泡,余正常。男方有"甲亢"病史,尿路感染病史 3 年余。初诊时作第一次精液常规检查为无精症(离心沉淀),精液量 1.8ml,pH7.5。性激素:T208.58,FSH11.71,E254,LH5.11,PRL684。体检:左睾丸 10ml,右睾丸 8ml,质偏硬。

治疗经过:

第一阶段(2010 年 7 月 26 日～12 月 28 日)先用中药活血化瘀剂,并用 HCG5000u,肌注,每周 3 次。至 2010 年 12 月 18 日在南京医科大学生殖医学实验室检查精液常规仍无精子。糖苷酶 10.9u/L,果糖 3889mg/L,ACP(酸性磷基因酸酶)118.2,Zn1.4。染色体 46,xy(小 y)。AZF(无精子):YRRM(+),DAZ(-),DYS240(-)。考虑为睾丸前、睾丸性无精症。嘱其放弃治疗,患者不愿,求治于徐福松教授。

第二阶段(2010 年 12 月 18 日～2011 年 1 月 18 日)当时睾丸抽痛,小便黄,口干,脉细弦,舌淡苔薄白。单用验方聚精枸橘汤治之。药用:生熟地(各)10g,枸杞子 10g,沙苑子 10g,柴胡 10g,制水蛭 10g,全枸橘 12g,川牛膝 10g,怀牛膝 10g，桑椹子 10g，红花 10g，白花蛇舌草 15g，皂角刺 10g，干地龙 10g。另服六味地黄丸每次 8 粒，每日两次。

第三阶段（2011 年 1 月 18 日～4 月 16 日）上药服用 1 月后，睾丸痛、溲黄、口干消失。自觉平时怕冷，脉细弦，舌淡苔薄白。汤药原方加减，中成药改为桂附地黄丸每次 8 粒，每日两次。紫河车颗粒每次 2g，每日两次。连服 3 月余。复查精液常规仍无精子。双侧附睾头部增厚，触痛明显。双侧睾丸各约 8ml。脉沉细，舌淡苔薄白微黄。考虑合并梗阻性无精症，乃进入第四阶段治疗。

第四阶段（2011 年 8 月 6 日～11 月 26 日）除按上法治疗外，再加服血府逐瘀口服液每次 1 支，每日两次。至 10 月 29 日，复查性激素 T10.27，E228.32，LH9.16，FSH12.75，PRL219。11 月 26 日复查精液常规，精液量 5.6ml，60 分钟不液化，pH7.2，离心沉淀发现 3 枚不活动精子，1 枚为针头精子，1 枚为圆头精子，1 枚形态正常。最后评价为有效病例。现正按原法继续治疗。

# 第二十章　经方与临床

经方有三,《汉书·艺文志》医家类,记载经方十一家,是指汉以前的临床著作,皆属于经验方之类;《黄帝内经》《伤寒论》《金匮要略》经典著作中的方剂。临床上所言"经方"是指《伤寒杂病论》诸方。

张仲景所著《伤寒杂病论》确立了辨证论治的原则,严密选择疗效可靠的方药。内容包括"伤寒"和"杂病"两大部分。北宋时代经过医官孙奇、林亿等人的校正,成为今天看到的《伤寒论》和《金匮要略》两部书。《伤寒论》编22篇、397法、立113方;《金匮要略》定25篇、立262方。《伤寒杂病论》全书贯注了"六经论治"和"八纲辨证"。六经论治是从《黄帝内经·素问》中的六经理论引出,而加以发展,创立了六经论治。所谓六经,就是三阳经(太阳经、阳明经、少阳经)和三阴经(太阴经、少阴经、厥阴经)。仲景把疾病发展过程中所出现的各种症状,根据病人体质的强弱,引起病理生理的变化现象,以及病势进退缓急等变化,加以综合、分析,用三阳经、三阴经,归纳成为六个证候类型。并配以方药治之。

《伤寒论》113方分属六经,重点在于六经病之主证主方,主方随证而设。如"太阳病"提纲为"太阳之为病,脉浮,头项强痛而恶寒"。主方是麻黄汤、桂枝汤。阳明病提纲是"阳明之为病,胃家实也"。主方为白虎汤、承气汤。少阳、太阴、厥阴病也然,各有主证与主方。然而,六经各自之主证与主方,仍应通过辨证准确,用得恰当,才能获效。八纲辨证是书中贯彻辨证论治的具体原则。所谓八纲:阴、阳、表、里、寒、热、虚、实,是也。以八纲视之,诸方分主阴阳、寒热、表里、虚实。芍药甘草汤与桂枝甘草汤为阴阳之主方;桂枝、麻黄、柴胡、越婢、承气、抵当、陷胸、泻心为表里之主方;四逆、理中、真武、白虎为寒热之主方;五苓、栀子为虚实之主方。

《金匮要略》以脏腑立论,论治杂病达45种之多,其方亦纳为八法,统于八纲。《金匮要略》方的八法即汗法,麻黄加术汤;吐法,瓜蒂散;下法,下瘀血汤、大黄䗪虫丸;和法,小柴胡汤;温法,苓桂术甘汤、肾气丸、大乌头煎、通脉四逆汤之类;温补相配的当归生姜羊肉汤。清法,白虎加人参汤、白头翁汤;消法,鳖甲煎丸、枳术汤。补法,黄芪建中、酸枣仁汤、肾气丸、当归生姜羊肉汤均属之。

《伤寒杂病论》不仅创立了辨证论治原则,严谨的选方用药准则,奠定了理、法、方、药的理论基础。涵盖了六经论治、八纲辨证、治疗八法,并开创了研究男子生殖障碍之先河,并为男科病的辨证论治奠定了基础。有关男科病方面论述篇幅较少,如《金匮要略·血痹虚劳病篇》说:"夫失精家,桂枝加龙骨牡蛎汤主之"等。但一些方剂,如桂枝汤治睾丸炎,肾气丸治不育,当归生姜羊肉汤治阳痿,小儿尿床,大柴胡汤治不射精症,真武汤治前列腺肥大,黄土汤治血精,柴胡加龙骨牡蛎汤治失精,桂枝茯苓丸治精索静脉曲张,升麻鳖甲汤治阴汗等方用于治疗男科疾病亦佳。

## 一、麻黄附子细辛汤

麻黄附子细辛汤源于《伤寒论》。原文为:"少阴病,始得之,反发热,脉沉者,麻黄附子细辛汤主之"。药物组成及用法:麻黄二两(3~10g),附子一枚(5~10g),细辛二两(3~6g)。上三味,以水一斗,先煮麻黄,减二升,去上沫,纳诸药,煮取三升,去渣。温服一升,日三服。方证指征:无汗,恶寒感明显,发热或不发热;精神萎靡,倦怠感明显,面色晦滞而缺乏光泽,手足冷;脉沉弱,或沉细,或沉迟。舌质淡苔白润。徐福松教授指出,现代人不良的生活习惯,如过度贪凉;不好的性观念及性行为,如过度手淫,房事不节;不利的精神状态,如恐惧,紧张,过度兴奋,缺乏信心,野外苟合,极度疲劳等,都会引起寒入少阴,阳气不运,从而出现麻黄附子细辛汤证。多用于阳痿,不射精,缩阳症等病。本方证的病机特点是:表实里虚,辨证阳气虚为主。凡符合方证指征的男科病症,均可应用,体现异病同治的特点。

## 二、四逆散

《伤寒论》曰:"少阴病,四逆,其人或咳,或悸,或小便不利,或腹中痛,或泄利下重者,四逆散主之。"药物组成及用法:柴胡(6~10g),芍药(6~30g),枳实(6~10g),炙甘草(3~10g)。上四味,各十分,捣筛。白饮和服方寸匕,日三服。现多作煎剂。方证指征:柴胡证或为对疼痛敏感,经常手冷,易紧张,肌肉易痉挛的柴胡体质;胸胁苦满,疼痛,腹痛腹胀。脉弦,舌质坚老而黯,或舌有紫点。徐福松教授认为,人们生活水平提高,饮食结构的改变,嗜食膏粱厚味,辛辣烟酒,出现湿热痰瘀为患;竞争意识增强,生活节奏加快,所愿不遂,事与愿违,导致情志致病增多;男性承受的压力空前加大,长此以往,许多男人出现肝失疏泄,脾气被困,清阳不达四末之"阳郁四逆"症。本方证可运用于许多男科疾病,当辨证论治。以本方加味治疗阳痿、睾丸痛、早泄、附睾炎、慢性前列腺炎、滑精症、血精症、不射精症、缩阳症、精索静脉曲张疗效颇佳。

## 三、当归四逆汤

《伤寒论》曰"手足厥寒,脉细欲绝者,当归四逆汤主之"。药物组成及用法：当归三两（6～10g），桂枝三两（6～10g），芍药三两（6～15g），细辛三两（3～5g），炙甘草二两（3～10g），通草二两（6g），大枣二十五枚（20g），上七味，以水八升，煮取三升，去渣。温服一升，日三服。方证指征：手足厥寒，麻木，冷痛，甚至青紫；脉细；腹痛，头痛，或腰痛，腿痛，脚痛；舌淡苔白。本方用于血虚而寒凝经脉证。病因为血虚有寒，病机为寒伤血气，脉道塞滞。临床常用于虚寒疼痛性疾病。用此方辨治小儿鞘膜积液、精索静脉曲张、慢性前列腺炎、慢性附睾炎、阴缩者。

### 四、肾气丸

《金匮要略》曰："虚劳腰痛，少腹拘急，小便不利者，八味肾气丸主之。"药物组成及用法：干地黄八两（240g），薯蓣四两（120g），山茱萸四两（120g），泽泻三两（90g），茯苓三两（90g），牡丹皮三两（90g），桂枝、炮附子，各一两（各30g），上为末，炼蜜为丸，如梧桐子大。每服15丸（6g），加至25丸（10g），酒送下，日再服。亦可按原方比例酌减作煎剂。方证指征：腰痛脚软，半身以下常有冷感；少腹拘急，小便不利，或小便反多，入夜尤甚，阳痿早泄；舌淡而胖，脉虚弱，尺部沉细或沉弱而迟。肾气丸是临床上常用之良方，在男科亦是良剂。徐福松教授指出：在辨证论治的前提下，本方可应用于诸多男科疾患如前列腺增生症、不育症、性功能障碍、男性乳房发育症、性功能低下、早泄、慢性前列腺炎。

### 五、桂枝龙骨牡蛎汤

《金匮要略》曰："失精家，少腹弦急、阴头寒、目眩发落。"药物组成及用法：桂枝三两（5～10g），芍药三两（6～10g），炙甘草二两（3～6g），生姜三两（6g），大枣十二枚（12g），龙骨三两（10～20g），牡蛎三两（10～20g）。上十二味，以水八升，煮取四升，纳大黄，切如棋子，更煮一、二沸，去渣。温服一升。方证指征：胸腹动悸、易惊、自汗盗汗、失眠多梦；脉浮大而无力，舌质嫩红、苔少。张锡驹《伤寒论直解》认为，"……用龙骨以保心气，牡蛎以益肾精，桂枝甘草所以资助中焦，而交通上下阴阳之气也"。因此本方具有调和阴阳，镇潜摄纳，适用于阴阳两虚，阴阳失调之梦遗失精等症，使阴阳复，精神交，精乃内守。以本方加减治疗不射精、慢性前列腺炎伴遗精、早泄等。

### 六、大黄䗪虫丸

《金匮要略》曰：五劳虚极羸瘦，腹满不能饮食，食伤、忧伤、饮伤、房室伤、饥伤、劳伤、经络营卫气伤，内有干血，肌肤甲错，两目黯黑。缓中补虚，大黄䗪虫丸主之。药物组成及用法：大黄十分（蒸）（300g），黄芩二两（60g），甘草三两（90g），桃仁一升（60g），杏仁一升（60g），芍药四两（120g），干地黄十两（300g），干漆一两（30g），虻虫一升（60g），水蛭百枚（60g），蛴螬一升（60g），䗪虫半升（30g）。上十二味，末之，炼蜜和丸小豆大，酒饮服五丸，日三服。方证指征：少腹部疼痛或有硬块，腹满感，腹胀感；形体消瘦，面色黧晦，肌肤干燥如鳞甲，两目黧黑；舌质黧紫，或舌见瘀斑，脉细涩。本方证用于正气虚损，瘀血内停之干血劳。《金匮心典》记载：有"润以濡其干，虫以动其瘀，通以去其闭"之效。用本方治疗前列腺增生症、慢性前列腺炎、精液不液化症、精囊炎性血精。

经方在男科病的治疗中占有很重要的地位。值得注意的是，男科疾病毕竟有自身的特点，运用经方亦要在有是证、用是药基础之上，结合男科病固有的生理、病理发展演变规律；圆机活法，据病情灵活化裁，斟酌用量。

## 七、验案举例

案1：包某，男，44岁，工人。2010年7月22日初诊。患者尿频、余沥不尽2年余。曾经多家医院检查，诊断为慢性非细菌性前列腺炎。刻诊：尿频，夜尿3次，伴有余沥不尽，口干，汗出，大便2日1行。舌淡苔白。脉细。证属太阳、太阴、阳明合病。治拟解表化饮、利湿清热排脓。五苓散合赤小豆当归散：桂枝、苍术、泽泻、猪苓、当归各10g，茯苓12g，赤小豆15g。7剂，水煎温服，每日2次。

二诊（2010年7月29日）：服上药后，尿频明显减少，白天小便6次，偶有夜尿，余沥不尽尚有，大便偏溏，口中和，汗出怕风，会阴偶有刺痛。舌淡、苔白，脉细。证属太阳、太阴合病，营卫不和、湿毒瘀阻，桂枝汤合赤小豆当归散加减：桂枝、白芍、防风、当归、血余炭各10g，赤小豆各15g，炙甘草6g。7剂。

三诊（2010年8月4日）：尿频已除，余沥减轻，余症消失。上方加薏苡仁30g，续服7剂而痊愈。

按：慢性前列腺炎属中医"精浊"范畴。本例患者初诊症状为尿频、余沥不尽、口干、汗出、舌淡、苔薄白，脉细。辨六经属太阳、太阴、阳明合病，辨方证属五苓散合赤小豆当归散证，故立解表化饮、利湿清热排脓，予五苓散合赤小豆当归散而取效。将五苓散方证归入太阳太阴阳明合病中，指出本方证的辨证要点为：太阳表虚证兼见心下停饮、小便不利、口干等。临证凡见汗出、口干、尿频或尿不利者，当属外邪里饮之太阳、太阴、阳明合病，为五苓散证。本方集猪苓、茯苓、泽泻、白术（苍术）等药，重在逐内饮；桂枝降气冲以解外，诸药配伍，解表利水，故治外邪内饮化热，脉浮，气冲水逆，渴而小便不利者。赤小豆当归散方见于《金匮要略·百合狐惑阴阳毒病脉证并治第三》，其曰："病者脉数，无热，微烦，默默但欲卧，汗出，初得之三四日，目赤如鸠眼，七八日目四眦黑，若能食者，脓已成也，赤小豆当归散主之。"《金匮要略·惊悸吐衄下血胸满瘀血病脉证并治第十六》曰："下血，先血后便，此近血也，赤小豆当归散主之。"方中赤小豆利湿排痈肿脓血，当归养正祛瘀。慢性前列腺炎可当"痈"治疗，属

"疮疡"范畴。赤小豆汤取其利湿活血之功,与五苓散合用,解表化饮、利湿排脓,方证相对,故复诊即见尿频明显减少,且见口中和、汗出怕风、会阴偶有刺痛等,证转为营卫不和、湿毒瘀阻,故取桂枝汤合赤小豆当归散加减,乃方随证变,随证治之。

案2:储某,67岁。排尿困难近十年,1997年7月19日出现急性尿潴留,行导尿术,及已烯雌酚及抗生素等治疗无效,靠留置导尿管维持。刻诊:小便不通,大便已8日未解,脐周痛。舌质紫黯瘀斑,苔浊垢,脉沉弦涩。下瘀血汤加味:大黄20g,桃仁15g,地鳖10g,车前子15g,沉香(后下)3g。3剂大便解。10剂去导尿管,小便断续而下,续用济生肾气丸加味,共30余剂而愈。

按:癃闭为老年人常见病,多因前列腺肥大所致。症见小便不通或点滴而下,小腹胀痛难忍,往往伴大便秘结。审证求因,多系瘀血败精阻于溺窍。《内经》云:"小大不通谓之急",故本病治疗当求速效。目前西医对该病治疗多是先行导尿,服已烯雌酚及抗生素,辅以针灸、热敷。诸法无效时,只有进行手术。患者不愿手术,选用下瘀血汤加味:大黄化瘀通下,桃仁、地鳖破瘀活血,加车前子走前阴通利水道,沉香降气散结助膀胱气化。

案3:常某,23岁,工人,1997年6月18日初诊。阴茎异常勃起月余。平素嗜酒,近期感冒发热病后误食辛辣之品,阴茎勃起长达数小时,行房泄精后亦不倒。刻诊:阳强伴咽干口燥,便秘面赤,舌质红,苔根黄厚,脉沉滑数。予调胃承气汤:生大黄1g,生甘草10g,芒硝15g(分2次冲服)。3剂症解。续以六味地黄汤加黄柏、玄参、白芍善后。

按:调胃承气汤治强中强中症多为湿热下注、灼伤阴液,阳盛为患。急则治标,仿急下存阴法,当荡热软坚,症解后续以养阴善后。选用调胃承气汤:以大黄荡热,配甘草苦甘化阴;芒硝咸能软坚直抵下焦,共奏荡热软坚之功。

案4:秦某,43岁,工人。1997年7月16日就诊。阴缩2小时。当日凌晨5时同房,事后汗出淋漓,淋浴贪凉,6时少腹疼痛,无汗恶寒,肢冷囊缩。经注射654-2(山莨菪碱)、庆大霉素针等,症未缓解。今晨9时行B超、X线、小便常规等检查未见异常。刻诊:四肢逆冷,面唇苍白。舌淡苔白滑。脉沉细,风寒直中少阴,予麻黄附子细辛汤:麻黄10g,附子15g,细辛5g。3剂痛止肢温。续以附子汤善后。

按:麻黄附子细辛汤治房后腹痛房事后精气两耗,疲乏汗出,卫表不固。体虚者若贪凉入浴或以电扇、空调取冷而图一时之快,常致风寒直中少阴。症见恶寒肢冷,头身酸痛,少腹冷痛,阴囊拘急。选用麻黄附子细辛汤:麻黄、细辛辛温散风寒,附子温肾助阳止痛。

案5:留某,34岁,会计师。1999年4月27日初诊。阳痿3年。经查均正常,屡用鹿茸、丙酸睾丸素及填精壮阳中药未效。刻诊:阳痿不举,举而不坚。

舌淡红苔白。脉沉细无力。予芍药甘草附子汤加味:白芍 30g,炙甘草 10g,附子 15g,蜈蚣 2 条,仙灵脾 15g,巴戟天 15g。14 剂阳事可举。

按:张景岳曰:"凡阳痿不起,多由命门火衰,精液虚冷,或以七情劳倦,损伤生阳之气,多致此证,亦有湿热炽盛,以致宗筋弛纵而为痿弱者……有火无火,脉证可别,但火衰者十居七八,而火盛者仅有之耳。"又云:"善补阳者,必于阴中求阳,则阳得阴助,而生化无穷。"对阳痿之舌淡脉弱的阳虚证,纯用刚燥之药,往往欲速不达,当配合养阴填精之品。选用芍药甘草附子汤。方中以芍药、甘草酸甘化阴,敛补阴精;附子、炙甘草辛甘化阳,鼓舞阳气;炙甘草补脾而输精于肾。药虽三味,但双补阴阳。临床用本方加温阳解痉之蜈蚣、填精补肾之仙灵脾为基础方,偏阳虚者重用附子,并增巴戟天,偏阴虚者重用芍药,并增甘杞。

案6:焦某,33 岁,教师。2001 年 3 月 26 日初诊。同房不射精 3 年。性欲正常,事后少腹胀痛。屡药未效。刻诊:少腹部隐痛胀闷不适感,追述少时曾撞伤少腹。脉细弦。舌黯晦苔薄白。证属瘀阻精室,肝郁气滞。予桂枝茯苓丸加味:桂枝、茯苓、丹皮、桃仁、车前子、柴胡各 10g,赤芍、王不留行各 20g。服 7 剂,少腹胀痛除。前方续进半月。隔年随访已生一子。

按:功能性不射精临床虽有肾阴亏损、肾阳衰惫、肝郁气滞、湿热下注等不同证型,但据"审证求因"之旨,则有共同基本病机——瘀阻精窍。治疗当以化瘀通窍为基本原则。选用桂枝茯苓丸加味。方中桂枝、茯苓、赤芍,桃仁、丹皮化瘀而不伤正气,加王不留行增强化瘀之功,车前子、牛膝引药直捣精室。肾阴亏损加大补阴丸,肾阳衰惫加巴戟天、韭子;湿热下注加龙胆草、蚕砂;肝郁气滞加柴胡。

案7:张某,45 岁,工程师。1994 年 2 月 28 日就诊。左侧睾丸肿痛 3 个月。经西药、理疗等治疗近 2 个月无效,症状渐剧。刻诊:左侧睾丸肿大,触之痛甚。舌赤苔黄厚腻。脉弦滑数。予四逆散加味:柴胡、枳实、黄柏各 10g,昆布、橘核各 10g,龙胆草 5g,蒲公英、赤芍各 15g,甘草 6g。服 28 剂,肿痛尽除,睾丸大小及性功能正常。

按:《灵枢·经脉篇》:"肝足厥阴之脉……入毛中,过阴器,抵少腹……",明确指出肝经与前阴的关系。睾丸炎属"子痛"、"子痈"。多由肝郁气滞血瘀或夹肝经湿热下注所致。选用四逆散加味。方中柴胡、枳实、白芍、甘草疏肝解郁,加橘核理气止痛,昆布软坚散结,蒲公英清热解毒;湿热下注者加龙胆草、黄柏,瘀斑血热者加丹皮、赤芍。

案8:王某,男,29 岁。阴囊肿胀 3 个月。近来逐渐增大,重坠不适,行动不便。刻诊:阴囊肿大,触之有囊性感,不红不热,无压痛,舌质淡苔白腻。脉沉细。证属膀胱气化不利。用五苓散加减。处方:猪苓 10g,桂枝 6g,茯苓

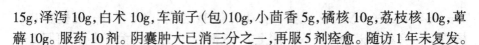

15g,泽泻10g,白术10g,车前子(包)10g,小茴香5g,橘核10g,荔枝核10g,萆薢10g。服药10剂。阴囊肿大已消三分之一,再服5剂痊愈。随访1年未复发。

按:睾丸鞘膜积液中医称之为水疝。对病机属膀胱气化不利,水气停蓄者,可首选五苓散化气行水。对水湿郁久化热者,可酌情加用黄柏、木通、车前子;对寒湿偏甚者,肉桂易桂枝,并加小茴香等药。

案9:李某,男,56岁。诉近半年来夜尿4~5次,每次排尿时间比以往延长,会阴部稍有坠胀不适感。B超检查提示前列腺增生,舌淡苔薄白。脉缓。处方:茯苓10g,泽泻10g,白术10g,桂枝6g,猪苓10g,当归10g,浙贝母10g,苦参10g,生黄芪15g,升麻3g,益母草15g。服14剂后,夜尿2次,每次尿量增多,排尿顺畅。再服7剂,自觉恢复到以往状态.嘱其继服7剂。后随访1年余正常。

按:前列腺增生是男性中老年人常见病。其主要临床症状小便不畅,点滴而出。五苓散化气行水,治之甚妙。当归贝母苦参丸出自《金匮要略》:"妊娠,小便难,饮食如故,当归贝母苦参丸主之。"方中当归活血,贝母软坚,苦参清热燥湿,与五苓散合用,相得益彰。瘀血明显者亦可合《金匮要略》桂枝茯苓丸,年老体虚者可加黄芪益气,反佐少许升麻,寓提壶揭盖之意。

案10:姜某,男,35岁。阴部潮湿4年。近来日渐加重,闷热不适,瘙痒,内裤常黄染,尿短赤,舌质淡红苔黄腻。脉弦滑。湿热久羁下焦。治以清热祛湿。方用五苓散加减。处方:茯苓10g,泽泻10g,苍术、白术各10g,桂枝5g,猪苓10g,赤小豆30g,生炒薏苡仁(各)15g,苦参15g。服药10周,阴囊潮湿、闷热不适、瘙痒诸症均有不同程度缓解,再服2周而愈。

按:阴汗是指阴囊、会阴部潮湿的病症。有肾阳不足,寒湿内生者;有肾阴不足,虚火迫津外泄者;属湿热下注者最为多见。兼见小便不利,阴痒,局部闷热,内裤黄染,舌多腻。可用五苓散合四妙散,或合赤小豆、苍术、薏苡仁、苦参等清热燥湿止汗。

案11:应某,男,39岁。形体壮实,平素嗜酒。近2年来性欲强烈,阳物易举,交后阴茎持久坚挺不痿。刻诊:阴茎胀痛不适,烦躁难眠,口苦口干,小便短赤,溺时尿道灼涩疼痛。舌红苔黄。脉弦数。证属热郁肝经,湿热下注。宜清透肝胆,佐以清热利湿。处方:柴胡10g,黄芩10g,法半夏10g,党参10g,生甘草3g,黄柏10g,生地黄10g,牡丹皮10g,泽泻10g,车前子(包)10g。服上方2周后,性欲减退,烦躁难眠、口干苦,小便短赤、尿道灼痛等症均有好转。再服10剂,性交后阴茎坚挺时间缩短,阴茎无胀痛而愈。随访1年未发。

按:强中又称阳强,该病不外乎虚、实证,实证属肝胆热甚者,用龙胆泻肝汤;属肝胆郁热者,用小柴胡汤疏利肝胆可获良效。

案12:乔某,35岁。双侧睾丸坠胀隐痛月余,阴囊有轻微触痛,但无红肿,行走时牵引睾丸,疼痛加剧。舌质淡苔薄白,脉弦。为热郁少阳。处方:柴胡

10g,黄芩10g,法半夏10g,党参15g,生甘草3g,赤芍、白芍各10g,荔枝核10g,橘核10g,乌药10g,小茴香6g。服上方15剂后,上述诸症大有改善,再服上药15剂后病愈。

按:子痛相当于睾丸胀痛、慢性睾丸炎、附睾炎及某些结核性睾丸炎所致的睾丸胀痛,多属肝经郁热。临床表现以单侧或双侧睾丸坠胀隐痛、尿黄为特征。可用小柴胡汤清透肝经郁热,佐荔枝核,橘核,生牡蛎软坚散结止痛。

案13:苟某,男,37岁。1996年10月12日初诊。诉阳事不举3个月余。刻诊:面色萎黄,精神不振,阳痿,有欲望而阳具不能举,夜尿频多,失眠多梦,腰膝酸软,舌淡苔白,脉沉细无力。患者房事过频,肾精亏损,血失濡养,宗筋失润,阳事不举。治法:补肾养血,通阳起痿。方药:当归生姜羊肉汤加葱白15g。

二诊(1996年10月15日):服上方3剂后,有晨勃现象,继服上方7剂。

三诊(1996年10月22日):患者欣喜而告余,阳具已举,性事正常,嘱其劳逸结合,不要纵欲,以巩固疗效。

按:当归生姜羊肉汤出自《金匮要略》。此方具有补血和血、通阳起痿之功。当归:"甘辛温,入肝、心、脾经,补血和血,能补、能走、能通。"生姜:辛微温,入肺、脾胃经。发表散寒,通阳。"故能散能通。羊肉:"甘温甜,补益生血。"《金匮要略心典》云:"羊肉者,补虚益血也"。

案14:刘某,10岁,学生。2006年4月10日初诊。尿床8年,多方求医,服药繁杂而无效。刻诊:面色淡白,神疲倦怠,睡眠深沉,不易叫醒,每晚尿床2~3次。舌苔薄白。脉细无力。先天禀赋不足,肾气未充,气化无力,膀胱失约。治法:补气养血,益肾缩泉。方药:当归生姜羊肉汤加益智仁10g。

二诊(2006年4月13日):患儿服上方3剂后,夜尿减少,每晚尿1次,精神转佳,上方加炙麻黄6g,又服14剂。

三诊(2006年2月27日):不尿床已有4日,面色红润,奔跳有力,嘱继服上方7剂以巩固疗效。

按:本方不仅可以补养气血,益智仁补肾缩泉,麻黄入肺宣通,肺为水之上源,肾为水之大主,肺肾通调水道,气化正常,则膀胱约束有力,排尿自能控制。

案15:倪某,男,34岁,医生。2008年3月15日初诊。不射精4年。刻诊:结婚4年不育,性交时从未射精,阳强难忍,房事持续1小时而不射精,心情苦闷,烦躁易怒,大便秘结,腰困多梦,舌红苔薄黄。脉弦。患者素体肝旺,郁怒伤肝,肝失疏泄,精关郁滞而精不能射。烦躁易怒,多梦便秘,舌红脉弦乃肝郁化火之证。治法:疏肝泄火,舒郁疏精。方以大柴胡汤加淫羊藿、巴戟天、急性子。处方:柴胡10g,黄芩10g,芍药10g,半夏6g,生姜5g,枳实10g,大枣10g,生大黄6g,淫羊藿10g,巴戟天10g,皂角刺10g。每日1剂,服上方14剂。

二诊:患者自觉心情舒畅,多梦便秘已愈,但仍不能射精。上方加王不留行、路路通各 15g。继服 21 剂。

三诊:服上方 14 日后已能射精,嘱其服知柏地黄丸以巩固疗效。7 个月后,患者喜告,妻已孕。

按:大柴胡汤治疗少阳阳明合病之方,和解少阳,内泻热结。本方系小柴胡汤去人参、甘草,加大黄、枳实、芍药而成,也是小柴胡汤与小承气汤两方加减合成。不射精症重在疏肝解郁,清泄热结,疏郁通精。

案 16:麻某,男,67 岁,教师。2008 年 5 月 24 日初诊。排尿困难 3 年多,加重 1 月。B 超查出前列腺肥大。刻诊:尿频尿等待,每次尿量约 20ml 左右,伴有尿痛、会阴部下坠,尿色黄,心慌,头晕乏力,下肢浮肿,按之凹陷。脉沉细弱。舌淡苔白润。肾阳虚衰,水道不调。治法:温阳利水,通调水道。方以真武汤加桃仁、桂枝、生黄芪、琥珀、白茅根。处方:茯苓、白芍各 9g,炮附子 10g,白术 6g,生姜 12g,桃仁、桂枝各 15g,生黄芪、白茅根各 30g,琥珀 3g(冲)。水煎服,每日 1 剂。服上方 9 剂后,尿频、尿痛症状明显缓解。继服上方 35 剂后,下肢浮肿全消,小便通畅,诸症俱除。为巩固疗效,嘱其服金匮肾气丸 2 个月以善后,随访 1 年,未见复发。

按:真武汤源自《伤寒论》,由茯苓、芍药、白术、生姜、附子五味药组成。为肾阳虚导致脾阳虚,水湿不运内聚而设;肾阳虚是本,水湿内停是标。本例脉证相合,故用真武汤加味治之。

案 17:蔡某,男,23 岁,农民。2011 年 2 月 22 日初诊。婚后 2 年未育。刻诊:结婚 2 年一直未育,性生活尚协调,腰酸膝软,失眠多梦,脉细数。舌红少苔。女方正常。精液常规检查:精液量 3.5ml,精子计数 0.12 亿／ml;PR20%,畸形率 95%。证属肾精亏损,肾阴不足,阴损及阳。治法:滋肾壮阳,益肾生精。方药:肾气丸合人参汤。

二诊(2011 年 3 月 23 日):服上方 1 个月后,自觉腰已愈,寐安。继服上方 30 剂。

三诊(2011 年 4 月 22 日):化验精液常规:精液量 2ml;精子计数 0.34 亿／ml;PR35%。畸形率 82.9%。7 个月后,患者来告其妻已孕。

按:肾气丸由熟地黄、山药、山萸肉、茯苓、泽泻、牡丹皮、桂枝、附子组成,重在补肾助阳。方中重用地黄滋阴补肾,填精益髓;因肝肾同源,互相滋养,故配山萸肉以补肝益肾,又因补益后天(脾)可以充养先天(肾),故取山药健脾以充肾,共同增强滋补肾阴的作用。在此基础上,再配少量的桂枝、附子温补肾阳,意在微微生长肾中阳气,深寓"阴中求阳"的奥义,正如明代大医家张景岳所说:"善补阳者,必于阴中求阳,则阳得阴助而生化无穷。"至于方中所配泽泻、茯苓是为渗湿利水,所配牡丹皮是为清肝泻火,与补益药相配,意在补中寓泻,以使补而不滞。诸药合用,共奏温肾益精之功,是一首补性平和之方。现代研究本方能改善垂体 - 肾上腺皮质功能;能增强大鼠前列腺和精囊的重量,呈现性激素样作用。因此治疗少精、精子活率低有效。人参汤由人参、甘草、干姜、白术组成,意在补益后天(脾)增强补气生精之功。水煎服,每日一剂,服上方 30 剂。

案18:司徒某某,男,北京人。2002 年 7 月 22 日初诊。精中带血已 1 个月余。刻诊:每次同房后精中带血,色黯红,无射精痛,神疲倦怠,腰酸乏力。舌淡苔白。脉弦细。证属脾虚肝旺,虚火扰动精室,迫血妄行。治宜温脾泻肝,和血清热。方以黄土汤加白茅根、小蓟。处方:干地黄、白术、阿胶、黄芩炭各 9g,附子 9g,白茅根 30g,小蓟 15g。每日 1 剂,服上方 8 剂。

二诊:腰酸减轻,精神好转,精液中带有少量血丝,色淡。继服上方 15 剂。

三诊:精液中已不带血,诸症悉除。嘱其戒酒、辛辣之品,调房事以巩固疗效。

按:黄土汤源自《金匮要略·惊悸吐衄下血胸满瘀血病脉证治第十六》"下血,先便后血,此远血也,黄土汤主之"。具有温阳健脾,养血止血之功,加白茅根、小蓟增强凉血止血之效。

案19:朴某,男,29 岁,研究生。2012 年 10 月 18 日初诊。遗精 2 年。近 2 年来遗精频繁,近 1 个月遗精日渐加重,每隔一天遗精 1 次。伴有记忆力减退,注意力不集中。曾服多种固精补肾之品不效。刻诊:头晕乏力,精神萎靡,夜梦纷扰,遗精频仍,腰膝酸软。舌红苔白。脉弦细。有手淫习惯。遗精过频,损伤肾精,神失所主,扰动精室,阴损及阳,肾气不固,精室失固。法当安神益肾,固精止遗。方以柴胡加龙骨牡蛎汤加酸枣仁、生芪、五味子。处方:柴胡 10g,龙骨、黄芩、生姜、党参、桂枝、茯苓各 10g,半夏 6g,牡蛎 15g,大枣 10g,酸枣仁 15g,生黄芪 20g,五味子 10g,浮小麦 30g。

按:柴胡加龙骨牡蛎汤具有和解清热,镇惊安神之功。原用于治疗伤寒往来寒热,胸胁苦满,烦躁惊狂不安,时有谵语,身重难以转侧。本方治疗遗精,重在安神以固精,神不安则精难固,故先服补肾固精之品不效也。

案20:宋某,男,59 岁。2001 年 5 月 20 日初诊。发现阴茎硬结 1 月余。1 月前偶然发现阴茎右侧有约花生米大小硬结,无明显不适。刻诊:硬结大小如中指头,按压时微痛,勃起时有痛感,性交时痛甚。舌质红有瘀斑,苔黄厚腻。脉沉弦。证属脾虚失运,痰湿瘀阻。宜健脾运湿,化痰散瘀。五苓散合大黄䗪虫丸加味。

按:五苓散由猪苓、泽泻、白术、茯苓、桂枝等 5 味药组成。大黄䗪虫丸由熟大黄、土鳖虫、水蛭、蛴螬等组成。方中主药大黄,逐瘀攻下,凉血清热;土鳖虫攻下积血,辅以桃仁、水蛭、虻虫、干漆、蛴螬协助主药以活血通络攻下积血;佐以黄芩伍大黄,以清瘀热;杏仁伍桃仁,以润燥结,破血降气;生地黄、白芍,养血滋阴;使以甘草和中补虚、调和诸药,以缓和破血药过于迅猛伤正,诸药结合则能祛瘀血,消瘀热,滋阴血,润燥结。

案21:包某,男,44岁,农民工。2000年9月3日初诊。患者平时身体健康,近日加班劳累。昨日半夜自觉阴茎紧缩,少腹拘急疼痛,从睡中惊醒,双手紧握阴茎,似有阴茎内缩腹中之感,坚持到天明遂来就诊。刻下:面色苍白,惊恐,头部冷汗,精神疲惫,干呕,少腹拘急,阴器内缩,抽痛难忍。舌淡苔白,脉沉细弦。乃肝肾不足,寒凝肝脉,经脉凝滞,宗筋失养。治宜温补肝肾,散寒止痛,降逆温中,养血通脉。当归四逆加吴茱萸生姜汤。

二诊(2000年9月19日):阴器内缩,少腹拘急抽痛症状消失。改服附子理中丸以巩固疗效。

按:《伤寒论》中仲景云:"若其人内有久寒者,宜当归四逆加吴茱萸生姜汤"。本例病起于过度疲劳,损伤肝肾,夜半再受风寒,血虚恶寒,寒凝血滞,手足厥逆,气血运行不畅,上干胃系则恶心呕吐,寒凝肝脉,宗筋失养,则少腹拘急,阴器内缩,抽痛难忍,手足厥逆。治当养血散寒,温通经脉,故以当归四逆汤温脉复阳,加入温肝和胃,通阳散寒的吴茱萸、生姜,并以清酒和水共煮,加强其活血祛寒功用,则陈寒痼冷可去而病可愈。病属久寒而方中仍不加干姜、附子,是基于厥阴为阴中之阳之脏,内寄相火,藏营血而应风木,虽有久寒在内,亦不得加入辛燥大热助阳之品,以免扰动风火,耗伤营阴,反生它变。本方确属散寒而不助火,养营血而不滞邪,诚为治疗厥阴营血不足,内有久寒之良方。

案22:项某,男,17岁。2008年5月22日初诊。左侧睾丸坠胀疼痛2周。2周前因剧烈运动,后感左侧睾丸不适下坠。刻诊:睾丸坠胀牵引少腹疼痛加重,尤以下午为甚。B超提示:左侧精索静脉曲张。舌红苔白。脉弦。证属损伤络脉,气血运行不畅。治以活血化瘀,消癥散结。方药:桂枝茯苓丸加味。服药14剂而愈。

按:桂枝茯苓丸具有活血化瘀,消癥散结之功。精索静脉曲张的形成多因先天禀赋不足,肾气不充,筋脉失养;后天因素则多为房劳不节,过耗肾精,肝血不足,气滞血瘀。若所欲不遂则肝气郁结,肝经"络阴器",肝失疏泄则气滞,气滞则血液凝滞,故血管迂曲、扩张。或用力过度,局部气血失和,阴部血脉受损,均可造成局部气血失和,筋脉受损而发生本病。选用桂枝茯苓丸加味,意在活血化瘀,消癥散结的同时,加强疏肝理气,化湿导滞之功。方中桂枝通血脉而消瘀血,助气化而行津液,为君药;桃仁活血,茯苓渗湿,川楝子行气,皂角刺散结,共为臣药;牡丹皮、赤芍、郁金、大腹皮凉血消瘀,行气止痛,利水消肿,共为佐药;甘草调和诸药,为使药。诸药合用,共奏活血化瘀、化湿导滞、消癥散结之功。

案 23：符某，男，34 岁，职员。2004 年 6 月 16 日初诊。阴部潮湿半年余。刻下：内裤潮湿，气味较重，有时阴部奇痒难忍，口干苦。舌红苔黄。脉弦滑。证属心肝火旺，湿热下注，留滞阴部。治拟清心泄肝，升阳利湿。方以升麻鳖甲汤加黄柏 12g，生薏仁 30g，黄芪 15g，苍术 12g，竹叶 10g，煅牡蛎 30g。水煎服，6 剂。

二诊（2004 年 6 月 23 日）：服药后阴部出汗明显减少。继服上方 12 剂。

三诊（2004 年 7 月 10 日）：阴部汗出已止。继服上方 28 剂以巩固疗效。

按：升麻鳖甲汤出自《金匮要略·百合狐惑阴阳毒病脉证治》篇，由升麻、鳖甲、当归、蜀椒、甘草、雄黄组成，有清热解毒散瘀之功能，为治疗感受疫毒所致的"阴阳毒"而设，方中升麻、甘草清热解毒；鳖甲、当归滋阴散瘀；雄黄、蜀椒解毒，以阳从阳欲其速散。总之，本方治阳毒，具有清热、解毒、散瘀、敛汗的作用。主要用于治疗温热留滞所致的阴部多汗症，汗多黏臭，甚或黄染。

案 24：周某，55 岁。2000 年 12 月 26 日初诊。排尿困难 3 年。小便余漓不尽，夜尿 7～8 次，尿细如线，甚则小便点滴而出，身倦乏力。指检：中央沟变浅，B 超：前列腺肥大（4.9cm×4.6cm）。曾服前列欣片，外用消炎痛栓等药，效果不明显。舌质红苔厚腻。脉沉。治以益气活血散结、清热利湿为法。方用当归贝母苦参丸加味。处方：党参 10g，黄芪 15g，当归 10g，浙贝母 12g，苦参 10g，滑石 15g，甘草 5g，三棱 10g，川牛膝 10g，蒲公英 15g，穿山甲 6g，王不留行 15g。服上方 15 剂后，夜尿 2～3 次，排尿通畅，憋胀感消失，但仍有余沥不尽，舌淡红、苔白厚，脉沉弦。上方加琥珀粉 3g 冲服，又进 21 剂后，诸症悉除，经继续调治月余，多次复查 B 超，前列腺均正常。

按：前列腺增生，属中医的"淋证"、"癃闭"范畴，临床以老年最为多见，多为肾虚气结有热、痰瘀阻滞、膀胱气化失司所致。中医治疗多以清热散结、利小便为法。当归贝母苦参丸原为《金匮要略》治疗妇人小便难之方，其病机主要为膀胱热郁、气结成燥，病变重点在下焦，故用当归补血活血润燥，苦参清热结、利湿热。浙贝母化痰散结、清解郁热，现代研究浙贝母还有较好的解痉作用，可解除因前列腺增生压迫尿道括约肌之痉挛。气虚明显者，加党参、黄芪；湿热明显者，加蒲公英、萆薢、败酱草；兼瘀血者，加水蛭、川芎、赤芍，还可选加三棱、莪术、海藻、昆布等软坚破瘀之品。

案 25：达某，39 岁，2000 年 12 月 24 日初诊。阳痿 3 年。伴有睾丸阴茎冷痛，时有滑精、失眠多梦、善太息、情志抑郁。舌淡苔薄白。脉弦细。治以疏肝解郁、行气通络，佐以暖肝散寒。处方：柴胡 10g，枳实 6g，白芍 20g，蜈蚣 2 条，白蒺藜 30g，吴茱萸 3g，甘草 3g 方进 17 剂，阴茎睾丸冷痛消失，精神舒畅。守方再进 21 剂，阴茎已能勃起，同房正常。

按：阳痿多由肝郁气滞、肝胆湿热、惊恐伤肾、命门火衰等原因所致。临床尽管以肾虚为主,但肝气郁结、肝经湿热、脉络痹阻者也不少见。由情志不遂、肝气郁结所致,证见阳事不举、胸胁胀满、善太息或由肝胆湿热下注、湿阻气机所致,表现为阴茎萎软、阴囊潮湿、肢体困倦、心烦口苦、便溏、溲赤;或由脉络痹阻、宗筋失养所致,证见阳事不举,或举而不坚,阴茎紫黯;或由惊恐,"惊则气乱,恐则气下",气机逆乱,而见阳痿不举,伴有心悸、夜多恶梦、胆怯等,以上种种皆不离乎肝。四逆散具疏利、宣通之功。方中柴胡、枳实、芍药、甘草共成疏肝解郁、行气和血之方。肝气郁结较重者,可加郁金香附、九香虫;肝气横逆者,加石决明、牡蛎、羚羊角粉;肝经湿热者,加龙胆草、泽泻、车前子、蛇床子;瘀血阻络者,加丹参、蜈蚣、水蛭、地龙、赤芍;痰郁阻络者,加白僵蚕、露蜂房;命门火衰者,加菟丝子、肉苁蓉、淫羊藿;肝肾阴虚者,加生地、山茱萸、枸杞子;寒滞肝脉者,加吴茱萸、丁香、肉桂;惊恐伤肾者,加石菖蒲、远志、茯神、琥珀;肝血虚者,加熟地、紫河车。

案26:季某,27岁。2001年11月18日初诊。诉睾丸疼痛半月,右侧为甚,痛引少腹,遇寒加剧,阴囊、睾丸发冷发硬,用热水袋热敷则舒。伴腰酸、遗精、小便清。舌质淡苔薄白。脉沉紧。治以助阳散寒、温经止痛。方用麻黄附子细辛汤加味。处方:麻黄9g.熟附子10g,细辛3g,桂枝10g,台乌药10g。干姜9g,橘核15g。3剂痛减,再8剂诸症悉除。嘱进桂附肾气丸半月,以固疗效。

按:子痛,多因素体肝肾不足,阳气亏虚,或感受寒邪,聚结前阴,或肝气不舒,气滞肝脉,阳气部闭而成。临床表现为睾丸冷痛,或掣引少腹,遇寒加重,得热痛减,自觉阴囊、睾丸、小腹冰冷,畏寒肢冷,腰酸,遗精,小便清长,舌质淡、苔白滑,脉紧或沉弦。取麻黄附子细辛汤辛温走窜、助阳散寒之功,直祛下焦肝肾之寒邪,宗筋得温,疼痛得缓。临床上若兼瘀血者可加水蛭、桃仁、川牛膝;兼气滞者加川楝子、沉香、香附、木香、枳实;寒甚者加桂枝、乌药、炮姜;兼痰结者加橘核、海藻、昆布。

# 附：马培之男科医案赏析

徐福松

马培之(1820~1907)名文植,字以行,江苏孟河人。家学渊源,七叶岐黄。祖父马省三,本姓蒋,学医于马氏,就从师姓,以医闻名于世。先生少时补诸生,习中医,精熟灵素、越人、长沙、千金、外台,暨宋元明诸老之著作,靡不淹贯,博采众长,内外兼精,尤擅疡科。及长,治病一丝不苟,从不孟浪,声名鹊起。光绪庚辰(1880年),慈禧太后久病不愈,诏求海内名医,江苏巡抚吴元炳举荐先生进京,主稿定方,疗效卓著,慈禧大喜,御赐二匾额"福"、"务存精要"以彰之。从此名动公卿,声望日隆,邀请诊治无虚日。后先生以疾告南归,悬壶姑苏,求治者摩肩接踵,门庭若市,遂成巨富,好济人困苦,德艺双馨,流芳千古。著有《医略存真》4卷、《外科传薪集》1卷、评校《外科全生集》4卷、《马培之医案》1卷等。观马氏脉证方案600例,男科医案约占1/6,兹精选其中13则赏析之,管中窥豹,咸知稀世之珍。

**阳痿**

陈左 广东 肾为水脏,而真阳寓焉,水弱肝虚,真阳不旺,精不充其力,阳事不兴,已经四载,有时咽干,头痛齿痛。拟养阴中之阳,清肾中之火,俾精来化气,气来生阴,自能入彀。

麦冬 全当归 黑料豆 杜仲 大生地 潼沙苑 枸杞 菟丝饼 茯苓 淮山药 潞党参 小海参

二诊 阳痿之症,有精不足者,有由命门火衰者,有湿热伤肾者。脉象左部平平,惟右关尺小弱。缘脾肾两亏,精气不足,进益气生阴之法,甫服四剂,脉症平平,抱恙有年,难与速效,宗前原方加减。

麦冬 全当归 黑料豆 杜仲 大生地 潼沙苑 枸杞 菟丝饼 茯苓 淮山药 潞党参 小海参 远志肉

三诊 男子以八八为数,年逾六旬,阳事不兴,理之常也。正在壮年,阳痿四载,缘先天禀赋之薄。迭进益气生阴之法,右脉较起,肝火较平。拟填精益水,交合心肾为治。

麦冬 全当归 杜仲 炙生地 远志 潼沙苑 甘枸杞 菟丝饼 淮山药 车前子 潞党参 小海参 广皮 鹿筋 黄精

服十二剂后,加鹿鞭一条合丸。

按：马氏将阴虚阳痿列於首，方论俱朗朗，无片云纤翳，於学者大有裨益也。

## 遗精

吴左　常州　阴虚肝旺，阳明胃经夹有湿热，火掩精窍，频频滑泄，小溲数而不畅，甚则出而忽缩。此气化不及州都，拟养阴清气化火。

北沙参　丹皮　料豆　络石藤　黄柏　茯苓　甘草　麦冬　淮山药　女贞子　泽泻　玉竹

按：阴虚而夹湿热，滋燥最难偏任，唯有滋阴降火，清热燥湿并举，则病无遁情矣。

## 遗精、咳血、痔血

包左　中虚脾损，痰气痹郁，胸闷不舒，肝阳上升，干呛痰中夹红，腰酸足软，痔血遗精，肾水亦亏，胃气不降，咳嗽不爽。拟养阴和胃，兼调脾肺。

北沙参　丹皮　赤芍　茯苓　料豆　沙苑　丹参　归身　淮山药　杏仁　合欢皮　红枣

二诊　恙由思虑过度，心脾受亏，痰气痹于中都，营不内守，痰嗽屡次见红，胸脘不舒，噫气不爽，上下似不相续，梦泄腰酸，卧而少寐，多梦纷纭，神不归舍，肾虚精关不健。拟养心肾以舒脾郁。

参须　远志　柏子仁　茯神　合欢皮　佩兰　甜杏仁　沙苑　丹参　枣仁　淮山药

三诊　心脾稍舒，脘亦稍畅，中气较足，惟夜寐未酣，拟用归脾汤。

党参　当归　远志　柏子仁　抱木茯神　枣仁　佩兰　沙苑　合欢皮　淮山药　料豆　红枣

按：先滋肺阴和胃气，继养心肾舒脾郁，终宁心神补脾营。步伐井然，凌躐急功者，可取法焉。

## 阳痿、遗精、早泄

汪左　精生于坎，运出乎离，久病遗泄，心脾肾亏，气又不固，阳道欠兴，兴而易泄，精不充其力，拟育阴以固精气。

炙生地　淮山药　党参　潼沙苑　料豆　龙齿　茯神

女贞子　杜仲　麦冬　莲子

按：阳痿、遗精、早泄，心脾肾同病，病来三端，理法方药打成一片，实属最难之事也。

## 强中

张左　心主血而藏神，肾藏精与志，肾水久亏，龙雷之火不藏，冲阳内动，相火随之，自气海关元逆奔而上，直至头巅，心神忪悸，欠寐耳鸣，阳事易兴，精关不固，颇似强中之候。急为壮水养心，以摄冲阳。

大生地　龙齿　牡蛎　茯神　料豆　北沙参　女贞子　天冬　川石

195

斛　淮山药　丹皮　龟版

按:持论明通,立方周匝,看似平淡无奇,实非老手不办。

**癃闭**

吕左　便闭小便淋沥,尻骨作痛,口干作渴,阴虚肺气不降,膀胱气化无权,拟肃肺开痹。

北沙参　萆解　紫菀　枳壳　麦冬　冬葵子　大生地

车前子　杏仁　黄柏　泽泻　推车客(炙灰冲服)

二诊　理气化湿,小溲少畅,色亦较淡,唯肠鸣作胀,按之则痛,水积胞中,气化不行,拟分清降浊。

北沙参　黄柏　丹皮　枳壳　郁李仁　乌药　络石藤

白通草　石菖蒲　川萆薢　茯苓

按:论病明快,先生善用推车客(蜣螂虫)、络石藤通利二便,可为用药者开一悟境。

**㿗疝**

丁左　肝足厥阴之脉,循阴器而络睾丸,脾肾两亏,寒湿之邪入厥阴气分,睾丸肿大,劳碌受凉则痛,腰酸足乏,左脉弦涩,右脉细弱,营血又亏,当培脾胃以泻厥阴。

潞党参　当归　白芍　冬术　云茯苓　小茴(盐水炒)

淮牛膝　炙甘草　乌药　料豆　炮姜　苡米仁　红枣

按:参审脉证,极其精凿。方用归芍六君加味,颇为熨贴。

**㿗疝、乳蛾**

邱左　22岁,脾肾两亏,寒客厥阴气分,腰酸腰痛,左丸偏坠,又有喉蛾,两耳时闭,阴伤气不和也。当调气养营,以泻厥阴。

当归　白芍　乌药　炙荔枝核　川续断　丹参　川楝子　青皮(盐水炒)　补骨脂　北沙参　炙甘草

按:偏坠喉蛾双发,治宜调气养营,上下分消,始克有效。

**淋证、疳疮**

李左　湿火下注小肠,小溲淋涩作痛,甚则夹血,茎头红肿,拟黄连解毒汤。

黄连　生地　木通　丹皮　赤芍　石竹花　黄芩　生甘草　黄柏　天花粉　滑石　萹蓄

按:按语简洁,方亦纯净。黄连解毒汤古称"火齐汤",始见于西汉《扁鹊仓公列传》。又合入导赤散清泻小肠湿火,更为合拍。

**子痈**

曹左　痄腮之后,又患子痈,睾丸红肿疼痛,身热。此乃湿热下注厥阴之络,气血凝滞,当清肝经湿热,行气化瘀。

柴胡　丹皮　酒芩　云茯苓　黄柏　橘核　防己　赤芍　连翘　泽泻　木通　川楝子　紫苏　甘草

按:方法轻灵妥善,恰宗余邪入络治法。

**脱囊**

袁左　脱囊黑腐,温邪内逼,哕恶泄泻,脉细,舌白。高年重症,慎防呃脱,先为和中止泻。

川朴　葛根　枳壳　车前子　左金丸　茯苓　藿梗　广皮　半夏　大腹皮　炙甘草　荷叶　土灶心

按:此藿朴夏苓汤证,急则治标,缓则治本,此之谓也。

**肾岩**

左　肾岩乃疡科恶候,鲜有收功,经治以来,翻花肿硬虽见松轻,究未可恃也,仍宗前法进步。

红枣　藕　怀山药　当归　黄柏　泽泻　茯苓　知母　麦冬

肾岩肿势较平,慎防出血,拟方多服保守而已。

怀山药　当归　川连　生地　黄柏　赤白芍　泽泻　龟版

茯苓　知母　乌鲗鱼　丹皮

按:肾岩晚期,慎防出血。方用大补阴丸加味,阴虚火旺,脉症可测。

**肾岩**

查左　下焦积湿积热不清,致生肾岩,僵硬翻花,幸未出血,溺管不硬,尚可疗治,拟方速紧乃佳,万勿轻视也。

川柏　泽泻　乌贼骨　小生地　萆薢　知母　龟版　赤芍

丹皮　生甘草　风化硝

按:论证方切,选药奇特,非有切实功夫者不能,所谓成如容易却艰辛也。

**小结**

孟河古称南兰陵,山明水秀,人文荟萃,堪称名医之乡,如费柏雄、马培之、巢崇山、丁甘仁,皆孟河医派之杰出者,正如丁甘仁氏所谓:"吾吴医学之盛,甲于天下,而吾孟河名医之众,又冠於吴中。"其实,孟河四医家中,丁氏初从马氏学,行医之初,业务清淡,后经巢氏推荐,辗转沪上,方始崭露头角,一举成名,并创办中医专门学校,培育中医后继人才,桃李天下,功绩显赫;不像费、马两家先曾誉满乡里,尔后名扬吴中,且今之孟河镇三家后裔俱在,惟丁氏独无;丁氏从侨寓上海以来,祖孙三代从未返归故里;而孟河巢氏亦师从马氏,忙于诊务,未遑著述。故向称孟河四家,其实未臻完备,总觉美中不足。孟河医派当以曹、马两氏为最著。在赏析马氏男科医案时,约略近溯孟河医派之脉络,学术渊源之异同,颇有一番别样的意味。

吴中、孟河悉为温病学说发祥地。马氏临证必审其平日体质之强弱，性情之好坏，病之肇于何时，受于何地，发于何因，在气在血，入经入络，属脏属腑？无不细切。马氏男科医案和大宗内、外、妇科医案一样，不乏湿热伤气，温热伤阴，湿困脾阳，阴虚火旺，气阴两虚，肺脾肾同病等寒热错杂，虚实互见之凡例。案语言简体醇，旨微义明，戛戛独造，不同凡响。读者得此，简练以为揣摩，堪为后学之津梁。

孟河医派传人、舅父许履和老师，祖传中医外科。锦昌舅公为马培之先生门人邓星伯氏嫡传。舅父之内科则拜门于吴中医派、江阴、上海名医朱少鸿先生，尽得其传；又与马培之三世孙、江阴马泽人先生过从甚密，得马培之医案医话、秘方验方甚众。许老和马培之先生一样，擅外科，尤长内科，名则为外科所掩。其屡起各种疑难杂症及危重病症，无不得力于渊博的中医基础，深邃的内科功底。许老的主要学术思想是："强调'外科实从内出'，贯穿辨证论治精神。尝谓：外科必本于内。外病与内病每每互相并存或互为因果。只读外科书，虽能治一般外科病，但遇某些疑难杂症及危重病症，就会束手无策。必须打好内科基础，才能在复杂的病情面前，通权达变，应付裕如。"笔者在学习、继承许老学术经验基础上，重温马氏男科医案，结合多年男科临床积累，体会到男科病大都系内科肾系病及部分外科前阴病，包括泌尿外科男生殖系病，治疗基本上采用非手术的内科疗法为主。故在此提出"男科实从内出"议题，供各位同道研究、探讨。

《马培之医案》是先生身后由其门人编辑而成的。近人陈梦赉先生曾贬曰："《马培之医案》好发空论，用剂药轻，而且药味冗多，开苏派医生习气，世人訾之为果子药。"笔者50年来研读马氏内、外、妇、男医案近千则，尚未发现此等弊病，陈氏如此评价，似乎有失公允。

# 参考文献

[1] 徐福松.实用中医泌尿生殖病学.山东:山东科学技术出版社,1987

[2] 徐福松.江苏省第一届中医男科学术交流会论文汇编.南京:1989

[3] 徐福松.男性病治疗.南京:江苏科学技术出版社,1991

[4] 徐福松.中医男科临床治疗学.北京:人民卫生出版社,1991

[5] 徐福松.江苏省首届中医男性病学讲习班讲座资料选编.徐州:1991

[6] 徐福松.江苏省第二届中医男科学术交流会论文汇编.徐州:1991

[7] 徐福松.中医男性病学讲义.南京中医学院外科专业班教材.1991

[8] 徐福松.亚太地区首届中医男科学术大会论文汇编.曼谷:1993

[9] 徐福松.江苏省第三届中医男科学术交流会论文汇编.连云港:1993

[10] 徐福松.男科纲目.南京:南京大学出版社,1993

[11] 徐福松.江苏省第四届中医男科学术交流会论文汇编.常熟:1995

[12] 徐福松.中医男科研究与临床进展.上海:上海科技文献出版社,1995

[13] 徐福松.中医男科基础与临床.北京:中国科学技术出版社,1996

[14] 徐福松.亚太地区第二届中医男科学术大会论文汇编.马来西亚·槟城:1997

[15] 徐福松.江苏省第五届中医男科学术交流会论文汇编.海安:1997

[16] 徐福松.中医男科现代研究.成都:四川科学技术出版社,1998

[17] 徐福松.国际中医男科学会成立暨首届学术交流大会论文汇编.香港:1999

[18] 徐福松.江苏省第六届中医男科学术交流会论文汇编.泰州:1999

[19] 徐福松.江苏省第七届中医男科学术交流会论文汇编.苏州:2000

[20] 徐福松.全国中医男科学术大会论文汇编.洛阳:2002

[21] 徐福松.江苏省第八届中医男科学术交流会论文汇编.淮安:2002

[22] 徐福松.不孕不育症诊治.上海:上海科学技术出版社,2006

[23] 徐福松.新编男科理论与临床.中华中医药学会第七届中医男科学术大会暨全国中医男科临床与科研方法高级研修班.昆明:2006

[24] 徐福松.男科病特色专科实用手册.北京:中国中医药出版社,2007

[25] 徐福松.男科临证指要.北京:人民卫生出版社,2008

[26] 徐福松.徐福松实用中医男科学.北京:中国中医药出版社,2010

[27] 徐福松.子痈、子痰、囊痈、脱囊的证治经验.江苏中医,1966,(5):18

[28] 徐福松.六味地黄汤运用于外科临床的经验体会.江苏中医,1966,(7):35

[29] 徐福松.阴茎痰核治验一得.江苏省中医院《中西医结合临床资料选编》,1976

[30] 徐福松.男子乳房发育症的中医治疗.江苏省中医院治疗选编,1978

[31] 徐福松."血精"治验1例.新中医,1978,(2):39

[32] 徐福松.男性生殖系统炎症的中医治疗.江苏医药(中医分册),1979,(2):20

[33] 徐福松.中医治疗血精的初步体会.辽宁中医杂志,1980,(9):39

[34] 徐福松.中医治疗80例慢性前列腺炎的初步体会.南京中医学院学报,1982,(1):38

[35] 徐福松.治疗前列腺炎所致不育症18例.浙江中医杂志,1982,(4):179

[36] 徐福松.谈谈血精的辨证论治.江苏中医杂志,1982,(5):17

[37] 徐福松.中医对泌尿生殖系统疾病的认识和治疗.江苏省中医院建院30周年院庆特刊,1983,(6):53

[38] 徐福松.男子乳房发育症的中医治疗.成都中医学院学报,1983,(1):36

[39] 徐福松.男性更年期综合症.退休生活,1985,(8):17

[40] 徐福松.房事后血尿.中医奇症新编.湖南科技报,1985

[41] 徐福松.血精.中医奇症新编.湖南科技报,1985

[42] 徐福松.中医泌尿生殖系疾病源流略述.江苏中医杂志,1985,(2):35

[43] 徐福松.医生讲坛:血精是怎么回事?开卷有益,1986,(5):17

[44] 徐福松.老年性阳痿.退休生活,1986,(5):25

[45] 徐福松.中医自我补肾法简介.工人之家,1986

[46] 徐福松.滋阴法治疗阳痿12例.浙江中医杂志,1986,(9):12

[47] 徐福松.中医治疗慢性前列腺炎近况.中医杂志,1986,(4):60

[48] 徐福松.泌尿生殖病病源要略.江苏中医杂志,1986,(8):39

[49] 徐福松.80例慢性前列腺炎的辨证论治.上海中医药杂志,1987,(1):12

[50] 徐福松.专题笔谈:尿石症.中医杂志,1987,(6):13

[51] 徐福松.滑精验案4例.黑龙江中医杂志,1987,(2):26

[52] 徐福松.韩善征的《阳痿论》(未刻本).江苏中医杂志,1987,(1):40

[53] 徐福松.巢源方论泌尿生殖病源候的特点.江苏中医杂志,1987,(9):44

[54] 徐福松.男性性医学概述.杏苑,1987,(2):33

[55] 徐福松.男子性机能障碍的中医治疗.南京中医学院学报,1988,(2):11

[56] 徐福松.中西医结合治疗精索静脉曲张所致不育症3例.南京中医学院学报,1988,(2):26

[57] 徐福松.前列腺增生症合并急性尿潴留的辨证论治.上海中医药杂志,1988,(9):19

[58] 徐福松.前列腺增生症的辨证论治.南京中医学院学报,1989,(2):24

[59] 徐福松.辨证施治前列腺增生所致急性尿潴留.山东中医杂志,1989,(2):16

[60] 徐福松.性腺炎症所致男性不育症113例临床小结.山东中医杂志,1989,(3):16

[61] 徐福松.专题笔谈:男子不育症证治.中医杂志,1989,(5):4

[62] 徐福松.中医男科:专家论治阳痿.上海中医药杂志,1989,(10):2

［63］徐福松．医林笔汇：男子不育症．中医药研究,1989,(1):1

［64］徐福松．专题笔谈：男子性功能障碍证治．中医杂志,1989,(12):4

［65］徐福松．辨证治疗33例男子免疫性不育症临床报道．中国医药学报,1989,(3):40

［66］徐福松．我国古今男性学概述．南京中医学院学报,1991年,(2):105

［67］徐福松．中医房事养生要旨7则．四川中医,1991,(9):10

［68］徐福松．中医治疗男子不育症的进展．贵阳中医学院学报,1991,(3):40

［69］徐福松．从脾胃论治男子性功能障碍．上海中医药杂志,1991,(10):14

［70］徐福松．前列腺疾病与精囊疾病证治概要．当代名医临症精华·男科专辑．北京:中医古籍出版社,1992

［71］徐福松．免疫性不育症证治述要．当代名医临症精华·男科专辑．北京:中医古籍出版社,1992

［72］徐福松．辨证与辨病相结合治疗男子不育症(精液异常类)．以色列巴依兰大学生命学系考察交流论文,1992

［73］徐福松．中医治疗男子自身免疫性不育症的进展．江苏中医,1993,(1):42

［74］徐福松．名医名方录:萆菔汤．中国中医药报,1993,(11):19

［75］于黎．徐福松治疗乳糜尿经验．四川中医,1993,(1):15

［76］徐福松．男科四大主症的临床研究．中国传统性医学．北京:中国医药科技出版社,1993

［77］徐福松．试论男科四大主症．贵阳中医学院学报,1994,(3):4

［78］王劲松．徐福松用萆菔汤治疗男性病的经验．中医杂志,1996,(9):532

［79］王劲松．徐福松男科验案析义．中医杂志,1996,(10):594

［80］王劲松．徐福松从痰论治男科病举隅．浙江中医杂志,1996,(22):545

［81］王劲松．徐福松辨治男子免疫性不育症经验．中医杂志,1996,(10):589

［82］徐福松．慢性前列腺炎与男子不育症．实用男科杂志,1996,(2):26

［83］徐福松．保精片治疗慢性前列腺炎218例．南京中医药大学学报,1996,(3):17

［84］徐福松．聚精丹治疗精液异常所致男性不育症246例．江苏中医,1996,(2):21

［85］徐福松．泌尿生殖系沙眼衣原体感染疾病诊治研究进展．实用男科杂志,1997,(9):198

［86］徐福松．中医男科的学术特点和用药心悟．中医药研究与临床．北京:中医古籍出版社,1997

［87］王劲松．徐福松从痰论治男科病举隅．中医杂志,1997,(9):27

［88］徐福松．专家论坛:中医男科的现状与展望．南京中医药大学学报,1997,(2):67

［89］徐福松．中医药治愈口服斑蝥中毒致无精液症1例．中医杂志,1997,(5):270

［90］林宏洋．徐福松教授男科学术特点和药用心悟．新中医,1998,(3):16

［91］徐福松．中医治疗前列腺增生所致急性尿潴留28例．男科学报,1998,(1):57

［92］徐福松.特约专稿:略论中医男科四大主症.江苏中医,1998,（2）:1

［93］徐福松.试论睾丸（卵巢）藏精主生殖.男科学报,1998,（3）:196

［94］徐福松.草菟汤.首批国家级名老中医效验秘方精选.北京:今日中国出版社,1999

［95］徐福松.补阴地黄汤.首批国家级名老中医效验秘方精选.北京:今日中国出版社,
1999

［96］夏文生.徐福松运用酸甘化阴法治疗男性疾病.江苏省第6次中医男科学术交流会
论文汇编,1999

［97］孙建明.徐福松诊治慢性前列腺炎的经验.辽宁中医杂志,1999,（4）:319

［98］张石平.徐福松教授关于前列腺炎的学术思想简介.中医药研究,1999（4）:2

［99］徐福松.辨证与辨病论治慢性前列腺炎.男科学报,1999（1）:6

［100］徐福松.类前列腺炎综合症诊断疗效标准.男科学报,1999,（1）:55

［101］孙建明.徐福松用枸橘汤加味治疗睾系疾病举隅.山东中医杂志,1999,（7）:319

［102］杨素琴、朱成彬、徐福松.口腔病与男子不育症相关性的临床研究.中国中医学报,
1999,（5）:29

［103］徐福松.免疫性不育症证治体会.古今名医临床金鉴·男科卷,北京:中国中医药出
版社,1999

［104］徐福松.辨治精浊,攻补兼施.古今名医临床金鉴·男科卷,北京:中国中医药出版社,
1999

［105］徐福松.中医男科学术经验述略.中医男科研究,2000,（1）:11

［106］徐福松.男科四大主症的研究提纲.南京中医药论文荟萃.上海:上海科技文献出版
社,2000

［107］薛玉书.徐福松教授治疗前列腺增生用药经验拾零.四川中医,2000,（10）:40

［108］文双纶.徐福松教授从痰火辨治男科病心得.河南中医,2000,（1）:1

［109］孟愈.徐福松教授运用酸甘化阴法治疗前列腺疾病的经验.中医杂志,2000,（3）:6

［110］徐福松.从中医观点探讨男性疾病的发病规律.中医药研究,2001,（6）:1

［111］徐福松.精泰来治疗男性免疫性不育症的疗效及安全性.中华男科学杂志,2001,（1）:67

［112］徐福松.不育症的中医辨证观.中医药研究,2001,（2）:9

［113］应荐.徐福松诊疗阳痿思路探析.湖北中医杂志,2001,（6）:12

［114］郑怀南.聚精汤治疗男性不育症50例疗效观察.中医药研究,2001,（4）:8

［115］王劲松.再论精室当为奇恒之府.中华男科学杂志,2001,（6）:465

［116］刘承勇.中医男科近百年研究概况.江苏省第9次中医男科学术研讨会论文汇编,
2001

［117］金保方.徐福松教授以药对治疗男性病举隅.江苏中医,2004,18（7）:54-56

［118］卞廷松.徐福松教授内肾外肾论.山西中医学院学报,2004,（1）:6

［119］应荐.心理疏导疗法治疗勃起功能障碍临床研究.中国心理卫生杂志,2004,18（11）:

780-781

[120] 王劲松.慢性前列腺炎证治探究.现代中医药,2004,2:46-47

[121] 王劲松.论精室归属奇恒之腑的意义.辽宁中医杂志,2004,31(7):554-555

[122] 王劲松.据精室特性论治精浊.四川中医,2004,22(6):24-25

[123] 刘从江.经方治疗在男科病举隅.辽宁中医学院学报,2004,6(3):170-171

[124] 徐福松.为人之道、治学之道、行医之道.金陵名医溯源集录·金陵名医·治学篇,2005

[125] 徐福松.内肾外肾论.南京中医药大学学报,2005,(6):341

[126] 徐福松.慢性前列腺诊治误区种种.中国中医药报,9.8

[127] 徐福松.男子不育症诊疗三原则.中国中医药报,2005,12.15

[128] 王劲松.对"男子奇恒之腑缺一"诸说之辨析.四川中医,2205,23(11):10-12

[129] 金保方.加味枸橘汤治疗慢性盆腔疼痛综合征的临床研究.医学研究生学报,2005,18(8):700-701,705

[130] 王劲松.再论男子奇恒之腑精室.辽宁中医杂志,2005,32(6):531-532

[131] 应荐.滋阴法为主治疗肾虚型勃起功能障碍临床观察.上海中医药大学学报,2005,39(5):37-39

[132] 王劲松.早泄辨治七法.四川中医,2005,23(1):11-12

[133] 徐福松.中医男科心得述略.中国中医药报,2006,4-14

[134] 王劲松.对中医男科理论研究新说之探析.辽宁中医杂志,2006,(1):31

[135] 徐福松.慢性前列腺炎治疗以补肾导浊为主法.江苏中医药,2006,(5):1

[136] 林宏洋.徐福松教授男科学术特点和药用心悟.男科医学,2006,(6):9-10

[137] 应荐.勃起功能障碍的整体认识论.上海中医药大学学报,2006,20(4):103-105

[138] 应荐.补肾滋阴法对肾上腺皮质激素型肾阴虚大鼠睾丸组织超微结构的影响.中西医结合学报,2006,4(6):620-623

[139] 王劲松.试论精室与脏腑.辽宁中医杂志,2006,23(11):1411-1412

[140] 金保方.精原细胞瘤术后放疗致无精子症经综合治疗致孕1例.中华男科学杂志,2006,12(9):836-838

[141] 卞廷松.聚精颗粒治疗弱精子症31例报告.中华男科学杂志,2006,12(6):565-567

[142] 王劲松.论治阳痿当重心脑.四川中医,2006,24(4):33-34

[143] 王劲松.男科病治验举隅.辽宁中医杂志,2006,33(3):364-365

[144] 金保方.红白皂龙汤治疗男科疾病举隅.中医研究,2007,20(1):38-41

[145] 徐福松.论中医男科诊治思路.南京中医药大学学报,2008,24(5):289-291

[146] 金保方.徐福松教授辨治阳痿经验.南京中医药大学学报,2008,24(5):292-295

[147] 卞廷松.男性不育症患者精子核蛋白组型转换异常的检测与分析.临床检验杂志,2008,26(2):140-141

［148］王劲松.不射精症辨治六法.四川中医,2008,26(3):41-42

［149］王劲松.男子不育症辨治法.四川中医,2008,26(4):12-13

［150］陆剑飞.徐福松教授辨治早泄经验.南京中医药大学学报,2008,24(6):366-369

［151］王劲松.精液不液化致不育症辨治六法.辽宁中医杂志,2008,35(1):53-54

［152］王劲松.遗精辨治七法.辽宁中医杂志,2008,35(2):206-207

［153］卞廷松.中药治疗顶体酶异常男性不育症41例疗效观察.辽宁中医杂志,35(1):78-79

［154］徐福松.马培之男科医案赏析.江苏中医药,2009,41(8):61-62

［155］李相如.徐福松教授辨治不射精症经验.南京中医药大学学报,2009,25(1):6-9

［156］张春亭.徐福松教授辨治性欲低下证治经验.南京中医药大学学报,2009,25(2):143-144

［157］刘建国.徐福松教授辨治阴茎异常勃起经验.南京中医药大学学报,2009,25(3):219-222

［158］刘承勇.精泰来对抗精子抗体阳性病人 sIL22R、T 细胞亚群的影响.长春中医药大学学报,2009,25(1):38-39

［159］陈应前.应用补肾导浊法为主治疗慢性前列腺炎180例临床观察.四川中医,2009,27(3):64-65

［160］王劲松.再谈阳痿辨治.辽宁中医杂志,2009,36(3):370-371